AF474037

UN PROGRÈS
DE L'HYDROTHÉRAPIE

Examen et Critique des Systèmes
de Priessnitz et de Kneipp

EXPOSÉ

Fait pour la première fois d'après des documents authentiques

PAR

Le Dr ALFRED BAUMGARTEN
Directeur de l'Établissement de Wœrishofen

TRADUCTION FRANÇAISE PAR LE Dr Ernest BONNAYMÉ, DE LYON

PARIS
MASSON ET Cie, ÉDITEURS
LIBRAIRES DE L'ACADÉMIE DE MÉDECINE
120, BOULEVARD SAINT-GERMAIN

1901

UN PROGRÈS
DE L'HYDROTHÉRAPIE

UN PROGRÈS
DE L'HYDROTHÉRAPIE

Examen et Critique des Systèmes

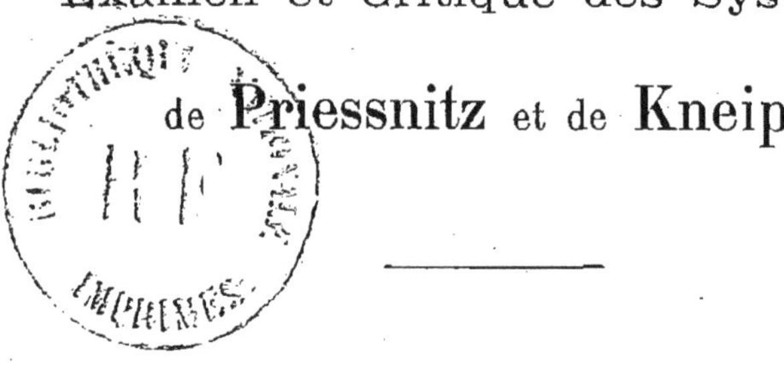

de Priessnitz et de Kneipp

EXPOSÉ

Fait pour la première fois d'après des documents authentiques

PAR

Le Dr ALFRED BAUMGARTEN

Directeur de l'Établissement de Wœrishofen

TRADUCTION FRANÇAISE PAR LE Dr Ernest BONNAYMÉ, DE LYON

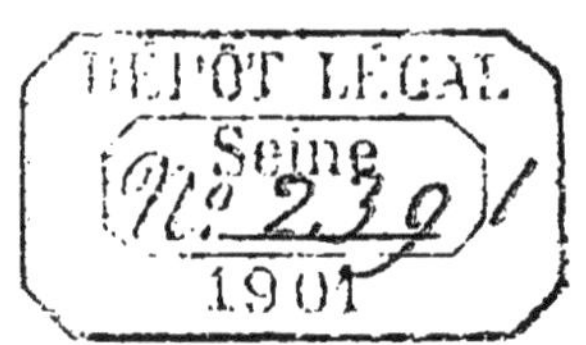

PARIS

MASSON ET Cie, ÉDITEURS

LIBRAIRES DE L'ACADÉMIE DE MÉDECINE

120, BOULEVARD SAINT-GERMAIN

1901

A MON FRÈRE UNIQUE PAUL

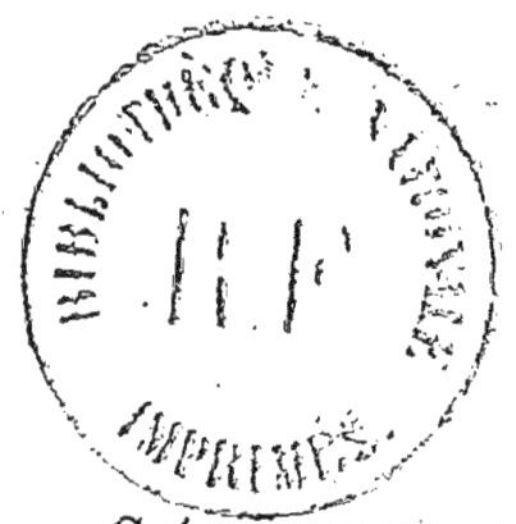

PRÉFACE

Cet ouvrage, commencé à la fin du XIXe siècle, terminé au début du XXe, voit le jour à une époque des plus intéressantes à divers points de vue.

Les arts, la littérature, la science, la politique, paraissent s'engager dans des voies nouvelles. On cherche, de façon parfois bizarre, à revivifier les doctrines vieilles de centaines et de milliers d'années, et les traditions scientifiques et artistiques. On se tourne manifestement vers des points de vue nouveaux, on veut jeter une lumière plus vive sur une série d'éléments de la civilisation. Ces efforts, selon bien des personnes, sont comme des feux follets. Mais, à les considérer de près, ils représentent souvent autre chose. Ce ne sont plus alors des apparitions fantastiques errantes sur les marécages, mais de saines idées neuves, se mouvant en une pleine et limpide clarté, à laquelle notre vue doit d'abord s'habituer.

Il en est de même dans la médecine. Un esprit singulier de conservation, pour ne pas dire d'intolérance, hante ceux qui la dirigent. Aussi ont-ils fait triompher sans eux et malgré eux une idée qui leur était étrangère.

La chirurgie a, sans aucun doute, perfectionné son outillage. D'autres sciences accessoires ont également atteint un développement plus ou moins grand. Mais la médecine interne, c'est-à-dire la partie la plus vaste et la plus importante de cet art, n'a guère dépassé la thérapeutique d'Hippocrate. Cependant, la connaissance des maladies a fait des progrès essentiels.

Quand Priessnitz parut, la médecine officielle l'accueillit par des rires et le combattit par des moqueries. On l'ignora scientifiquement. Et aujourd'hui, comme l'histoire aussi a « l'esprit de l'escalier », le conseiller privé le plus collet-monté prescrit des compresses de Priessnitz!

Le système Kneipp est encore trop nouveau. Son auteur, mort depuis peu, vit encore trop dans le cœur reconnaissant du peuple, pour que la médecine officielle veuille aimer ses idées. Laissons leur donc faire seules leur chemin, aidées de ses ouvrages. *Crescit sub pondere virtus.*

En 1899, à l'occasion du centenaire de la naissance de Priessnitz, ses partisans revendiquèrent pour lui le titre de père de l'hydrothérapie et d'inventeur de la plupart des applications d'eau : il serait donc le commencement et la fin de cet art.

Kneipp se trouvait ainsi passablement diminué.

On lui refusait toute originalité, et l'on disait qu'il avait simplement emprunté à Priessnitz des applications dont il avait changé le nom. On voulait donc lui enlever tout le mérite de la reconnaissance qu'il a rencontrée pour l'attribuer à son précurseur.

Le professeur Winternitz soutint le premier cette erreur, adoptée avec empressement par les biographes et les partisans passionnés de Priessnitz : ils s'en sont audacieusement servis. Le professeur Curschmann aussi fit sienne, sans examen, cette opinion.

Au 71ᵉ Congrès des naturalistes et médecins allemands, je l'ai entendue exprimer par Birch-Hirschfeld, de Heidelberg, décédé depuis.

Il fallait, de toutes façons, éclaircir ce point; *fiat justicia*, me dis-je. Mon âme fut saisie fortement de ce projet. On pensait de même à l'Association kneippiste de Wœrishofen. Car l'assemblée générale d'automne 1899 me sollicita de composer un petit mémoire sur cette question. Je possède une riche bibliothèque d'hydrothérapie. Or, il arriva, comme c'est l'ordinaire, que l'ouvrage s'accrut sous ma main. Plusieurs livres me faisant défaut, je dus faire appel à l'obligeance de M. le Directeur de la Bibliothèque royale et nationale à Munich. J'ai donc à remercier ici sincèrement et avec courtoisie M. de Laubmann, conseiller privé, qui m'a fait envoyer à Wœrishofen tous les ouvrages qui me manquaient. Grâce à lui, j'ai pu satisfaire aux exigences extraordinaires de ce travail.

Voici la méthode que j'ai suivie : j'ai cherché autant que possible à me rapporter aux premières sources. Priessnitz n'ayant rien écrit, il faut s'adresser aux relations de ses contemporains. J'ai fait tous mes efforts pour démêler, parmi les livres et les mémoires innombrables de cette époque, ceux qui méritent le plus d'attention. J'ai donné la parole aux amis comme aux adversaires de Priessnitz, surtout lorsque leurs descriptions ajoutaient au portrait de l'homme et expliquaient ses desseins. Je me suis formé par là moi-même un jugement très impartial.

La tâche était bien plus simple pour Kneipp, qui a laissé des livres où sont consignées ses vues. Aussi me suis-je borné, dans les chapitres sur son système, à joindre ensemble d'une façon méthodique des extraits scrupuleusement choisis. J'ai évité avec soin d'introduire des idées étrangères.

Je pouvais mieux que tout autre décrire la personne de Kneipp et sa méthode. Car, grâce à mon commerce étroit avec lui, j'ai pu étudier à loisir ses idées, l'ayant fréquenté assidûment depuis août 1892 jusqu'au 17 juin 1897, jour où je lui fermai les yeux après sa mort. Le sujet de nos entretiens était principalement la science.

Pour sa biographie, j'ai laissé la parole aux documents, ou bien je me suis servi d'indications sûres, fournies par ses parents et ses amis encore en vie.

J'ai fait tout mon possible pour suivre scrupuleusement les règles de la critique moderne et répartir exactement la lumière et l'ombre.

Notre sujet comporte deux grandes divisions faciles à saisir :

1° PRIESSNITZ. — *Comment il a été connu. Sa méthode.*

2° KNEIPP. — *Comment il a été connu. Sa méthode.*

Puis un bref parallèle sur des points déterminés s'imposait. Est-ce ma faute si ma conclusion m'interdit tous ces cris de joie poussés aux cieux lors du centenaire de la naissance de Priessnitz, le vaillant qu'on honore et qu'on exalte? Après examen consciencieux, je n'ai pu de même me convaincre de son originalité d'invention pour la plupart de ses applications d'eau. Cependant il a rendu à l'hydrothérapie un grand service dont je reconnais la valeur comme il convient.

Kneipp aussi a dû subir des louanges excessives. Comme il était avant tout désintéressé et plein d'amour pour les soi-disant incurables, la beauté de son caractère ne pouvait être ternie même par les soupçons de ses adversaires.

Sa méthode est née dans des moments de détresse. Jean-Sigismond Hahn lui a fourni l'occasion de la développer. Elle a grandi entre les mains d'un homme spécialement doué pour l'observation naturelle et est devenue enfin un système de traitement complet.

Ce livre est donc :

1° Une contribution à l'histoire de l'hydrothérapie ;

2° Un guide pour juger du mérite de Priessnitz et de Kneipp ;

3° Une démonstration de l'originalité de celui-ci et de la réalité de ses innovations thérapeutiques;

4° Une invitation au monde médical pour l'engager à prêter l'attention qu'elle mérite à cette réforme thérapeutique et hygiénique;

5° Un compte rendu adressé à mes amis et à mes confrères.

L'histoire de l'hydrothérapie a besoin d'être élucidée progressivement, car les légendes y sont très répandues et, de plus, on se dispense trop souvent d'indiquer les sources.

Il faut aussi un guide pour juger Priessnitz et Kneipp. Car on prétend de divers côtés que celui-ci n'a rendu aucun service réel à l'hydrothérapie. Ce sont principalement le professeur Winternitz et ses élèves qui soutiennent cette opinion, ceux-ci dans un intérêt facile à comprendre. Mais l'histoire doit être vraie. Aussi était-il nécessaire depuis longtemps de fournir des faits, des matériaux authentiques pour la discussion de ce sujet. Cette difficulté est résolue aujourd'hui. J'ose espérer que mes confrères ne me refuseront ni leur concours ni leur collaboration pour les autres problèmes de l'hydrothérapie. Car je puis affirmer que les premiers pas ont été difficiles.

Je n'aurais pu achever ce livre en si peu de temps si diverses personnes ne m'avaient aidé.

Je cite en premier lieu M. le docteur en théologie Nicolas Jungl, qui m'a consacré tant d'heures et qui m'a secondé d'une façon aussi loyale qu'efficace. Je le remercie du fond du cœur pour son intelligente collaboration.

Je remplis avec un empressement particulier le même devoir à l'égard de Mlle Habel, professeur de lycée à Vienne, dont l'activité silencieuse et infatigable m'a fourni beaucoup d'indications précieuses.

Mon frère unique m'a bien encouragé et m'a donné beaucoup de conseils utiles. Je lui dédie ce livre en signe d'amour et de reconnaissance.

Voici donc mon travail livré à la publicité. Je suis certain que l'on reconnaîtra mes efforts sincères pour être clair et vrai. J'ai confiance que le lecteur trouvera ici démontré que les innovations de Kneipp constituent un progrès réel en hydrothérapie. Car nous sommes maintenant à même d'individualiser strictement cet art, souvent un peu schématique, perfectionnement qui lui vaudra plus de considération. On peut dire que, sous ce rapport, l'œuvre de Kneipp est définitive.

Habent sua fata libelli. Quel que soit le sort réservé à ce livre par la critique, je recevrai avec reconnaissance tout ce qui pourra l'améliorer et m'instruire.

Wœrishofen, décembre 1900.

ALFRED BAUMGARTEN.

VINCENT PRIESSNITZ

UN PROGRÈS
DE
L'HYDROTHÉRAPIE

VINCENT PRIESSNITZ

I

Principaux traits du caractère de Vincent Priessnitz.

Éloignée de toute voie de communication, sans poste qui la desserve, la colonie de Gräfenberg était, au début du dix-neuvième siècle, une dépendance de la petite ville de Freiwaldau, en Silésie autrichienne. Rude est le climat de cette localité pittoresque, située sur le penchant des hauteurs riches en bois et en sources du Hirschbad-kamm, d'où l'on découvre, au-dessus de la vallée du rapide Staritz, les cimes élevées du Gesenke.

Dans cette colonie, qui ne comptait que quelques maisons, naquit, le 4 octobre 1799, Vincent-François Priessnitz, le plus jeune fils du cultivateur propriétaire François Priessnitz. Dès ses premières années, il aida son père dans ses travaux : il était destiné à faire un paysan. Il reçut peu d'instruction; mais, en revanche, ses aptitudes à l'observation de la nature se développèrent d'autant mieux. Cette prédisposition, déjà remarquée de ses parents dès sa première jeunesse, les avait fait réfléchir. Elle marqua pour Vincent Priessnitz le début d'une existence qui, au point de vue psychologique, est une des plus intéressantes que nous connaissions. Aussi ne reprocherons-nous pas à ses contemporains, qu'il a guéris ou instruits, l'enthousiasme de leur amour et de leur reconnaissance à son égard. Ils célèbrent leur héros sur les tons du respect le plus grand, souvent avec une exagération ridicule, mais pardonnable.

« Sur la route de Freiwaldau à Gräfenberg, ou parmi les maisons de ce village, si vous rencontrez un cavalier monté sur un cheval blanc, considérez-le de près. Il est habillé de drap gris uni. Ses yeux sont d'un bleu clair, son regard est limpide et calme. Il a le front découvert et les lèvres serrées. Son abord est simple, mais il porte l'empreinte d'une très grande énergie. C'est Vincent Priessnitz. » Voilà ce que nous lisons dans le mémoire de Selinger[1], intitulé : « Gräfenberg ».

Une fort jolie description de sa personne et de son caractère se trouve dans Melzer[2] : « Je me présentai bientôt chez Monsieur Priessnitz et demandai, après avoir fourni quelques indications sur ma maladie, à être admis auprès de lui. C'est un homme aimable, doux et réservé, mince et de taille moyenne, blond, au visage finement grêlé et sans traits précisément distinctifs. Mais ses yeux bleus sont pleins d'expression inspirée et bienveillante.

1. Selinger (Dr en droit Engelbert-Maximilien). *Gräfenberg, invitations, communications, considérations.* Vienne, Pfausch et Cie, 1841, p. 151.

2. Melzer (Dr en philosophie, professeur à Breslau). *Les résultats du traitement par l'eau.* Leipsick, Brockhaus, 1837, p. 24.

Ses manières sont aisées en toutes circonstances. On s'aperçoit qu'il est habitué à avoir affaire à des milliers de personnes. Il m'a semblé voir en lui un de ces intendants instruits qu'on rencontre parfois; estimés de leurs maîtres qui cherchent à se les attacher, ils n'ont pas de temps à perdre en paroles inutiles. »

Dietrich[1] dit de lui : « Il parle au milieu d'un petit cercle d'amis éprouvés, inaccessible aux indiscrets, répondant d'une façon laconique aux questions étourdies, plein d'agrément, mais, comme beaucoup l'indiquent, défiant à l'égard des médecins. » Que Priessnitz se soit comporté ainsi vis-à-vis des docteurs, et cela d'une manière très marquée, c'est ce que disent la plupart de ses contemporains.

Voici un fragment de lettre emprunté à Held-Ritt[2], et qui est fort remarquable à ce point de vue. Il provient d'un médecin de Vienne : « L'accueil que m'a fait Priessnitz et qu'il continue à m'offrir est froid comme la glace et l'humidité de notre atmosphère. Peut-être a-t-il le même cours que la température. En tout cas sa conduite, son indifférence me pèsent. Au contraire, je suis ravi du profit que j'ai fait jusqu'à présent en médecine. A aucun prix je ne donnerais mon séjour ici. »

Citons aussi ce que dit de Priessnitz le conseiller aulique Selinger[3], plus tard son biographe : « Certai-

1. Dietrich (Dr C.-V., médecin principal ordinaire au service du roi de Prusse). *Gräfenberg, tel qu'il est.* Neisse et Rawicz, Löbell, 1840, p. 35 et suiv.

2. Held-Ritt (Lieutenant Ernest de). *Priessnitz à Gräfenberg, ou description fidèle de son traitement par l'eau froide.* Vienne, Mörschner et Jasper, 1837, p. 38.

3. Selinger (Dr en droit E.-M.). *Vie de Vincent Priessnitz.* Vienne, Karl Gerold et fils, 1852, p. 91, 92.

nement ses yeux et ses mains magnétisent à un degré extraordinaire. C'est chose incroyable que l'influence exercée par ce médecin souvent malgré lui sur ses malades. Les têtes les plus roides et les plus fières se courbent et cèdent quand il les fixe de son calme regard. S'il contemple sévèrement dans les yeux l'homme le plus abandonné aux excès ou à la mollesse, celui-ci entreprendra des tâches dont l'idée seule exprimée par quelque autre médecin soulèverait son horreur ou lui donnerait des crises. Sa main petite, d'une insigne beauté, que Carus eût nommée psychique au premier chef, agissait de façon douce et apaisante. Les enfants les plus sauvages, indomptables, redevenaient en un instant tranquilles, sages comme des agneaux, s'il les touchait de cette main, dont les personnes plus âgées ne pouvaient assez vanter l'influence calmante et salutaire lorsqu'elles éprouvaient son contact pendant la cure. »

Un éloge aussi ampoulé a un effet plus nuisible qu'utile ; car ce langage débordant de loyalisme permet facilement de reconnaître que le siège de l'auteur est fait.

Il y a aussi des choses intéressantes dans le rapport du baron de Türckheim, docteur en médecine et envoyé par la chancellerie de la cour impériale et royale de Vienne à Gräfenberg, avec la mission d'examiner ce qui s'y passait et d'en faire un rapport. Voici, d'après Selinger[1], ce qu'il dit entre autres : « Priessnitz n'est pas un homme ordinaire : ses ennemis eux-mêmes sont contraints de l'avouer. Ce n'est pas un charlatan. Animé du plus pur désir de secourir les malades, il est doué également pour cela de qualités supérieures. Le nombre

1. *Loc. cit.*, p. 225.

de ceux qui l'appellent charlatan et homme intéressé est le plus petit. Ce sont les médecins et les chirurgiens du voisinage qui lui en veulent par jalousie de métier et qui lui suscitent des difficultés. Sans prétention, jamais fanfaron, toujours prêt à fournir son assistance à ses malades, infatigable de nuit et de jour, plein de complaisance, strict et conséquent avec lui-même, Priessnitz m'a présenté des qualités qui ne peuvent en aucune façon être mises au nombre des attributs de la charlatanerie. En dépit de l'investigation la plus minutieuse, je n'ai pu découvrir un seul fait indiquant chez lui des mobiles intéressés. »

Ce témoignage est infirmé dans une certaine mesure lorsqu'on lit de quelle façon subjective le baron de Türckheim a pris ses informations : « A peine parvenu à Freiwaldau, dit à ce propos Selinger[1], le baron reçut la visite et les compliments des dames les plus qualifiées de la monarchie. Elles ne lui ont fourni, ainsi que beaucoup de messieurs de Vienne qu'il a rencontrés au Gräfenberg, que les appréciations les plus avantageuses sur Priessnitz et son mode de traitement. »

Le jugement des médecins est lui-même semblable à celui des admirateurs que nous venons de citer : Kröber[2], Kurtz[3], Granichstädten[4], Koch[5], Schniz-

1. *Loc. cit.*, p. 24.

2. Kröber (Dr A.-H., médecin praticien à Breslau). *Priessnitz à Gräfenberg et sa méthode d'emploi de l'eau froide contre les diverses maladies du corps humain, exposée pour les médecins et les non-médecins.* 2e éd., Breslau, Max und Co, 1836.

3. Kurtz (Dr Théod.-Ed., médecin praticien à Frankenstein). *Sur la valeur de la méthode de guérison par l'eau froide et ses rapports avec l'homéopathie et l'allopathie.* Leipsick, Wigand, 1835.

4. Granichstädten (Dr Sigm.-Mich., médecin praticien à Vienne). *Manuel d'hydrothérapie*, Vienne, Gerold, 1837.

5. Koch (Dr Karl-Aug.). *L'eau froide, quand doit-on l'employer?*

lein[1], Richter[2], Hirschel[3], Bigel[4], Herzog[5], Lauda[6], Steudel[7], Hallmann[8], Plitt[9], Petri[10], ont consigné des opinions analogues dans des publications spéciales fort dignes en partie d'être lues.

Je dois aussi faire mention des auteurs tels qu'Engel[11], Behrend[12], Piutti[13], Lachmund[14], Schindler[15],

Histoire de l'hydrothérapie, utilisation diététique de l'eau froide. Exposé des formes de maladies les plus importantes d'après leurs phénomènes caractéristiques, avec leur traitement le plus efficace. Livre permettant de se traiter chez soi convenablement et qu'on peut mettre entre toutes les mains, composé avec les sources les meilleures et les plus nouvelles, d'après une expérience personnelle de plusieurs années. Leipsick, Klein, 1838.

1. Schnizlein (Dr Ed., médecin praticien à Munich). *Observations, expériences et résultats pour servir de base à l'hydrothérapie.* 2e éd., Munich, Franz, 1838.

2. Richter (Dr C.-A.-W.). *Invitation déclarée à l'hydrothérapie.* Friedland, Barnewitz, 1839. — Richter (Dr C.-A.-W.). *De l'eau, ou instruction pour l'employer convenablement comme remède dans diverses maladies.* Berlin, Stubenrauch und Co, 1856.

3. Hirschel (Dr Bernh.). *Hydriatique ou principes d'hydrothérapie.* Leipsick, Wigand, 1840. — Hirschel (Dr Bernh.). *De l'usage rationnel de l'eau froide dans l'état de santé et de maladie.* 2e éd., Leipsick, Wigand, 1841.

4. Bigel (Dr). *Manuel d'hydrosudopathie.* 6e édit., Bruxelles, Deprez-Parent, 1841.

5. Herzog (Dr Ed.). *Courtes indications sur le traitement par l'eau.* Dresde, Pietzch, 1842.

6. Lauda (Magist. Thom.-Jos.). *Du traitement hydrothérapique dans le croup.* Prague, Haase Söhne, 1842.

7. Steudel (Dr H.). *Sur les établissements hydrothérapiques et leurs rapports avec les sources minérales et les bains.* Essling, Dannheimer, 1842.

8. Hallmann (Dr E.). *Sur un traitement approprié de la fièvre typhoïde,* Berlin, Reiner, 1844.

9. Plitt (Dr H.). *La vérité sur l'hydrothérapie et ses rapports avec la médecine rationnelle.* 2. vol. Leipsick, Arnoldi, 1845.

10. Petri (Dr W.). *Principes rationnels d'hydrothérapie.* Coblence, Bädecker, 1853. — Petri (Dr W.). *Présent, passé et avenir du traitement par l'eau.* Coblence, Werle, 1865.

11. Schmitz (Dr). *Archiv für Wasserheilkunde,* 3e année, 1844, p. 22.

12. *Ibid.*, p. 28.

13. Schmitz (Dr). *Der Wasserfreund.* Erlangen, Enke, 1841, p. 211.

14. Schmitz (Dr). *Der neue Wasserfreund.* 2e année, 2 vol., Coblence, Hölscher, 1843, p. 160.

15. Schmitz (Dr). *Der neue Wasserfreund.* 2e année, 1er vol., p. 40.

Fritzsche [1], qui s'expriment de la même façon dans les revues rédigées par le Dr Schmitz, médecin à Marienberg, près de Boppard : *Der Wasserfreund*, *Der neue Wasserfreund*, *Archiv für Wasserheilkunde.*

Parmi les ouvrages des non-médecins, citons : Œrtel [2], Brand [3], Melzer [4], Weiss [5], Falkenstein [6], Gross [7], Stuhlmann [8], Krause [9], Colonius [10], Hermann [11], Raven [12],

1. Schmitz (Dr). *Der neue Wasserfreund*, 2e année, 2e vol., p. 172.

2. Œrtel (professeur à Ansbach). *Histoire de l'hydrothérapie depuis Moïse jusqu'à nos jours. Ouvrage destiné à montrer que l'eau fraîche est un moyen universel de guérison.* Leipsick, Franke, 1835. — Œrtel. *Die allerneusten Wasserkuren. Petite revue thérapeutique pour tous*, 18 livraisons, Nüremberg, Campe (1829-1837). Continuation dans les années 1837 et suiv. sous le titre : *Revue hydropathique* trimestrielle du Dr Œrtel, contenant ce qu'il y a de nouveau sur l'hydrothérapie. — Œrtel. (*Vincent Priessnitz*), *ou appel à tous les gouvernements de l'Allemagne, en vue de la création d'établissements hydrothérapiques*, Franke, 1835.

3. Brand (Théodore, secrétaire d'État à Breslau). *Les cures d'eau de Vincent Priessnitz à Gräfenberg. Consolation et manuel pour les malades.* 2e éd. Breslau, Schulz, 1834.

4. Voy. note 2.

5. Weiss (J. Jos, médecin vétérinaire, directeur du nouvel établissement de bains froids à Freiwaldau en Silésie autrichienne). *Expériences et guérisons nouvelles d'hydrothérapie.* Breslau, Leukart, 1837. — Weiss (Dr J.). *Manuel d'hydrothérapie pour les médecins et ceux qui ne le sont pas.* 2e éd. Leipsick, Einhorn, 1847.

6. Falkenstein (Rud., baron de). *Mes connaissances sur les établissements hydrothérapiques.* Dresde, Bromme, 1839.

7. Gross. *Lettres sur la thérapeutique et l'hygiène.* Munich, Franz ; Vienne, Braumüller et Seidel, 1842.

8. Stuhlmann (Caes. W.). *Éléments d'hydrothérapie*, Hambourg, Eric, 1850.

9. Krause (Wilhelm). *Hydrothérapie générale et spéciale.* Dresde, Walther, 1842.

10. Colonius (D.). *Priessnitz et Gräfenberg.* Freiwaldau, Blazek, 1887.

11. Hermann (W., lieutenant prussien et secrétaire d'État). *Nouvelles expériences sur la force curative de l'eau froide. Mémoire sur V. Priessnitz de Gräfenberg, sur son établissement et sa méthode d'emploi de l'eau froide comme remède dans les maladies internes et externes du corps humain.* Neisse, Hennings, 1835.

12. Raven (lieutenant prussien). *La cure d'eau à Gräfenberg ou l'art de produire la chaleur par l'emploi de l'eau froide. Pour faciliter l'usage convenable du traitement.* Ouvrage écrit d'après des observa-

Claridge[1], Leube[2], Lorm[3]. Les jugements opposés sont également fort nombreux, particulièrement en ce qui concerne son caractère. Donnons la parole aux plus importants de ces auteurs :

Rausse était élève de Priessnitz. Il a chanté ses louanges sous toutes les formes Plus tard, à la suite de certaines circonstances, il lui reprocha ouvertement ses défauts dans un mémoire intitulé : *Critique de la méthode thérapeutique de Vincent Priessnitz*[4]. Il déclare, par exemple, « qu'il est réellement incapable de s'élever à l'idéal. Toute son âme est foncièrement froide et calculatrice. Cependant tous ceux qui le connaissent bien le tiennent pour honorable[5] ».

N'oublions pas de mentionner les jugements de Munde[6],

tions poursuivies longtemps et publié sur le désir de beaucoup de personnes ayant fait la cure, par l'une d'entre elles. Lissa et Leipsick, Günther, 1837.

1. Claridge (R.-T.). *Hydropathie ou traitement par l'eau froide, tel qu'il est pratiqué par Vincent Priessnitz à Gräfenberg* (Silésie, Autriche). Londres, 1841, 2e édit.; Londres, Malden and Co, 1842.

2. Leube (Heinrich). Œuvres complètes en 15 volumes. Vienne, Braunmüller, 1877, 8 vol. *Voyages et nouvelles.*

3. Lorm (Hieronymus-Henri-Landesmann). Aquarelle de Gräfenberg.

4. Rausse (J.-H., pseudonyme pour H.-F. Francke, géomètre forestier à Mecklembourg). *Sur les méprises ordinaires des médecins dans l'usage de l'eau comme moyen de guérison, avec un traité sur l'absorption et la localisation des poisons et des médicaments dans les corps animaux vivants, et une critique de la méthode thérapeutique de Vincent Priessnitz.* Zeitz, Schieferdecker, 1847.

5. *Ibid.*, p. 252.

6. Munde (Carl, professeur à la Bergakademie de Friedberg, en Saxe). *Description exacte de l'établissement hydrothérapique de Gräfenberg et de la méthode de traitement de Priessnitz.* Leipsick, Hartleben, 1837. — Munde (Dr en philosophie, Carl). *Hydrothérapie ou l'art de guérir les maladies du corps humain sans le secours de médicaments par le régime, l'eau, la transpiration, l'air et le mouvement.* Leipsick, Frohberger, 1841. — Munde (Dr Carl). *Mémoires d'un médecin hydropathe.* 2 vol., Dresde et Leipsick, Arnoldi, 1847. — Munde (Dr Carl). *La peau humaine au point de vue du traitement par l'eau froide.* 2e éd., Leipsick, Arnoldi, 1885.

Grafenfeld [1], Ehrenberg [2]. Celui-ci n'a pu être complètement réfuté par le bon mémoire du conseiller aulique russe docteur Ruppricht [3], qui cherche à blanchir Priessnitz en rabaissant autant qu'il peut le vétérinaire Weiss, de Freiwaldau, dont l'établissement hydrothérapique était très fréquenté.

Ehrenberg prononce un plaidoyer mordant contre Priessnitz. Bien qu'il n'évite pas assez les exagérations, ses développements sont très dignes d'attention et leur connaissance est indispensable au critique sincère. Voici ce qu'il dit du laconisme de Priessnitz [4] : « Plus d'un peut-être, rentré chez lui dans sa vie habituelle, après avoir oublié depuis longtemps les contes de Gräfenberg, se souviendra avec honte qu'il a pu prendre pour de la sagesse de petits aphorismes dénués de sens à une réflexion calme. Priessnitz n'ignore pas qu'il doit beaucoup de sa grandeur à cette idée que se fait le public. Il se garde bien de remplacer sa concision et son obscurité nébuleuse par des préceptes plus explicites, même lorsqu'il peut le faire. Quand il veut s'élever encore davantage, il supprime tout à fait le bout de paroles qu'il prononce : l'affluence tourne alors en pèlerinage. »

1. Grafenfeld (Ernest). *Gräfenberg. Tableau complet de l'éducation et des connaissances du médecin hydropathe connu du monde entier Vincent Priessnitz, et de la façon dont les malades sont traités à Gräfenberg, avec un supplément sur la cure de petits pains de Schroth à Lindewiese. Mémoire instructif au courant de la science, pour tous les amis et les ennemis de l'eau froide, pour les médecins et ceux qui ne le sont pas.* Ouvrage composé d'après des données dignes de foi et une expérience personnelle. Leipsick, Wilhelm Einhorn, 1842.

2. Ehrenberg (Dr Heinrich). *Aperçus sur les traitements hydrothérapiques de Gräfenberg, après un long séjour en cet endroit.* Membre de la Société de médecine de Leipsick. Leipsick, Voss, 1840.

3. Ruppricht (Dr). *Apologie de Vincent Priessnitz et de sa médication, ou éclaircissement des opinions du Dr Ehrenberg sur les traitements hydrothérapiques de Gräfenberg.* Breslau, Max und Co, 1840.

4. Ehrenberg, p. 120.

Il flagelle avec une ironie mordante la déification inconsciente de Priessnitz par ses baigneurs et rapporte cette boutade de Rust[1] : « Au Gräfenberg, il n'y a que des fous, sauf un seul homme, Priessnitz lui-même, qui s'entend si bien à circonvenir ses malades qu'il leur soutire leur argent sans qu'ils s'en aperçoivent. »

En réponse à cette question : « Qu'est Priessnitz à vos yeux ? » Ehrenberg dit[2] : « C'est une fantaisie du hasard, un caprice de la fortune qui s'est un beau jour imposé la tâche d'amener au tout premier plan sur la scène et de hausser un homme qui, vu sa valeur réelle, n'aurait eu de place que bien en arrière. S'il s'était contenté de reconnaître qu'il était un instrument du hasard et un favori de la fortune, s'il s'était tenu ferme comme le roc à la simplicité villageoise, à la droiture de paroles et d'actes qu'on lui suppose innées, il ne serait peut-être pas monté aussi haut, mais au bout de quelques années, il aurait, etc... »

Et plus loin[3] : « Il perdit absolument de vue l'effort vers le bien qui fait le mérite et n'acquit pas, au cours de longues années, la moindre certitude intime de jugement. Ses réponses sont aussi peu sûres que jamais ; et quand il s'imagine que le moment est venu d'en fournir une déterminée, c'est souvent le contraire qu'il démasque. »

Grafenfeld[4], rude adversaire de Priessnitz, caractérise en ces termes l'homme tant célébré : « En vérité, l'enthousiasme excusable de quelques malades guéris, l'aveuglement et la stupidité des foules, la vénalité de

1. *Ibid.*, p. 133.
2. *Ibid.*, p. 142.
3. *Ibid.*, p. 143.
4. *Loc. cit.*, p. 28.

certains braillards ignorants lui ont découvert une rare supériorité intellectuelle, un coup d'œil médical pénétrant, un génie inné, et prétendent rapporter à lui seul quelques cures heureuses. En dépit de mon long séjour au Gräfenberg et de mes observations quotidiennes faites sans préventions, je n'ai pu découvrir en lui la moindre trace de qualités si peu communes. Ce sentiment est partagé par la plupart des baigneurs actuels qui n'osent ni ne veulent parler comme je puis et veux le faire. »

Bien d'autres médecins ne jugèrent pas non plus en harmonie avec l'enthousiasme sans réserve qui avait envahi au loin. Ils ont émis des appréciations sévères sur Priessnitz, et avec raison, semble-t-il. On compte parmi eux Schnaubert [1], Claessen [2], Fraenkel [3], Sinogowitz [4] et Küster [5]. Ceux-ci reconnaissent les traits principaux du caractère de Priessnitz, mais la plupart contestent qu'il ait rien découvert dans les sciences, vu qu'il n'avait aucune instruction. En outre, il était absolument incapable de se rendre compte de la valeur scientifique de sa méthode d'hydrothérapie.

Je ne puis me dispenser de citer un passage de Claessen [6], qui fournit un témoignage éclatant du talent critique de l'auteur : « Faut-il s'étonner que les affirma-

1. Schnaubert (Dr Hermann, médecin praticien à Cahla). *Essai d'exposition des effets de l'eau froide sur le corps humain. Considération spéciale de la méthode de traitement de Priessnitz.* Weimar, Voigt, 1840.

2. Claessen (Dr H., médecin praticien à Cologne-sur-le-Rhin). *Ce qu'il y a de vrai et de faux dans ce que l'on appelle la science hydrothérapique.* Cologne, Du Mont-Schauberg, 1840.

3. Fraenkel (Dr Ludwig). *Remarques médicales sur l'emploi de l'eau froide dans les maladies chroniques.* Berlin, Förstner, 1840.

4. Sinogowitz (Dr Heinrich Sigismund, médecin praticien à Berlin). *Des effets de l'eau froide sur le corps humain.* Berlin, Hayn, 1840.

5. Küster (Dr). *De l'hydrothérapie, avec considération spéciale de l'établissement de Cronthal.* Francfort-sur-le-Mein. Sauerländer, 1841.

6. *Loc. cit.*, p. 4.

tions les plus outrées de l'hydropathie aient rencontré créance ailleurs que dans un milieu très restreint? La faute en est à l'inventeur de la nouvelle méthode thérapeutique. Comme il était totalement dépourvu de toutes connaissances en sciences naturelles, la perception claire des vrais effets lui a manqué. Tous les dons intellectuels rares dont était doué cet homme éminent n'ont pu suppléer à ce défaut. Il ne pouvait et n'a pu exposer les principes de sa méthode autrement que par des communications orales. Certes, il était incapable de faire lui-même connaître ce qu'il accomplissait. Mais le merveilleux, l'incompréhensible, l'embellissaient plutôt et des organes incompétents le proclamaient. Aussi, ne doit-on pas se plaindre que ces affirmations non scientifiques n'aient rencontré d'abord qu'une incrédulité absolue auprès des médecins et des naturalistes, et qu'elles n'aient eu longtemps aucune influence sur la pratique des premiers. D'où il est résulté un accroissement de passion de la part des hydropathes et aussi des ennemis naturels de la science, puis, par contre-coup, des médecins. Il était fatal que Priessnitz participât aux colères de ses partisans. Si nous en croyons l'un d'eux, il a une dent contre les docteurs. Quand ils s'adressent à lui pour s'instruire, il leur donne habituellement des réponses insignifiantes, évasives, vu qu'à ses yeux, ils jouent une comédie. »

Un jugement fort contradictoire nous est fourni par K. Munde, docteur en philosophie, d'abord investi de toute la confiance de Priessnitz, plus tard brouillé avec lui complètement.

Munde était arrivé vers lui en 1836. Après avoir étudié longtemps au Gräfenberg, il publia un mémoire quelque peu sensationnel et très flatteur pour Priessnitz.

Plus tard, il conçut le projet de créer un établissement d'hydrothérapie particulier à Freiberg, en Saxe. Comme il ne possédait pas lui-même les moyens de pousser convenablement son entreprise, il s'adressa à son ami Priessnitz, espérant trouver auprès de lui un appui moral et financier. Mais celui-ci trompa complètement son attente, car l'appui financier était ce qu'il donnait le moins, et il refusa l'appui moral [1].

Le caractère qui se fit jour dans ces procédés se retrouve avec une nuance un peu différente dans la façon d'agir de Priessnitz vis-à-vis de Weiss [2]. C'était un ancien vétérinaire, qui avait fondé à Freiwaldau un établissement hydrothérapique fort prospère. Beaucoup de baigneurs ayant quitté le Gräfenberg venaient y faire un séjour et plus d'un s'en trouvait bien. Un Anglais nommé Claridge invita Weiss, en 1842, à venir diriger en Angleterre un établissement hydrothérapique nouvellement créé à Stanstead-Bury. Weiss fut reçu docteur en médecine de l'Université de Londres le 4 avril 1843 [3].

Rausse, élève non-médecin de Priessnitz, s'éloigna également de lui et quitta le Gräfenberg. Schroth, qui avait institué à Lindewiese la cure de petits pains, fut aussi en butte aux propos grossiers de Priessnitz [4], qui n'était donc pas seulement défiant et peu obligeant pour les médecins, mais aussi pour tous ceux qui voulaient s'implanter à côté de lui comme hydropathes.

Malgré la façon dont il l'avait traité, Munde [5] dit de lui qu'il avait de la pénétration, du tact, du courage, de

1. Munde. *Mémoires*, II, 43 et suiv.
2. Munde. *Mémoires*, II, 52.
3. Schmitz. *Der neue Wasserfreund*, 2e année, 1er vol., p. 70.
4. Munde. *Mémoires*, II, 65 et suiv.
5. Munde. *Mémoires*, I, 57.

la prudence frisant l'astuce, et de la douceur. Comme médecin, ajoute-t-il, il était compatissant et empressé [1]. Avec les malades il gardait du tact, de la bonne grâce et du calme [2]. Mais il lui reproche de la négligence envers ceux qui étaient de condition moins relevée [3], d'être cérémonieux [4] et ingrat [5].

Voici ce qu'il dit : « Priessnitz n'a pas naturellement mauvais cœur, je le crois volontiers. Il a fait beaucoup de bien, particulièrement dans les premières années de sa pratique. Mais l'ambition et l'avarice l'ont aveuglé et ont fait taire en lui la voix du cœur. Est-il plus heureux maintenant avec tout son argent [6] ? »

Il peut s'être glissé beaucoup d'amertume dans ce jugement. Elle s'explique par les mécomptes et les insuccès particuliers de Munde. Mais cet homme, qui avait longtemps fréquenté Priessnitz de si près, devait bien connaître ses faiblesses. Aussi son avis a-t-il une importance spéciale.

Nous lisons encore avec intérêt les extraits des rapports de Chrobak, directeur sanitaire de la Silésie autrichienne, et présentés de 1838 à 1846 à l'administration du Cercle. Ils ont été publiés [7] par le professeur Winternitz à l'occasion du centenaire de la naissance de Priessnitz. Il ne s'y trouve rien de nouveau pour ceux qui connaissent la littérature contemporaine. Mais, comme j'ai pu le démontrer, Chrobak confirme sur la plupart des

1. *Ibid.*, I, 61.
2. *Ibid.*, I, 63.
3. *Ibid.*, II, 87.
4. *Ibid.*, II, 94.
5. *Ibid.*, II, 103.
6. *Ibid.*, II, 312.
7. Winternitz (prof. Dr à Vienne). *Blätter für klinische Hydrotherapie.* Vienne, 1899, 9e année, no 10.

points les autres sources de cette époque. Indiquons seulement qu'il critique peu Priessnitz, et qu'à l'exemple du baron de Türckheim, il s'exprime en sa faveur.

Il dit de lui, en substance, qu'il a été très circonspect dans le choix de ses hôtes, qu'il y a très peu de vrais malades au Gräfenberg, et presque aucune personne gravement atteinte. Priessnitz y est à peu près le seul qui soit modeste et ne se fasse point valoir. Il aime la vérité. La cause exacte des nombreux miracles qui s'accomplissent là-bas est due à un diagnostic faux, à une mauvaise dénomination du mal par les baigneurs. Priessnitz montre dans ses ordonnances un jugement juste, beaucoup de réflexion et un calme exemplaire. Chrobak vante son influence extraordinaire sur ses malades[1]. Il déclare, dans son rapport du 19 octobre 1839 : « Il est de bon ton d'avoir été au Gräfenberg et d'avoir transpiré quelquefois dans les couvertures de Priessnitz. Voici ce qu'on peut écrire de la plupart des baigneurs : « Arrivé en bonne santé, parti guéri. » L'obéissance absolue aux ordonnances de Priessnitz est réellement chose extraordinaire[2]. Celui-ci a plus tard acquis la conviction que bien des maladies n'admettent en aucune façon son genre de traitement[3]. La déification de cet homme a été poussée jusqu'au ridicule[4]. Tous ceux qui le connaissent de près, lui et sa méthode, lui concèdent la justesse des idées et la sûreté du tact, quoiqu'il n'ait aucune connaissance théorique. Il est sincère[5]. »

Mais nous en avons dit assez sur les témoignages contemporains.

1. *Ibid.*, p. 238. Rapport du 20 juin 1839.
2. *Ibid.*, p. 238 et suiv. Rapport du 19 oct. 1839.
3. *Ibid.*, p. 239. Rapport du 7 avril 1840.
4. *Ibid.*, p. 240. Rapport du 8 août 1840.
5. *Ibid.*, p. 241. Rapport du 2 nov. 1840.

Il sera facile au lecteur de se former par lui-même son jugement et de ramener à la mesure exacte les louanges exaltées et surabondantes. Il n'écoutera pas non plus les censeurs trop violents, parfois presque venimeux.

Je voudrais résumer mes opinions personnelles sur le caractère de Priessnitz dans les propositions suivantes : il était doué d'une aptitude innée très grande et cultivée avec soin à l'observation juste des phénomènes physiques dans la nature et chez l'homme. Il avait un coup d'œil pénétrant pour les choses à lui avantageuses. Prudent non sans une nuance de ruse, il était défiant à l'égard de tous ceux avec lesquels il supposait qu'il aurait un conflit d'intérêts. De là venait qu'il était taciturne. Honnête au fond, n'ayant que peu de besoins, il possédait à un haut degré le goût du travail avec toute l'énergie nécessaire. Telles étaient les qualités principales de son caractère. Elles firent d'un paysan sans instruction, en un lieu et un temps éminemment favorables, ce grand praticien hydropathe connu de l'univers entier et qui mérite l'admiration de tous.

II

Comment Priessnitz est arrivé à la cure d'eau.

Il existe dans la littérature contemporaine de Priessnitz plusieurs versions sur les circonstances qui l'ont engagé à s'occuper spécialement de traiter par l'eau. On trouve dans *Gräfenberg*, livre du conseiller aulique viennois Selinger, l'histoire que voici [1] : « Parfois un homme habitant de l'autre côté de la montagne venait à son retour causer avec le vieux Priessnitz. Il racontait ce qui se passait au dehors et ce qu'il avait appris dans ses voyages. Grand amateur d'eau fraîche et froide, il ne tarissait pas d'éloges sur ce don de Dieu et il connaissait mille choses sur sa force et ses vertus. L'enfant ne perdait pas un mot de ces histoires et de ce qu'il disait sur l'élément tant prisé, écoutant dans un coin de la chambre. »

Pour mieux apprécier cette relation, il est intéressant de savoir qu'en Silésie les lotions d'eau comme moyen curatif étaient connues du peuple, ainsi qu'on le voit d'après Hahn [2] et Frölich [3].

1. *Loc. cit.*, p. 147. Voy. plus haut, I, note 1.

2. HAHN (Dr Johann Siegemund). *Instruction de la force et des effets de l'eau froide sur le corps humain, particulièrement des malades; son emploi à l'extérieur et à l'intérieur, fondé sur des principes rationnels, confirmés par l'expérience*, par J.-S. Hahn, docteur en philosophie et en médecine, et exerçant à Schweidnitz, 3e éd., Breslau et Leipsick, Pietsch, 1749 (1re éd., 1738).

3. FRÖLICH (Antoine, baron de Frölichsthal, actuellement médecin

Nous lisons dans Schmethurst[1] : « Je sais d'une manière certaine que Priessnitz apprit pour la première fois les précieuses propriétés thérapeutiques de l'eau froide d'un homme qui venait de Ludwigsthal, localité voisine, visiter l'habitation de son père. Il était serrurier et forgeron, profession qui l'exposait souvent à des blessures plus ou moins graves, qu'il guérissait en les lavant à l'eau froide et en y mettant un linge mouillé en guise de pansement. Ce fait frappa l'intelligence vive de Priessnitz, qui essaya ce remède contre les blessures de la culture et des occupations de la campagne. »

L'histoire que rapporte Munde[2] sur le « Docteur aux petits morceaux de bois » est très caractéristique : « Un colporteur logea un jour dans la petite maison bâtie au Gräfenberg par le grand-père de Priessnitz. Une vache venait justement de se blesser le pied avec une faux. Ceci arriva aux oreilles du marchand qui se trouvait dans la chambre : « Je vais vous la guérir, dit-il ; donnez-moi un petit morceau de bois. » On lui remit ce qu'il demandait. Il coupa ce bois en trois fragments moindres avec son couteau de poche, et se fit apporter un chiffon de toile avec une cruche d'eau. Puis il se rendit dans le champ où était la vache. « Petit Vincent, dit le grand-père à « Priessnitz, va voir avec lui comment il fait. » Celui-ci y alla et regarda.

« L'homme plonge les petits morceaux de bois dans la

de la cour impériale et royale, et doyen d'âge de la Faculté de médecine de Vienne). *Progrès remarquables de la thérapeutique*. Vienne, 1845, p. 43.

1. SCHMETHURST (Th.). *Gräfenberg tel qu'il est et son eau, ou la méthode hydrothérapique de Vincent Priessnitz à Gräfenberg. Observations et expériences faites en cet endroit même.* Berlin et Wriezen, *Comptoir littéraire et artistique*, 1847, p. 34.

2. *Mémoires*, II, 303.

blessure, et la panse avec le chiffon trempé dans l'eau de la cruche, après avoir lavé la plaie en marmottant quelques paroles incompréhensibles. Puis il coupe un bout du chiffon, y enveloppe les petits morceaux de bois et recommande de répéter au moins trois fois par jour son opération, ajoutant que mieux valait plus souvent encore. On plaça ensuite les fragments de bois sur le fourneau jusqu'à ce qu'ils tombassent en poussière. La vache ne tarda pas à se rétablir, et quand le marchand revint, on lui acheta son secret, c'est-à-dire les mots qu'il marmottait, pour une pièce de monnaie.

« Le jeune Priessnitz se mit aussitôt à faire des cures, et comme le peuple est superstitieux en cet endroit, il lui fut facile d'avoir des clients. Au début il se bornait à faire boire de l'eau et à ordonner des lotions. Cette prudence et les vertus curatives de l'eau lui permirent d'obtenir les plus heureux succès. On le nommait « le Docteur aux petits morceaux de bois ».

« Peu à peu, il lui vint l'idée qu'ils étaient absolument superflus pour les guérisons. Ayant reconnu les effets bienfaisants des lotions froides, il lava simplement avec une éponge les endroits malades. Il eut soin en même temps de faire croire aux gens que la vertu curative avait passé dans celle-ci. Ils le croyaient volontiers, car ils auraient eu horreur de se faire guérir d'une façon simple et naturelle par l'eau seule. On ne le nomma plus que « le Docteur à l'éponge ».

Selinger[1] rapporte dans la biographie de Priessnitz qu'à l'âge de quinze ans, celui-ci ayant eu un doigt écrasé, le plongea instinctivement dans l'eau pour le laisser saigner.

Il aurait appris aussi, en causant avec des personnes

1. SELINGER. *Vincent Priessnitz*, p. 176 (voyez plus haut, I, p. 3, note 3).

âgées, qu'en bien des cas l'eau froide guérissait mieux que tout autre remède. C'est ce qui l'aurait déterminé à en user habituellement, surtout dans le traitement des blessures externes.

En dernier lieu, nous avons encore à faire allusion au livre de Jean Sigismond Hahn : *Instruction de la force et des effets de l'eau fraîche* [1]. Dans *Der Wasserfreund* [2], le Dr Mayer déclare en son mémoire *Contribution à l'étude de l'hydrothérapie*, qu'averti par l'ouvrage précédemment cité du Dr Sigismond Hahn, de Schweidnitz, « vers 1820, un simple paysan nommé Vincent Priessnitz, du Gräfenberg, dans les Sudètes, en Silésie autrichienne, a essayé l'eau froide comme traitement en des cas nombreux sur les animaux domestiques. Puis il l'a employée pour la première fois chez l'homme dans une fracture de côte qu'il s'était faite. Elle lui a si bien réussi qu'il s'en est servi ouvertement à partir de 1822 ».

Tous les auteurs contemporains de Priessnitz rapportent avec plus ou moins de concordance qu'une sorte de vieillard ou guérisseur étranger l'aurait le premier poussé à l'hydrothérapie. Après cela, est-il nécessaire de raconter, comme Frey [3], *alias* Philo vom Walde, *alias* Reinelt, instituteur silésien, et comme le lieutenant en premier Ripper, gendre de Priessnitz, mais qui n'a jamais connu personnellement son beau-père, la légende harmonieuse du chevreuil blessé, tandis qu'il faisait paître son troupeau? Telle aurait été l'origine de son

1. Voyez plus haut, p. 17, note 2.
2. Meinert (Dr W.). *Der Wasserfreund*. Revue mensuelle et hebdomadaire d'hydrothérapie. Dresde, Zeh, 1862, 1re année, no 8, p. 104.
3. Frey (Friedrich). *La méthode de traitement de Priessnitz et du curé Kneipp*. Berlin, Möller, 1896, p. 43.

goût pour l'hydrothérapie. Il est certain que ces auteurs n'ont pas inventé ce récit. Car dans *Der Wasserfreund*[1], un certain « Wilhelm » relate déjà la même histoire en sa lettre du 28 novembre 1861 sur Vincent Priessnitz et l'établissement du Gräfenberg, à cela près que des agneaux y remplacent le chevreuil lavant sa blessure dans l'eau d'un ruisseau.

Toutefois, ces multiples versions nous démontrent combien on s'efforce et on s'est efforcé de marquer Priessnitz du sceau d'un être surhumain, tirant tout de son propre fonds de science et d'observation.

Or, voici ce qu'il y a de vrai dans toutes ces histoires : « Priessnitz apprit d'un vieux guérisseur, moyennant finances et des flatteries, la manière de traiter les blessures externes par des lotions d'eau, de petits bouts de bois et quelques paroles magiques. Cela lui fit une réputation merveilleuse. Mais il ne tarda pas à voir que les formules d'enchantements et les morceaux de bois étaient des éléments accessoires. Il laissa les gens à leur croyance et fit un traitement plus sérieux. Voilà la vérité. Elle résulte également des indications concordantes qu'il a données à son futur biographe, le conseiller aulique Selinger, qui lui met dans la bouche les paroles suivantes[2] : « Mes nombreuses cures heureuses me firent une réputation. Beaucoup étaient surprenantes, et comme je n'usais d'ordinaire que d'une éponge, je passai pour sorcier. Les gens supposèrent à celle-ci des vertus toutes particulières et miraculeuses. Tous voulaient être lavés par elle. Sur la plainte d'un docteur, l'eau du Gräfenberg et l'éponge suspecte furent

1. *Loc. cit.* Supplément au n° 2 du 1er déc. 1861, p. 23.
2. Selinger. *Vincent Priessnitz*, p. 178.

examinées en présence du magistrat de Freiwaldau. On les analysa chimiquement, mais on ne trouva ni dans l'une ni dans l'autre rien d'extraordinaire. Néanmoins, on m'interdit l'usage de l'éponge. Depuis lors, je me suis servi du plat de la main, qu'on ne pouvait ni m'enlever ni me défendre. L'action fut bien plus forte pour les lotions et frictions, vu que c'était vif sur vif. Tant qu'on m'a cru sorcier, on a suivi exactement, conscien cieusement mes ordonnances. Plus tard, quand ils surent que tout se passait naturellement avec des moyens naturels, les malades devinrent plus négligents. »

Ainsi le récit de Munde, d'accord avec les déclarations de Selinger, qui était des mieux informés, peut être considéré comme vrai.

Priessnitz ne traita tout d'abord que les domestiques et les gens de son hameau. Mais bientôt l'attention fut attirée sur lui également dans le voisinage. « Il n'avait pas dix-neuf ans qu'il était déjà appelé dans des localités éloignées où de nombreux malades, pauvres pour la plupart, réclamaient son assistance. Bientôt sa réputation d'hydropathe grandit[1]. »

Selinger écrit[2] : « Il avait d'ordinaire de très heureux succès dans ses cures. C'est pourquoi son renom s'étendit au delà des limites de la contrée environnante et de sa patrie, de sorte qu'avant même sa dix-neuvième année, il était appelé en Moravie et en Bohême. » Il acquit donc une certaine célébrité locale, grâce aux succès de sa méthode et parce qu'il savait en imposer aux gens par sa façon silencieuse et assurée.

Schmethurst[3] rapporte : « Cette opération suivie de

1. KRÖBER. *Loc. cit.*, p. 5 (voyez plus haut, I, p. 5, note 2).
2. SELINGER. *Vincent Priessnitz*, 12-13 (voy. plus haut, I, p. 3, note 3).
3. *Loc. cit.*, p. 35 (voyez plus haut, p. 18, note 1).

succès et la cure brillante qu'il opéra sur lui-même firent sa réputation aux alentours. » « Les personnes atteintes de blessures récentes ou anciennes et d'autres lésions externes demandèrent son assistance », dit Hermann [1].

Il fut connu jusqu'à Neisse, et, tandis que ses compatriotes les plus voisins ne voulaient plus croire à lui, la légende de l'éponge miraculeuse ayant été détruite par l'action judiciaire, il s'était créé des partisans au loin [2].

1. *Loc. cit.*, p. 4 (voyez plus haut, I, p. 7, note 11).
2. MUNDE. *Mémoires*, II, 305.

III

Comment Priessnitz et son traitement ont été connus.

Le grand public connut Priessnitz grâce au professeur Œrtel, d'Ansbach. Celui-ci jouait alors un rôle important comme vulgarisateur des vertus curatives de l'eau froide : « Pour ne pas méconnaître ses effets, il faut plutôt considérer le but pour lequel elle est employée que la façon dont on s'en sert, » dit très justement Herzog[1].

Or, Œrtel avait un caractère combatif à l'emporte-pièce. Il attaqua passionnément tous les usages médicaux autorisés, recommandant à outrance et d'une manière mystique de boire de l'eau en quantité immodérée. Il détruisait sans cesse l'impression qu'il aurait pu faire autrement sur les personnes sensées en exaltant avec un zèle persistant et au nom de la science l'emploi continuel de l'eau froide.

C'est lui qui dans ses *Allerneuesten Wasserkuren* et d'autres ouvrages d'hydrothérapie avait intéressé beaucoup de monde à cette cure. Ces *Allerneuesten Wasserkuren*[2] étaient un petit recueil périodique où il rassem-

1. *Loc. cit.*, p. 42 (voyez plus haut, I, p. 6, note 5).
2. Voyez plus haut, I, p. 7, note 28.

blait toutes les guérisons et les nouveautés hydrothérapiques, les publiant à sa façon avec fracas.

La communication qui fit connaître Priessnitz du grand public se trouve dans la livraison 3 de la revue que nous venons de citer. Un fonctionnaire de la principauté de Lichnowsky, J. Knur, écrivit le 25 janvier 1830 de Kuchelna, près de Ratibor, en Haute-Silésie, une lettre à Œrtel, dans laquelle il rapporte sa cure auprès de Vincent Pressnitz, comme il l'appelle[1] : « En automne 1828, j'ai été à nouveau visité de cet hôte bien mal venu. Pendant sept semaines j'ai été tenu au lit, souffrant affreusement de la goutte. J'appris alors que dans les monts Sudètes un paysan guérissait les goutteux et d'autres malades au moyen de lotions d'eau froide. J'y allai et fus rétabli de la façon suivante :

« Soir et matin, étant au lit, je cherchais à mettre mon corps en transpiration sous les couvertures par des frictions réciproques de mes mains et de mes pieds et en buvant de l'eau froide. Cela fait, après être resté une heure dans cet état, je me plongeais dans de l'eau tiède au début, et plus tard, au fur et à mesure que je m'y habituais, dans une baignoire remplie de l'eau de source la plus pure et la plus froide. En même temps, je me frictionnais le corps rapidement avec celle-ci, au moyen du plat de la main. Puis je m'essuyais et me donnais du mouvement à l'air libre. Une chaleur bienfaisante indescriptible envahit le corps qui transpire fortement lorsqu'on sort du bain et qu'on se couvre de linge toujours récemment lavé. Au commencement les frictions provoquent peu de sueur. Mais elle augmente après plusieurs bains au point de dégoutter pour ainsi dire du corps.

1. *Loc. cit.* Livraison 3. Nouvelle édition corrigée, 1831, p. 17 et suiv. (1re éd., 1830).

Dans la chambre où j'habitais, il faisait un froid glacial. Je prenais matin et soir du lait froid, à midi un rôti froid et mon unique boisson était l'eau fraîche.

« Au bout de sept jours, étant arrivé à me plonger, transpirant au plus haut degré, dans l'eau à la plus basse température, je me trouvai, comme par miracle, si bien, qu'après avoir quitté ce brave homme, comme j'étais convaincu de l'excellence de cette méthode, je l'ai pratiquée chez moi pendant quatorze jours. Depuis lors, j'ai été délivré de tout accès de goutte et de toutes douleurs lombaires. Bien plus, je me sens complètement rajeuni, de bonne humeur et plein de force, j'ai l'aspect très bien portant, comme je le suis en réalité. Ce n'est pas seulement pour honorer cet élément qu'on ne saurait trop apprécier, mais aussi parce que je suis absolument convaincu de sa bienfaisante influence sur mon corps, que j'use, même en bonne santé, au printemps et en automne, de cinquante bains. Ma boisson ordinaire n'est rien autre — que l'eau. Chaque jour, avant de me coucher et après, j'en bois un quart. Grâce à cela, je me procure une nuit calme et je suis rafraîchi au matin. Ma femme a été également guérie d'une inflammation de poitrine en se baignant dans l'eau froide de la façon décrite plus haut. Mes six enfants ont été débarrassés de maints petits maux par le même procédé. J'ai fait disparaître complètement érysipèle, douleurs de tête, violentes palpitations par des applications de linges trempés dans ce liquide froid. »

J'ai reproduit ce qu'il y a d'essentiel dans la relation de Knur parce qu'il importe de connaître cette première description authentique de la cure priessnitzienne en 1828.

Le même cas est mentionné à nouveau dans la neuvième livraison des *Allerneuesten Wasserkuren* de 1831, puis dans la vingt et unième livraison de 1837, etc. Œrtel publia encore en 1834 un mémoire spécial intitulé : *Vincent Priessnitz*[1], dans lequel il vantait derechef la nouvelle méthode et où il appelait l'attention de la foule sur l'établissement de Priessnitz.

Sur ces entrefaites, plusieurs médecins étaient partis pour le Gräfenberg faire connaissance personnelle avec celui-ci. Le Dr Kröber[2], de Breslau, fut le premier parmi eux qui signala en 1833 le nouveau procédé hydrothérapique dans sa publication : *Priessnitz à Gräfenberg*[3]. N'oublions pas non plus une thèse de Künz[4], qui contribua dans une certaine mesure à répandre cette cure. Weiss[5] la nomme : « la brochure bien connue du Dr Künz, où il rend justice à la nouvelle méthode. Bien plus, il la vante comme une découverte de notre époque ».

Mais l'attention du monde scientifique fut attirée bien davantage sur Priessnitz par le mémoire déjà cité du Dr Schnizlein[6], de Munich, bien intentionné, mais trop peu exact, et par les réfutations qu'il provoqua. Horner[7], en qualité de membre de la commission instituée *ad hoc* par la Faculté de médecine de Munich, fit un rapport où il jugea très sévèrement Priessnitz. Le

1. Voyez plus haut. I, p. 7, note 2.
2. Et non pas Körber, comme le dit Winternitz dans les *Blättern für klinische Hydrotherapie*, 9e année, n° 10, 1899, p. 235 et suiv.
3. Voyez plus haut, I, p. 5, note 2.
4. Kunz (Maximilien Fidelis), *Dissertatio Inauguralis Medica de Balneis Frigidis, quam pro doctoris Medicinæ Laurea rite obtinenda in antiquissima ac celeberrima C. R. Universitate Palavina publicæ eruditorum disquisitioni submittit M. F. Küntz, Rhaeto-Austriacus Lautrachensis, Palavii, Typis seminarii*, 1838.
5. Weiss. *Manuel*, p. 7 (voyez plus haut, I, p. 7, note 5).
6. Voyez plus haut, I, p. 6, note 1.
7. Horner (Dr). *Münchener politische Zeitung*, 1er avril 1838, et *Rapport scientifique sur l'hydriatique*, 1840.

comte munichois bien connu Rechberg-Rothenlöwen, obligé envers celui-ci pour un traitement suivi de succès, chercha à réfuter Horner dans une publication spéciale[1]. En même temps il faisait éditer deux mémoires, l'un du Dr Louis Dieterich, et l'autre du Dr Müller. Il déclare dans sa conclusion un peu laconique : « qu'Horner est un bretteur, aveuglé par l'animosité, non scientifique et faux ».

La première publication spéciale d'un non-médecin fut celle du secrétaire d'Etat Brand[2], de Breslau, en 1833.

Autant ce mémoire est sans prétention et intéressant, antant celui que nous allons citer est présomptueux et peu important. En s'appuyant sur un vaste rapport juridique, le procureur près la haute cour H. P. Rausch[3], le président de l'Union hygiénique de Cassel, édifie une défense de la nouvelle méthode. C'est peut-être un régal pour ceux qui se connaissent en jurisprudence, vu le formalisme rigoureux qu'on y trouve. Mais elle est rebutante pour les autres, auxquels elle inspire un ennui formidable. Ce traité s'allonge et se traîne pendant plus de 120 pages, sans pouvoir mettre au jour aucun résultat tangible et pratique.

Les auteurs contemporains qui ont eu suffisamment de lecture et une bonne direction, tels qu'Hirschel[4], écrivain instruit et compétent, rapportent comment

1. Rechberg (Excellence, comte). *Éclaircissement général médical et hydriatico-critique du rapport fait au nom de la commission par l'honorable professeur Dr Horner, sur la méthode de traitement de Gräfenberg.* Munich, Franz, 1841.

2. Voyez plus haut, I, p. 7, note 3.

3. Rausch (H.-P., président de l'Association sanitaire des Amis de l'hydrothérapie, procureur près la haute cour à Cassel). *Défense de la nouvelle méthode hydrothérapique contre les médecins qui la combattent.* Leipsick, Fest, 1840.

4. *Hydriatica*, p. 93 (voyez plus haut, I, p. 6, note 3).

furent connus Priessnitz et sa cure. Plus d'un s'étonne douloureusement de son ingratitude. Le n° 44 du *Wasserfreund*[1] contient une invitation à souscrire en faveur d'Œrtel, signée Dr S..., probablement le professeur Sebald, de Vienne : « Combien de temps, dit-il, Priessnitz n'aurait-il eu pour baigneurs au fond de ses montagnes, que des personnes des environs, si ce chercheur zélé, Œrtel, ne l'avait découvert, ne l'avait désigné à toute l'Allemagne et recommandé en proclamant ses hauts faits thérapeutiques par devant l'humanité souffrante ! » Et plus loin[2] : « Certes, tant que le nom béni de Priessnitz sera invoqué, partout où il le sera, que la reconnaissance y associe celui du professeur Dr Œrtel ! »

Herzog[3] déclare : « Restituons ici à Œrtel le mérite de nous avoir le premier révélé l'existence et l'action silencieuse, mais bénie, de cet homme extrêmement remarquable. »

Mayer[4] s'exprime de même dans le *Wasserfreund* : « Ses miracles qu'on dit incroyables, tournés en ridicule par les médecins, ont été publiés par le professeur Œrtel, du lycée d'Ansbach, en 1828[5], dans une revue trimestrielle. »

Erismann dit dans un petit mémoire[6] : « La méthode

1. *Loc. cit.*, n° 44, p. 175 (voyez plus haut, I, p. 6, note 13).
2. *Ibid.*, p. 176.
3. *Loc. cit.*, p. 43 (voyez plus haut, I, p. 6, note 5).
4. Mayer (Dr, directeur de l'établissement hydrothérapique de Gelschberg, près Auscha, en Bohême). *Contribution à l'histoire de l'hydrothérapie* dans : Meinert, *Wasserfreund*, 1862, n° 8, p. 104 (voyez plus haut, II, p. 20, note 2).
5. Plus justement, 1830 (voyez plus haut, p. 25, note 1).
6. Erismann (Dr Adolphe, médecin principal argovien). *Sur l'état actuel de l'hydrothérapie. Contribution pour arriver à fonder sur des bases scientifiques la médication priessnitzienne*, avec ce supplément : *Les résultats de la méthode hydrothérapique à l'établissement de Brestenberg sur le lac d'Hallwyll.* Baden, Zehnder, 1846. p. 1.

hydrothérapique actuelle a été inventée dans ses traits principaux par un paysan de Gräfenberg, en Silésie autrichienne, Vincent Priessnitz, et vulgarisée par un non-médecin, l'apôtre de l'eau bien connu, le Dr Œrtel, d'Ansbach. Elle s'est implantée solidement en Allemagne. »

Fritzsche écrit à ce propos dans sa *Parole adressée de loin au Congrès annuel des médecins hydriatiques à Marienberg*[1] : « Mais la vérité n'aurait pas triomphé aussi vite et Priessnitz aurait attendu longtemps la grande renommée dans ses Sudètes solitaires si un homme à la grande constance et au cœur intrépide ne s'était tenu à ses côtés et n'avait appelé sur lui l'attention de l'humanité souffrante. Qui ne connaît le digne vétéran, le professeur Œrtel, qui a frayé la voie à l'hydrothérapie par de durs combats et éveillé de son assoupissement l'humanité par sa voix de tonnerre? Celle-ci a été entendue de toute l'Allemagne, et son écho a été perçu même dans d'autres contrées. »

Il est donc indéniable qu'Œrtel a été le héraut de Priessnitz et qu'il l'a fait connaître.

Il n'en a reçu aucun témoignage de gratitude, soit par des signes qui l'eussent fait ressortir particulièrement, soit par une récompense convenable, soit même par de simples éloges. Tout au contraire, on lit à la page 183 du *Wasserfreund*[2], sous ce titre : « Invitation à la reconnaisssance » : « L'auteur (le Dr Sebald) s'étonne que Priessnitz, riche à présent et heureux père de famille, n'ait jamais eu l'idée de montrer à son héraut infatigable et pauvre, par un don en argent considérable,

1. Schmitz. *Der neue Wasserfreund*, 2e année, 2e vol., p. 172.
2. Schmitz. *Der Wasserfreund*, 1841, 2e vol., p. 183.

combien il est sincèrement heureux d'avoir été secondé pour le bien de l'humanité souffrante. »

Par suite de ces circonstances, Priessnitz fut donc connu pour ainsi dire immédiatement de la terre entière. Car le mémoire de Kröber eut lui-même plusieurs éditions et intéressa beaucoup le publie. La renommée de Vincent Priessnitz augmenta d'année en année et avec elle la fréquentation des établissements du Gräfenberg.

IV

Les applications de Priessnitz.

1. — REMARQUES GÉNÉRALES. HISTORIQUE

Il faut reconnaître à Priessnitz un mérite incontestable : c'est d'avoir le premier, par la puissante renommée de sa cure dans les deux hémisphères, engagé la médecine à s'occuper davantage de l'hydrothérapie, et à lui donner « la sanction d'une méthode autorisée », comme le dit Pinoff dans l'avant-propos de son *Hydrothérapie*[1]. Il y eut une lutte considérable pour et contre le traitement par l'eau. Beaucoup de médecins allaient trop loin en ne voulant accorder à celui-ci aucun droit à l'existence. Mais, d'autre part, bien des partisans de Priessnitz en faisaient une panacée universelle pour tous les maux. Dans leur enthousiasme, médecins ou non appelaient cet homme l'inventeur de l'hydrothérapie. Cette erreur s'est enracinée et dure encore aujourd'hui.

En dehors des écrivains contemporains, aveuglés en partie par la personnalité de Priessnitz, il est remarquable de voir un Runge[2], médecin hydropathe des plus courus

1. PINOFF (Dr Friedrich, médecin praticien, chirurgien et accoucheur, membre de l'Académie impériale Léopoldine Caroline allemande). *Manuel d'hydrothérapie*. Leipsick, Wigand, 1879.

2. RUNGE (Dr F., conseiller sanitaire et médecin directeur de l'éta-

de l'Allemagne en son temps, écrire de lui, sans plus : « Il a réellement créé l'hydrothérapie. Il a imaginé ou perfectionné la plupart des formes de bains encore employées aujourd'hui. Ce sont spécialement les enveloppements secs et humides, les bandages stimulants et mouillés, le demi-bain, le bain de siège, la douche. Il a, sans connaître Currie, qui faisait également prendre des bains froids en transpiration, osé plonger, chose monstrueuse alors pour les non-médecins, les malades en sudation très forte directement dans l'eau froide. Bien qu'il ne fût pas docteur, il a exercé jusqu'à ces tout derniers temps l'influence la plus considérable sur les idées des hydrothérapeutes. »

On est péniblement affecté dans ce passage du défaut complet d'historique préliminaire. Car Runge fait de Priessnitz un inventeur, sans autre forme de procès. Or, il n'y en a là aucun.

Dans cette question, le neuropathologiste Dr Müller prend une attitude qui semble singulière, tant elle est peu sûre et indécise. Légèrement troussé, cet auteur qui a écrit aussi son *Hydrothérapie* nous apprend [1] : « Dans un temps où vit Winternitz, on n'a besoin d'aucun non-médecin pour prêcher cette méthode. Quant à Priessnitz, il n'a pas été un inventeur. Il a des précurseurs pourvus et non pourvus de grades, jusque dans l'antiquité. Les deux barboteurs d'eau (Priessnitz et Kneipp) ne se ressemblent que par certains côtés : ils n'ont

blissement hydrothérapique de Nassau). *La cure d'eau. Exposé mis à la portée de tous, de ce qu'elle est, de son but et des établissements hydrothérapiques les plus importants.* Leipsick, 1879, J.-J. Weber, p. 10.

1. Müller (D[r]. Franz Carl, médecin spécialiste pour les maladies nerveuses à Munich). *Monatsschrift für praktische Balneologie*, Munich, Seitz et Schauer. *Sur la méthode Kneipp.* 3e année, n° 4, avril 1897, p. 77.

aucune idée des dangers de la méthode. C'est pourquoi ils n'entrent dans aucune considération, ce qui serait néanmoins bien à sa place pour les hystériques et les hypocondriaques. Ils ne peuvent faire de diagnostic, et telle est la raison pour laquelle ils n'hésitent pas dans les cas douteux. Dans l'enthousiasme de leurs succès on les élève aux cieux, tandis qu'on tient leurs insuccès secrets jusqu'à la mort, celui qui en a été victime étant retenu par la honte. »

Ce même Müller nomme à un autre endroit Priessnitz : « un simple paysan, mais un esprit clair et un observateur pénétrant de la nature[1] ». Puis il parle du « vaste coup d'œil médical » « dont la nature avait doué le père de l'hydrothérapie[2] ». Dans un autre passage encore, il l'appelle son maître[3]. Tantôt dans un sens, tantôt dans un autre, au hasard.

Müller admet comme autorité le professeur Winternitz, de Vienne. Or, celui-ci est élève du médecin praticien Schindler, successeur direct de Priessnitz[4], que Winternitz appelle un autodidacte de génie et dont il dit qu'il a créé la technique de l'hydrothérapie[5].

C'est également à la légère que Krüche attribue à Priessnitz l'invention de la plupart des applications d'eau[6] : « Se contrôlant toujours lui-même sévèrement,

1. MÜLLER (Dr Franz C.). *Hydrothérapie*. Petit traité pour les étudiants et les médecins. Leipsick. 1890, Abel, p. 2.

2. *Ibid.*, p. 3.

3. *Ibid.*, p. 179.

4. FREY, *Loc. cit.*, 45 (voyez plus haut, II, p. 20, note 3).

5. WINTERNITZ (Dr Wilhelm, conseiller impérial et professeur extraordinaire à l'Université de Vienne). *L'hydrothérapie fondée sur une base physiologique et clinique*. Conférences pour les médecins praticiens et les étudiants. 2e éd., Vienne et Leipsick, 1890; Urban et Schwarzenberg, 1 vol., p. 12.

6. KRÜCHE (Dr méd. Arno). *Éléments d'hydrothérapie pratique*. Munich, 1892, Seitz et Schauer, p. 12.

et classant, autant qu'il pouvait, les maladies, il découvrit peu à peu cette grande série d'applications que nous connaissons sous les noms de demi-bains complets et partiels, maillots, compresses, douches, etc., et auxquelles il a fourni pour la plupart leurs appellations. »

Nous examinerons dans ce qui va suivre jusqu'à quel point il a été inventeur et ce qu'il a dû à d'autres.

Remarquons que dans le développement de sa cure il y a nettement quatre degrés à distinguer :

Le premier serait celui où il n'a traité les malades qu'avec des lotions et des compresses.

Dans le second, il y a joint le maillot de sudation, l'eau prise en boisson et la douche.

Dans le troisième, nous trouvons surtout des douches et des bains partiels, des emmaillotements humides, le maillot sec étant abandonné.

Dans le quatrième, il y a principalement des frictions, des compresses et des bains tempérés (abgeschreckte).

Dans quelle proportion Priessnitz a-t-il subi nettement l'influence des anciens hydropathes et d'autres, c'est ce que vont nous indiquer quelques-uns de ses contemporains.

Le Dr Carl Munde[1] dit : « Quelqu'un apporta l'excellent mémoire du vieux Hahn, de Schweidnitz, sur l'usage salutaire de l'eau froide dans les maladies, et dès lors on mit à l'essai tout ce qui se trouvait dans cet auteur. Or, il s'y rencontre bien des choses et beaucoup de bonnes. Petit à petit, l'hydrothérapie se forma en système. On doit avouer que Priessnitz a montré une précieuse adresse à s'approprier toutes les expé-

1. MUNDE. *Mémoires*, II, 307 (voyez plus haut, I, p. 8, note 6).

riences étrangères déjà jugées et à s'en servir pour le bien d'autrui. »

Voici ce que dit Weiss [1] : « Priessnitz convient que quand sa cure se perfectionna, les malades ont souvent appelé son attention sur de nouvelles façons d'appliquer l'eau froide. Ils contribuèrent même de tout leur pouvoir à les mettre en exécution. »

Rausse, élève de Priessnitz, plus tard son critique, homme spirituel en tout cas, mais fantaisiste, déclare dans sa *Critique de la méthode de traitement de Vincent Priessnitz* [2] : « On a dit souvent qu'il avait tiré la plupart de ses découvertes non de son propre fonds, mais des observations et des propos de ses baigneurs. »

Ernest Grafenfeld [3] remarque : « Certains malades se procuraient une baignoire au Gräfenberg, et se risquaient ensuite dans l'eau froide. D'autres, ayant appris l'usage des bains russes, ne craignaient plus de prendre des bains froids étant en transpiration. Il y en avait qui, en se promenant dans la forêt, conçurent l'heureuse idée de réunir par une rigole plusieurs des sources de la montagne existant là en surabondance et de s'exposer à ce jet d'eau découlant d'une certaine hauteur. »

Et plus loin : « Quelques malades furent améliorés de cette façon. Encouragé par ces succès, Priessnitz abandonna les simples lotions qu'il avait employées jusqu'alors. Depuis ce moment (1828), il fit transpirer indistinctement tous ses patients, il leur donna des bains froids et des douches [4]. »

1. Weiss. *Manuel*, p. 5 (voyez plus haut, I, p. 7, note 5).
2. *Loc. cit.*, p. 246 (voyez plus haut, I, p. 8, note 4).
3. *Loc. cit.*, p. 27 (voyez plus haut, I, p. 9, note 1).
4. *Ibid.*, p. 27 et suiv.

Au début, son traitement était extrêmement simple. Il se servait exclusivement de lotions froides [1]. Pour les contusions et autres blessures, il leur appliquait un bandage avec des linges trempés dans l'eau froide [2]. Plus tard, il prescrivit aussi des bains [3].

Remarquons à ce propos, comme nous l'avons déjà indiqué plus haut [4], que depuis le temps où les frères Hahn avaient exercé en Silésie, l'usage de l'eau dans un but thérapeutique et l'emploi de l'éponge à bains s'étaient conservés dans le peuple. Les linges mouillés pour le pansement des contusions et des blessures semblent avoir été transmis à Priessnitz par ce guérisseur qui reparaît dans la plupart des récits. C'est sans doute aussi un héritage de Hahn, qui faisait souvent des prescriptions de ce genre [5].

C'est relativement tard que Priessnitz paraît avoir adopté l'eau prise en boisson.

Ce n'est qu'en 1828 que nous la trouvons mentionnée dans l'histoire du malade Knur, rapportée plus haut [6], à propos de son maillot de transpiration. Mais à ce moment, le professeur Œrtel, le grand prophète de l'eau administrée en boisson, ne lui était certainement plus inconnu. Car le curé Joseph Richter, d'Alt-Vogelseifen,

1. « Frictions à l'eau », « frictions avec de l'eau froide », c'est ainsi que ces lotions sont nommées dans le témoignage de Jeanne Gottwald du 24 décembre 1823, dans BRAND. *Loc. cit.*, 30 (voyez plus haut, I, p. 7, note 3).

2. « Compresses d'eau pure », dans le témoignage de Thérèse L....r de Nieder-Thalh ... près de L.....k, du 25 novembre 1822, dans BRAND. *Loc. cit.*, 29.

3. Témoignage d'Antoine R... ther à Eisersd ... du 8 juin 1825. BRAND. *Loc. cit.*, 34.

4. Voyez plus haut, II, p. 17, note 3.

5. Voyez plus bas, nº 7. Influence exercée par d'autres sur Priessnitz et ce qu'il a inventé lui-même.

6. Voyez plus haut, p. 25, note 1.

lui avait donné à lire [1] un certain nombre d'ouvrages médicaux, dès 1825. Déjà, depuis 1826, beaucoup de malades étaient venus habiter à Gräfenberg [2]. Ils avaient apporté avec eux le livre de Hahn, qu'ils mirent à l'essai [3], et n'avaient sans doute eu garde de rien oublier d'Œrtel ni de sa boisson d'eau.

2. — LE MAILLOT SUDORIFÈRE.

Les « transpirations » sont pour la première fois mentionnées dans l'année 1824 [4]. La première description étendue du maillot sudorifère sec date de 1828 et est donnée dans le rapport de Knur [5].

C'est un procédé dans lequel le malade est mis au lit, et fortement couvert. Puis on l'invite « à se faire transpirer en se frictionnant réciproquement les mains et les pieds et en buvant de l'eau froide », comme le raconte Knur. Dès que le corps commençait à être mouillé, on donnait de l'eau froide à boire toutes les dix minutes environ. On ouvrait la fenêtre, en ayant soin d'éviter les courants d'air. Ce maillot durait d'une à sept heures [6]

1. PHILO VOM WALDE. *Vincent Priessnitz. Sa vie et sa méthode.* Publié à l'occasion du centenaire de sa naissance. Avec 241 gravures de Joseph Dmych, de Karl Goebel, etc. Berlin, Möller. Sans date, p. 8. — BRAND. *Loc. cit.*, 39, indique l'année 1826 comme date du témoignage fourni à Priessnitz par Richter et Philo, 1825.

2. KRÖBER. *Loc. cit.*, 9 (voyez plus haut, I, p. 5, note 2).

3. MUNDE. *Mémoires*, II, 307 (voyez plus haut, p. 35, note 1).

4. BRAND. *Loc. cit.*, 34. Témoignage du patron boulanger Joseph Kuchelmeister, de Goldenstein, du 13 septembre 1824.

5. Voyez plus haut, III, p. 25, note 1.

6. MUNDE. *Description exacte*, 65 (voyez plus haut, I, p. 8, note 6). — SCHNITZLEIN. *Loc. cit.*, 55 (voyez plus haut, I, p. 6, note 1). « Falkenstein a transpiré pendant vingt mois de cinq heures du matin à onze heures et demie du matin. » *Loc. cit.*, 75 (voyez plus haut, I, p. 7, note 6).

et même davantage[1]. On ne l'entreprenait que le matin, ou bien après et avant midi[2].

Indiquons encore ici une description de cet empaquetement, de l'année 1828, où l'eau en boisson n'est pas encore mentionnée. Le conseiller judiciaire cantonal de principauté Charles de Topff.. raconte dans son témoignage à Priessnitz sur son traitement et daté du 21 septembre 1828 : « Je suis resté pendant huit jours auprès de lui (Priessnitz). Il m'a fait deux fois chaque jour des lotions froides à l'eau de rivière naturelle, sans aucun mélange et sans aucun médicament. Toutefois, auparavant, avant chaque lotion, il m'avait fait transpirer, ce qui ne devait s'exécuter qu'au moyen de couvertures placées sur moi et en agitant mes jambes au-dessous d'elles. C'est ainsi qu'il m'a traité[3]. » Œrtel désigne ce procédé sous le nom de « transpiration par pression[4] ». Ce terme a plu à Winternitz, et après lui à Guttmann et à Schilling, si bien qu'ils se le sont approprié[5].

1. « Le capitaine M*** de P*** », raconte Melzer, *loc. cit.*, 32 (voyez plus haut, p. 2, note 2), « transpira chaque jour pendant onze ou douze heures, depuis quatre heures du matin jusqu'au soir à peu près à la même heure, durant son traitement de quatorze mois. » — FALKENSTEIN dit, *loc. cit.*, 85 : « Nous connaissons même des exemples où des malades de Gräfenberg ont transpiré jusqu'à seize heures consécutives. »

2. MUNDE. *Description exacte*, 67 : « Beaucoup prennent ce maillot deux fois par jour, particulièrement en été où c'est le cas pour le plus grand nombre. Ils passent alors le matin environ trois ou quatre heures et l'après-dînée environ deux heures à transpirer abondamment ».

3. BRAND. *Loc. cit.*, 42 et suiv.

4. OERTEL. *Vincent Priessnitz*, 24, 25 (voyez plus haut, I, p. 7, note 2).

5. WINTERNITZ. *Hydrothérapie*, I, 373. — GUTTMANN (Dr Emile, médecin praticien à Breslau). *Éléments d'hydrothérapie pour les médecins et les étudiants.* Breslau, 1896. — PREUSS et JUNGER, p. 55 : « Le maillot sec, comme l'appelle son inventeur, est désigné aussi sous le nom de

On trouve, datant des années subséquentes, dans Schnitzlein[1], Munde[2], Held-Ritt[3], Melzer[4], et d'autres, d'exactes descriptions de ce maillot sudorifère sec.

En particulier, celle de Munde est très étendue et d'une netteté parfaite, comme tout ce qu'a écrit cet auteur, dont les ouvrages sont avec ceux de Melzer les meilleurs de ce genre dans cette littérature de l'époque, bien qu'ils n'aient aucune prétention scientifique.

Munde nous dit[5] : « La façon dont Priessnitz provoque la transpiration est entièrement de son invention. Elle mérite à cause de ses nombreux avantages d'être imitée par les médecins et les non-médecins. » Néanmoins ce célèbre empaquetement sudorifère de Gräfenberg n'est autre que le maillot sec, avec boisson d'eau, déjà recommandé auparavant par divers médecins hydropathes.

Citons en premier lieu Hancocke[6], dont le traité *Febrifugum magnum*, sur l'eau froide, est plein de mérite.

transpiration par pression de Priessnitz. — SCHILLING (Dr de Gr. Wartenberg). *Hydrothérapie à l'usage des médecins*, p. 46.

1. *Loc. cit.*, p. 53 et suiv. (voyez plus haut, I, p. 6, note 1).
2. MUNDE. *Description exacte*, p. 62 et suiv. (voyez plus haut, I, p. 8, note 6).
3. *Loc. cit.*, p. 50 et suiv. (voyez plus haut, I, p. 3, note 2).
4. *Loc. cit.*, p. 31 et suiv. (voyez plus haut. I, p. 1, note 2).
5. MUNDE. *Description exacte*, p. 62.
6. HANCOCKE (Jean, Dr en théologie, recteur de Saint-Margarethen, à Londres, bénéficiaire de Cantorbéry et chapelain de la cour auprès du duc de Bedfort) a écrit en anglais le *Febrifugum magnum ou l'eau ordinaire comme meilleur remède contre les fièvres et probablement contre la peste*. Londres, 1722. Traduit en allemand par Schwertner (Dr Charles-Frédéric). *Medicina vere universalis, ou Vertu et action de l'eau ordinaire comme moyen de se préserver de la plupart des maladies et de les guérir*, d'après les meilleurs auteurs anglais, italiens et français, traduit en allemand, avec une préface, par M. le Dr Frédéric Hoffmann, comte palatin impérial, conseiller aulique du roi de Prusse, médecin particulier de Sa Majesté et doyen de l'Université de Halle. Leipsick, Gross, 1733, I, p. 184.

On y trouve les passages suivants à ce sujet[1] : « Il a alors la fièvre; mais il ne m'en dit rien. Lorsque l'accès se produit, il se met au lit et boit de l'eau. Il transpire ensuite fortement pendant huit à neuf heures, et toute trace de fièvre disparaît. Voilà ce qu'il m'a conté. »

Et plus loin[2] : « J'approuve sans doute le conseil donné par quelques-uns d'ouvrir peu à peu la fenêtre dans la chambre du patient pour y laisser entrer l'air, qui lui fera grand bien. »

En outre[3] : « Je suis bien persuadé qu'une bonne dose d'eau fraîche administrée au lit dès que la fièvre commence préviendrait toutes ces maladies et les transformerait en fièvres ordinaires. »

Le passage suivant s'applique également ici. Il fait ressortir la priorité de Hancocke et d'autres en cette matière[4] : « Je n'ai pas trouvé que les médecins aient eu connaissance jusqu'à présent de la manière de faire transpirer dans les fièvres au moyen de boissons fraîches, et surtout en buvant fréquemment de l'eau. »

Le spirituel Français Noguez[5] employait de même des maillots de sudation secs, ainsi qu'il ressort très nettement de ce passage[6] : « Croirait-on que l'eau provoque la sueur? C'est cependant un excellent moyen d'amener la transpiration que de boire de l'eau froide fréquem-

1. *Ibid.*, I, p. 215.
2. *Ibid.*, I, p. 223.
3. *Ibid.*, I, p. 235.
4. *Ibid.*, I, p. 255.
5. Noguez. *Explication physique des vertus et des effets de l'eau.* Dans Schwertner : *Medicina vere universalis*, II, p. 1, Schwertner dit de lui : « M. Noguez, médecin célèbre de Paris, s'est érigé depuis quelque temps en interprète de toute la médecine étrangère. » Les écrivains des journaux savants de l'année 1726, p. 447 et suiv., émettent la même opinion. *Ibid.* Remarque *a*.
6. *Ibid.*, II, p. 31.

ment, deux mesures et plus, étant bien couvert au lit. »

L'italien Crescenzo[1] a lui aussi beaucoup de confiance dans l'empaquetement sudorifère sec et il l'emploie; car il dit[2] : « Dans ce cas on doit donner l'eau la première fois en grande quantité, quatre demi-quarts, ou même davantage, et la garder à l'intérieur, en attendant la transpiration, qu'on excite encore au moyen de couvertures placées sur le patient. »

Quelques contemporains de Priessnitz ont déjà indiqué cette application comme n'ayant pas été inventée par lui. Ainsi Pigeaire (Fleck) dit[3] : « On attribue au paysan Priessnitz le procédé qui consiste à provoquer la transpiration au moyen d'un maillot enveloppant le malade comme une poupée. Or, le peuple employait depuis longtemps d'une façon générale en Allemagne et en d'autres pays des couvertures de laine pour faire transpirer. Cet usage a même été introduit dans les hôpitaux anglais et allemands par de bons médecins. » Voici également une déclaration intéressante de Schmitz dans sa discussion du livre de Munde : *L'établissement hydrothérapique de Gräfenberg et la méthode de traitement de Priessnitz*, 5e édition, Leipzig. Frohberger, 1841[4] : « Ce serait une chose digne de remarque si

1. Crescenzo (médecin à Naples). *Règles pour bien employer l'eau comme remède, pour ceux qui n'ont pas étudié la médecine*, 1727. Dans Schwertner : *Medicina vere universalis*, II, p. 133.

2. *Ibid.*, II, p. 147.

3. Pigeaire (Dr, directeur de l'établissement hydrothérapique de Neuilly, etc.). *Sur l'utilité de l'hydrothérapie (art de guérir par l'eau) contre les maladies chroniques et les affections nerveuses* Ouvrage traduit du français, avec des remarques sur l'usage des arrosements d'eau froide dans les maladies fiévreuses, par le Dr J.-C. Fleck, conseiller aulique et médecin particulier du prince de Schwarzbourg, à Rudolstadt. Weimar, Voigt, 1848, p. 70.

4. Schmitz. *Der neue Wasserfreund*, I, p. 49 (voyez plus haut, I, p. 6, note 14).

l'affirmation de l'auteur, contraire à ce qu'il a dit à la page 7 (« La méthode de sudation imaginée par Priessnitz ») était vraie : que les deux applications spéciales à la méthode priessnitzienne, la douche et les transpirations, n'ont pas été trouvées par Priessnitz lui-même, mais que leur découverte est due au hasard. On s'en servait auparavant, et elles ont été introduites peu à peu dans la méthode. Priessnitz n'a fait que les comprendre et les perfectionner. »

Plus tard, il modifia ce procédé pour produire la sudation à sec, en faisant bien envelopper le malade nu dans une couverture de laine. On le mettait ensuite au lit, puis on le couvrait convenablement [1].

Comme la couverture de laine, trop rude pour bien des personnes, irritait la peau, on mit des linges entre l'une et l'autre. Ils furent ensuite mouillés, ce qui conduisit à l'empaquetement sudorifère mouillé, puis humide [2]. Cette innovation doit encore être rapportée à l'influence de Jean-Sigismond Hahn.

On trouve dans cet auteur le maillot sudorifère humide indiqué en divers endroits. Il raconte le cas d'une femme atteinte de la gale [3] : « Elle se lava souvent pendant la journée. La nuit, elle s'enveloppa simplement dans des linges humides et frais. Elle fut complètement débarrassée en peu de temps. »

Plus loin, il parle d'une femme qui avait des douleurs goutteuses dans la nuque, les épaules, le dos et les bras [4] : « Elle s'emmaillota entièrement dans des linges mouillés d'eau froide qu'elle renouvelait de temps en

1. Held-Ritt, *loc. cit.*, p. 50 (voyez plus haut, I, p. 3, note 2).
2. *Ibid.*, p. 50.
3. *Loc. cit.*, p. 85 (voyez plus haut, II, p. 17, note 2).
4. *Ibid.*, p. 179.

temps. Elle demeura ainsi deux jours et deux nuits, eut une transpiration modérée, et, en quelques jours, recouvra la santé. »

Hahn décrit dans le passage suivant une application priessnitzienne complète qui est une combinaison du bain avec linges et de l'empaquetement sudorifère humide[1] : « On plonge l'enfant rachitique dans l'eau, on l'y fait tenir debout et on le frictionne tout entier, principalement les membres, le dos et le ventre. Quand son corps, ses chemises et son bonnet de nuit sont devenus complètement mouillés, on le sort. On le laisse dans son vêtement humide, puis on l'enroule, tête et corps, dans des linges chauds. On le porte au lit, où il entre ordinairement bientôt en une abondante transpiration, ou, lorsqu'il ne transpire pas de cette façon, on y ajoute des couvertures. On le laisse habituellement ainsi jusqu'au matin. Mais ceux qui sont faibles ne doivent pas transpirer longtemps. »

Ce traitement n'est pas de Hahn; il l'a emprunté à la *Psychrolusia* de Floyer[2].

Hahn rapporte au numéro X de ses « Cas médicaux[3] » l'histoire d'un cavalier instruit et distingué, atteint d'une fièvre intermittente : « On calma ses vives démangeaisons en l'emmitouflant tout entier dans un manteau de bain qu'on mouilla d'eau froide. Il le garda sur lui toute la nuit et le sommeil vint. »

D'après les divers passages de Hahn et de Floyer que nous venons de citer, on voit que la priorité de l'inven-

1. *Ibid.*, p. 185.

2. Floyer (John). *Psychrolusia ou essai pour démontrer que les bains froids sont sains et utiles.* Traduit de l'anglais par Sommer. Breslau et Leipsick, Pietsch, 1749, p. 145 et 323.

3. *Loc. cit.*, p. 236.

tion du maillot sudorifère humide n'appartient pas à Priessnitz, mais que cette application était connue et prescrite bien longtemps avant lui.

Pour être complet, il nous faut encore indiquer ce que raconte G. Hume Weatherhead[1] : « Lorsque les Highlanders sont forcés de camper en hiver, ils humectent d'eau leurs chemises pour rester au chaud. On emploie dans leur pays un morceau de flanelle mouillée comme spécifique contre les inflammations du cou. Hogarth s'enveloppait tous les soirs d'un maillot humide. En France, on a l'habitude, dans les auberges, de donner des linges mouillés, que l'on croit rafraîchissants. »

Les baigneurs du Gräfenberg étudiaient Hahn assidûment. Ils essayèrent[2] ensuite, d'accord avec Priessnitz, les applications recommandées par lui. Il est donc bien certain que les empaquetements sudorifères humides de Gräfenberg ont dû leur origine à la lecture de l'Instruction de Hahn.

Priessnitz exécutait comme il suit le procédé hydrosudopathique[3] propre à sa cure : On faisait d'abord transpirer abondamment le patient au moyen de maillots de sudation secs ou mouillés, et, dans cet état, on le lavait immédiatement. Plus tard, au lieu de lui faire cette lotion, on le mit dans une baignoire d'eau froide où il restait deux, cinq, dix minutes[4] et même une demi-

1. Hume Weatherhead (G.-M.-D. Edin, membre du Collège royal des médecins de Londres, médecin de l'hôpital royal libre, membre de la Société médicale et chirurgicale royale, membre honoraire et correspondant de la Société médicale Hufelandienne de Berlin, etc.). *Sur le traitement de la goutte et du rhumatisme par l'eau froide.* Avec des cas. 2e éd., London, Highley, 1843. Introduction.

2. Munde. *Mémoires*, II, p. 307 (voyez plus haut, p. 35, note 1).

3. Voy. Bigel. *Hydrosudopathie* (voyez plus haut, I, p. 6, note 4).

4. Falkenstein, *loc. cit.*, p. 91 (voyez plus haut, I, p. 7, note 6). —

heure [1], dans quelques cas spéciaux plusieurs heures [2]. La prescription ordinaire était « qu'il ne fallait pas attendre [3] dans l'eau le premier frisson ». Mais, bien souvent, le malade devait demeurer dans le bain jusqu'après le second frisson, que suit le retour de la sensation de chaleur, ce qui exigeait fréquemment deux heures [4].

A propos de la façon dont Priessnitz est arrivé à ce procédé, Philo émet cette considération générale [5] : « Si nous lisons sa biographie par le Dr Selinger, et si nous savons, d'après la chronique de Gräfenberg, que Priessnitz a successivement adopté les diverses formes de traitement le plus souvent grâce à la collaboration des malades eux-mêmes, nous nous dirons qu'il n'aurait pu rester stationnaire s'il avait vécu plus longtemps. Car c'était un homme de génie. Il aurait, au contraire, étendu sa méthode pour l'adapter aux diverses maladies et à leurs périodes. »

Kröber, *loc. cit.*, p. 18. — Brand, *loc. cit.*, p. 16. — Dietrich, *loc. cit.*, 74 (voy. plus haut, I, p. 3, note 1).

1. Kröber. *loc. cit.*, p. 18.
2. Falkenstein, *loc. cit.*, p. 91.
3. *Ibid.*, p 91.
4. Kröber, *loc. cit.*, p. 18 et suiv. : « Mais, dans quelques cas, il est absolument indispensable de rester dans le bain jusqu'après le second frisson, quand la réaction de la force vitale se manifeste. Il faut y demeurer, par conséquent, jusqu'à ce que la sensation de chaleur soit revenue. Deux heures sont souvent nécessaires pour produire cette fièvre artificielle. J'ai eu occasion d'assister à un bain aussi long. Priessnitz l'ordonna à un officier de cinquante ans, M. de S..., souffrant depuis seize mois d'accès de goutte qui se répétaient constamment et dont les mains étaient tordues et couvertes de nodosités. Un nouveau paroxysme très douloureux intéressa la moitié inférieure de la colonne vertébrale et rendit nécessaire cette applicatiou puissante, où le malade laissa ses douleurs. La peau se couvrit d'une exsudation graisseuse, phénomène qui se produit d'ordinaire après un long bain. » De même Held-Ritt, *loc. cit.*, p. 58.
5. Philo vom Walde. *Josef Schindler, successeur de Vincent Priessnitz à Gräfenberg.* 2e éd., Berlin, Issleib, 1891, p. 97.

Écoutons maintenant ce que disent quelques contemporains sur ce point. Melzer[1], en racontant la visite que le Dr Œrtel, « professeur d'hydropathie », fit à Priessnitz, à Gräfenberg, rapporte comment l'attention de celui-ci fut attirée sur la sudation : Œrtel parlait beaucoup à tort et à travers du traitement par l'eau, louant Priessnitz sur ce qu'il faisait de bien, critiquant davantage le mauvais. Mais « il esquiva les propos sérieux et approfondis sur la cure, lança quelques crachats et s'embarqua dans de longs discours sur ces petites gens qui ne pouvaient faire grand'chose et qu'il étonnait. Or, un soir, on l'entoura, on l'amena malgré lui en face de Priessnitz. Ils durent alors s'expliquer, dire pourquoi l'un défendait la sudation et l'autre l'attaquait. Priessnitz parla aussitôt avec candeur et bon vouloir, car il est essentiellement courageux, il n'agit jamais avec arrière-pensée et ne prend pas de faux-fuyants » : « Au commencement, dit-il, je traitais sans faire transpirer. Mais il y eut beaucoup de répugnance, de difficultés, de secousses violentes et de crises mauvaises. Les fonctions de la peau étaient altérées, elle se couvrait de phlyctènes, et les ulcères étaient persistants; bref, parfois les malades allèrent très mal. Je vis alors une vache que je soignais tomber par hasard en une sueur abondante, étant dans un très mauvais état. Elle s'en trouva fort bien, surtout après que je l'eus fait transpirer encore deux autres fois. Des hommes furent de même visiblement améliorés dans les crises les plus dangereuses, grâce à une réaction heureuse de l'organisme provoquée par une transpiration accidentelle ou volontaire. J'ai adopté dès lors la sudation,

1. Melzer, *loc. cit.*, p. 139 et suiv.

dont j'ai observé les effets dans les circonstances les plus diverses. J'y ai apporté des modifications de toute espèce. Je ne la séparerai jamais de la cure; car elle assouplit la peau, la stimule, fait sortir les mauvais sucs et empêche les inflammations internes. Elle résoud les tumeurs, maintient les ulcères chauds et humides, débarrasse souvent en peu de temps de la fièvre; en un mot, elle paraît rendre de nombreux services; quoiqu'elle constitue la partie la plus ennuyeuse du traitement. »

Ce sont les baigneurs de Priessnitz qui, suivant son propre aveu consigné dans Selinger, lui ont enseigné la combinaison dans laquelle le corps en transpiration est traité par l'eau froide. Voici ce passage [1] :

« J'interrogeai les gens pour savoir comment ils se trouvaient le mieux, lorsqu'ils marchaient ou qu'ils restaient assis ou couchés. Ils m'ont toujours déclaré que c'était quand ils étaient au lit et en sueur. Aussi les fis-je transpirer. Mais beaucoup devenaient très faibles et quelques-uns étaient pris de défaillance en se levant. Je ranimai les faibles avec de l'eau fraîche, dont j'aspergeai ceux qui tombaient en syncope. Je constatai qu'ils se rétablissaient alors et que leur état s'améliorait. Je remarquai encore qu'ils se sentaient mieux si j'ouvrais la fenêtre lorsqu'ils étaient au lit et que je leur donnais à boire de l'eau fraîche. Je les mouillai alors fréquemment d'eau froide, puis, devenu plus confiant et plus audacieux par suite du succès, j'essayai des lotions totales. C'est ainsi que tout se fit progressivement. » Si l'on compare ce passage intéressant avec ceux que nous avons déjà indiqués des traductions de Schwertner, on acquiert l'impression que les baigneurs

1. SELINGER, *Gräfenberg*, p. 150 (voyez plus haut, I, p. 1, note 1).

interrogés par Priessnitz n'ont pas dû ignorer ces anciens ouvrages d'hydrothérapie.

Enfin, au dire de Grafenfeld, le bain froid consécutif à la transpiration lui a été enseigné par des gens qui connaissaient les bains russes [1], où l'on amène le corps à un haut degré de sudation au moyen de vapeur d'eau produite dans une salle de bains surchauffée. Puis on le fait revenir à l'état normal par un refroidissement tout aussi brusque. Pour cela, on se plonge dans une baignoire d'eau froide ou bien on sort immédiatement se rouler dans la neige [2]. Ce traitement est absolument général dans les bains russes et finlandais depuis plusieurs siècles [3].

Ehrenberg est d'accord avec Grafenfeld, et voici ce qu'il dit [4] : « J'avais déjà trouvé intéressant et utile de rechercher comment Priessnitz avait été conduit à faire suivre d'un bain froid cet emmaillotement et cette transpiration. Je savais qu'il avait déjà pratiqué des applications d'eau pendant des années avec un brillant succès, sans qu'il crût nécessaire de provoquer la sudation avant le bain. Car j'avais été assez heureux pour découvrir qu'il faisait d'abord employer une fois le bain russe aux malades contre leur affection. Puis, lorsqu'ils s'étaient convaincus par là qu'on pouvait sans danger s'exposer, dégouttant de sueur, à l'action de l'eau froide, un matin, à Gräfenberg, en s'éveillant, ils prenaient un bain froid, sans attendre que la transpiration eût séché. Ils connurent donc tout d'abord l'innocuité de cette pra-

1. Grafenfeld, *loc. cit.*, 27 (voyez plus haut, p. 36, note 3).
2. Hahn, *loc. cit.*, 68 (voyez plus haut, II, p. 17, note 3).
3. Wiegand (Carl). *De Laconicis eorumque in corpus effectu.* Dissertatio inauguralis, Berolini, 1829, p. 15.
4. Ehrenberg, *loc. cit.*, p. 15.

tique, puis la possibilité de son heureux succès, enfin sa nécessité, de sorte qu'en peu de temps elle devint un point essentiel de la cure d'eau qui aujourd'hui peut à peine se concevoir sans cela. »

L'effet physiologique des deux genres de sudation est plus ou moins semblable sous maints rapports. La transpiration dans le bain russe agit en excitant considérablement le système nerveux et vasculaire. Mais ses effets sont bien plus compliqués dans l'empaquetement priessnitzien. Là encore elle produit une excitation sur le système nerveux; car l'enveloppement qui enserre le corps, les nombreuses couvertures, peuvent provoquer une oppression notable.

Mais il y a une différence tranchée entre ces deux applications. Car dans le bain russe le malade respire de la vapeur d'eau chaude, saturée, qui atteint fortement le champ respiratoire pulmonaire. Dans le maillot sudorifère, au contraire, la respiration demeure absolument libre et n'est nullement diminuée, comme l'a déjà fait observer Claessen[1].

Cependant remarquons que dans l'empaquetement de Priessnitz, la longue durée de la sudation affaiblit[2], bien

1. *Loc. cit.*. p. 30 (voyez plus haut, I, p. 11, note 2). « Dans ceux-ci (les bains russes), la transpiration est provoquée par l'air chaud et la vapeur d'eau, que le baigneur respire nécessairement. Or, l'air chaud est moins dense que l'air froid et contient, en conséquence, sous le même volume, une quantité bien moindre du corps qui seul peut entretenir la respiration, l'oxygène. La respiration de l'individu qui transpire dans le bain russe est donc diminuée à un haut degré. Le sang ne subit plus sa transformation normale, vu qu'il n'y a plus autant d'oxygène; il s'accumule donc dans les poumons, et, par congestion passive, dans le cerveau, organe voisin. C'est là un inconvénient très digne d'attention, qui restreint assez l'emploi des bains russes. La façon dont l'hydriatique provoque la sudation n'a pas ce désavantage, parce qu'on respire alors de l'air frais, riche en oxygène, et les fonctions pulmonaires s'accomplissent intégralement. »

2. Dietrich, *loc. cit.*, p. 74 (voyez plus haut, I, p. 3, note 1).

que le bain froid qui suit soit apte à faire disparaître la sensation subjective de cette débilitation.

Au point de vue pratique, l'usage s'est décidé en faveur du bain russe, car le maillot sudorifère de Priessnitz est abandonné depuis longtemps. Au contraire, le premier existait des siècles avant le second et constitue toujours une forme de bains goûtée et même populaire dans presque tous les pays.

Ces commentaires nous imposent cette conclusion que ni le maillot sec, ni le maillot humide ne peuvent passer pour des inventions de Priessnitz. Mais il a, le premier, fait entrer dans l'usage la combinaison de l'empaquetement sudorifère suivi d'un bain froid, employée d'une façon méthodique, au moins pendant un certain temps, dans sa cure.

3. — LES DOUCHES.

Ce qui caractérise aussi le traitement de Priessnitz, ce sont les douches. Le vrai style de cette cure, pour un établissement nouveau, était les douches forestières, qui devaient être placées en plein air et autant que possible ressembler à celles du Gräfenberg.

Priessnitz a été jusqu'à nos jours considéré bien souvent comme l'inventeur des douches.

Ainsi « Wilhelm », l'auteur des *Lettres sur Vincent Priessnitz et sur l'établissement hydrothérapique de Gräfenberg*, explique très nettement[1] : « La douche... est une application dont l'invention appartient en propre à Priessnitz. »

1. MEINERT (Dr). *Der Wasserfreund*, I, 1re année, nº 5, p. 69 (voyez plus haut, II, p. 20, note 2).

Et plus loin [1] : ... « Mais il a le premier, sans conteste, imaginé les douches froides et tombant verticalement. En même temps, il a singulièrement étendu leur emploi si avantageux. »

La plupart de ces auteurs indiquent d'une façon détaillée leur installation et l'épaisseur du jet d'eau si puissant, auquel devaient s'exposer ceux dont principalement Melzer [2] nous décrit avec humour les sensations.

Munde [3] nous fournit une bonne description de celles du Gräfenberg. : « Les quatre inférieures ou : « douches des hommes » portent respectivement ces noms : « douche très inférieure », « douche des enfants » ou « petite douche », « douche verte » et « douche supérieure. » La première a environ 15 pieds de chute, la seconde 10, la troisième 20 et la quatrième 18. Toutes ont le même débit, et leur force n'est déterminée que par la hauteur de chute. Elles ont un jet concentré d'environ 3 à 4 pouces d'épaisseur, sauf la douche « verte », qui disperse souvent le sien, et qui, quand il y a du vent, l'éparpille presque continuellement... Les douches des dames ont l'une 10 et l'autre environ 12 pieds de chute. Leur jet est aussi fort que celui des douches des hommes. Elles sont, comme celles-ci, placées dans un site romantique et disposées de même. »

Ces applications n'ont pas été inventées par Priessnitz, car elles étaient déjà en usage avant lui depuis des siècles. Il en est question aux endroits les plus divers de la littérature sur l'eau froide. On voit même sur un vase étrusque exhumé de l'ancien Tarquinium un

1. *Ibid*, p. 69.
2. *Loc. cit.*, p. 36 et suiv. (voyez plus haut, I, p. 2, note 2).
3. *Description exacte*, p. 85 (voyez plus haut, I, p. 8, note 6).

dessin qui représente un bain avec douche [1]. Ce nom (doccia) provient de l'italien [2].

Le premier qui emploie ce terme est le médecin, si célèbre de son temps, Michel Savonarole (1430). Il ne l'explique pas, d'où il faut conclure que c'était déjà une expression généralement connue [3]. Johann Günther, d'Andernach, près de Cologne (1487-1574), est le premier médecin allemand qui emploie le mot de : duccia [4]. En Italie, on se servait de tuyaux (ducciæ) pour ces bains avec chute. En Allemagne, on utilisait de petits tonneaux ayant une ouverture à leur partie inférieure ; en Angleterre, de simples arrosoirs et plus tard des pompes [5]. En Suède, les douches étaient appelées : « bains serpentins [6] ».

1. Carus. *Voyages en Allemagne, en Italie et en Suisse*, 1re partie, p. 362.

2. Le vieux mot italien de *doccia* signifie originairement un tuyau de conduite d'eau et paraît provenir de *ductus* ou *ductio*; car le *Vocabulario della Crusca*, VII, p. 228, l'explique anisi : *Canaletta di terra cotta, di legno o d'altra materia, per lo quale si fa correre unitamente l'acqua*. Il a déjà ce sens dans le Dante (1303-1321) : *Divine Comédie*, chant XIV de l'Enfer, vers 115 : « Lor corso in questa valle si diroccia, Fanno Acheronte, Stige, e Flagetonta. Poi sen va giù per questa stretta doccia. » Kannengieser l'interprète par : entonnoir.

3. *De balneis omnia quæ exstant apud Graecos, Latinos et Arabes*, etc. Venetiis, apud Juntas, 1553, p. 33. La raison qui fit entrer ce mot dans le langage médical peut bien avoir été la suivante : pour ce genre d'applications, en dehors des nombreuses expressions grecques, telles que : ἐμβροχή, κατακλυσμός, καταιώνησις, κατάντλημα, ἐπάντλημα, πρόσκλυμα, il y avait encore quantité de mots latins en usage, comme : *gutta, irrigatio, fotus, fomentum, infusio, perfusio, destillatio, stillicidium, instillatio, impluvium, aspersio*, et d'autres semblables, dont la signification était très variable. — Voy. Mauthner (Dr Ludvig-Wilhelm, médecin praticien à Vienne). *Des vertus curatives du jet d'eau froide, avec un historique et une considération spéciale du bain en pluie fine et des bains froids.* Quatre gravures sur cuivre. Vienne, veuve Strauss, 1837, p. 165 et suiv.

4. Gunther (Dr Johann). *Commentarius de balneis*. Argentor., 1565. Dialog., I. p. 52-53.

5. Mauthner, *loc. cit.*, p. 210.

6. Bergius (Dr Pierre-Jonas, professeur ordinaire d'histoire natu-

à cause des tuyaux dont on usait. Le « Bucketing » de Currie, ou arrosage au moyen d'un seau, est encore une application du même genre [1].

Mauthner, l'historiographe classique des douches et des bains de chute, montre comment ils se sont perfectionnés au XVIIe et au XVIIIe siècles. Aussi les trouvons-nous également dans Jean-Sigismond Hahn.

Celui-ci parle des bains-douches en quatre endroits de son ouvrage, et dans ces termes [2] : « Un honnête cavalier se baigne souvent, même en hiver, dans l'eau fraîche, mais dans une chambre tempérée. Il a fait également creuser, à ciel ouvert, dans un pré, une fosse où tombe d'une grande hauteur l'eau d'une source très fraîche, large comme le bras, et qui coule avec fracas. Ce monsieur y descend très souvent, complètement nu, et laisse jaillir sur lui avec grand courage l'élément froid. Il fait cela au moment des grandes chaleurs de l'été et fréquemment aussi au commencement de l'automne, alors que l'air est déjà assez rude. »

relle et de pharmacie à Stockholm). *Traité des bains froids en général et des bains de Loka en particulier*. Conférence faite devant l'Assemblée de l'Académie royale des sciences en quittant la présidence. Traduit du suédois par J.-G. Georgi, imprimé et annoté avec une préface : « Sur l'utilité des bains en général, et en particulier des bains froids », par le Dr Joachim-Jacob Rhodes, professeur ordinaire de médecine et d'anatomie au Gymnase académique d'Alten-Stettin, membre du Collège médical et sanitaire royal. Stettin, Drevenstädt, 1766, p. 104 et suiv.

1. CURRIE (M.-D.-F.-R.-S. James, médecin à Liverpool et membre du Collège royal de médecine, Edimbourg). *Rapports médicaux sur les effets de l'eau froide et chaude, comme remède externe ou interne dans la fièvre et d'autres maladies, avec une étude sur les causes qui rendent dangereux pour la santé les boissons ou les bains froids. Observations sur la nature de la fièvre et sur les effets de l'opium, de l'alcool et de l'inanition*. 2e éd., Liverpool, M' Creery, 1798, p. 3-4.

2. HAHN. *Loc. cit.*, p. 82 (voyez plus haut, II, p. 17, note 2).

En outre, il y a le bain en gouttes[1]. Voici encore le cas bien connu[2] que rapporte Baynard : Il a placé un enragé sous une chute d'eau de 20 pieds de haut et l'a guéri de cette façon. Il existe un second cas, emprunté à Floyer, qui dit[3] : « Henri de Heers mit le malade sur un lit de paille, sous la chute d'eau assez élevée d'un moulin, puis fit tomber cette eau très froide sur la région du foie. »

Le conseiller médical et conseiller d'État bavarois, Jean Evang. Wetzler, d'Augsbourg, avait beaucoup voyagé. Vu son état maladif, il pouvait étudier à un point de vue personnel les diverses installations balnéologiques et hydrothérapiques. Dans son excellent ouvrage *Sur les sources minérales et les bains*[4], il décrit des douches exactement semblables à celles qui furent plus tard établies à Gräfenberg. Car en 1819, année où Wetzler fit paraître son livre, Priessnitz, qui n'avait alors que vingt ans, ne pensait pas encore à organiser les siennes. Les « baigneurs se promenant à pas lents dans la forêt », suivant l'expression de Grafenfeld[5], n'avaient pas installé de douches ; car « ils ne commencèrent qu'en 1826 à venir en grand nombre à Gräfenberg pour y habiter et s'y guérir ».

Voici les passages de Wetzler qui nous intéressent ici : « Un officier français licencié fit usage, aux bains sulfureux d'Aix-en-Savoie, d'une douche très bien arrangée

1. Hahn. *Ibid.*, p. 169 et suiv.
2. Hahn. *Ibid.*, p. 212.
3. Hahn. *Ibid.*, p. 86. D'après Floyer : *Psychrol.*, p. 284.
4. Wetzler (Joh. Ev., conseiller médical et conseiller d'État royal bavarois à Augsbourg). *Des sources minérales et des bains.* Mayence, Kupferberg, 1819. Première partie : *Des sources minérales et des bains, ou leur utilité, leur installation et leur usage*, p. 113.
5. *Loc. cit.*, p. 27 (voyez plus haut, I, p. 9, note 1). — Kröber. *Loc. cit.*, p. 9.

et dont le jet d'eau se précipitait d'une hauteur de 28 pieds. Il fut complètement rétabli dans l'espace de dix-huit jours[1]. »

« Une femme, pour des douleurs vives du bras gauche et un peu de raideur dans l'articulation du coude, avait employé sans profit pendant six semaines les bains et les douches à Baden-Baden. Toute triste, elle s'en retourna chez elle. Son médecin lui fit alors préparer dans sa maison un fort bain-douche. On pratiqua pour cela une ouverture au plafond d'une chambre de 12 pieds de haut. On plaça au-dessus une cuve remplie d'eau, ayant au fond une ouverture correspondant à celle du plafond, de sorte que la malade étant assise dans une baignoire, un jet d'eau épais venait tomber sur le membre souffrant. Le mal disparut en quinze jours. Dans un cas semblable, je fis verser d'une hauteur de 10 pieds, avec un arrosoir, de l'eau sur l'endroit lésé. Ce qu'un usage du bain minéral, prolongé cinq semaines, n'avait pu faire, ce bain-douche le produisit dans l'espace de vingt jours, c'est-à-dire que le mal fut guéri. A Ems, je vis une femme hystérique âgée, qui souffrait d'une faiblesse du pied droit, au point qu'elle pouvait à peine marcher. Elle avait déjà pris inutilement plus de vingt bains. Je lui conseillai une douche sur la hanche droite. Elle suivit mon conseil, et six bains-douches suffirent pour faire cesser la débilité du membre[2]. »

Puis Wetzler s'embarque dans un long exposé sur la façon dont on doit organiser ces applications et fait part de son expérience[3].

Marteau (1767) décrit tout au long les différentes

1. WETZLER. *Loc. cit.*, p. 113, note.
2. *Ibid.*, p. 113, note et pages suivantes.
3. *Ibid.*, p. 115 et suiv.

espèces de douches dans son traité sur le bain en gouttes[1]. Il s'évertue déjà dans un long travail à calculer la force de percussion d'un jet d'eau d'après sa hauteur, son épaisseur et sa direction.

On ne peut donc soutenir que Priessnitz ait inventé les douches ni même les forestières, car tout cela était déjà trouvé et avait été décrit en détail.

4. — LE DEMI-BAIN.

Les bains dont Priessnitz a fait usage sont ceux qui ont été employés de tout temps en hydrothérapie. Il y avait des bains complets[2] et partiels[3], d'autres complètement froids[4], ou tempérés[5], ou même chauds[6]. D'une façon

1. MARTEAU (Pierre-Antoine, docteur ès sciences médicales de l'Université de Reims et de Caen, inspecteur des eaux minérales et le plus ancien médecin appointé de la ville d'Aumale, assesseur du collège des médecins à Amiens, membre de l'Académie des sciences). *Traité théorique et pratique des bains d'eau douce et d'eau de mer, avec un supplément sur les bains en gouttes.* Traduit du français par le Dr Christian Friedrich Held, Leipsick, Böhme, 1778, p. 272 et suiv., sous ce titre : *Traité des bains et Description des eaux minérales*, avec un *Traité des bains en gouttes*, comme supplément.

2. Tous ceux qui ont écrit sur Gräfenberg, tels que Colonius, Dietrich, Ehrenberg, Grafenfeld, Munde, Schnizlein, etc.

3. Par exemple le bain d'yeux : SCHMETHURST. *Loc. cit.*, p. 93. *Le bain de bouche, ibid.*, p. 95. *Le bain de bras, le bain de cuisse, ibid.*, p. 92. *Le bain de pieds.* — FALKENSTEIN. *Loc. cit.*, 101, etc.

4. BRAND. *Loc. cit.*, p. 15. *Eau de 2 à 4 degrés au-dessus de zéro.*

5. KRÖBER. *Loc. cit.*, p. 13 : « La préparation aux bains de baignoires froids consiste en trois bains de 14 à 16 degrés. — MELZER. *Loc. cit.*, p. 27 : « Après la transpiration, je me baignais au commencement dans de l'eau un peu dégourdie ». — SCHNIZLEIN. *Loc. cit.*, p. 66 : « Au début du traitement, le malade qui transpire commence par prendre un demi-bain de 12 à 15° R. ».

6. *Lettres sur Vincent Priessnitz et l'établissement hydrothérapique de Gräfenberg*, dans Meinert : *Wasserfreund*, I, p. 53 (voyez plus haut, II, p. 20, note 2) : La température de l'eau pour de pareilles lotions où la demi-baignoire paraît nécessaire est ordinairement assez élevée, de 12 à 20° R., et davantage ».

générale, Priessnitz, au début de sa carrière, préférait ceux de source froids; plus tard il en donna plutôt de tempérés, c'est-à-dire tièdes [1].

Il y a toutefois spécialement deux genres de bains que ses amis lui ont attribué l'honneur d'avoir inventés. Ce sont le demi-bain et surtout le bain de siège.

Le premier est une application dans laquelle la moitié du corps seulement entre dans l'eau.

Les auteurs contemporains le décrivent de façons diverses. Voici ce qu'en dit par exemple Munde [2] : « Il se prend dans des baignoires de grandeur ordinaire, que l'on remplit d'eau à une hauteur d'environ 6 pouces. Lorsqu'il remplace le bain total consécutif à la transpiration, on arrose habituellement en outre le patient avec un seau d'eau froide. On répète cet arrosage pendant la durée plus ou moins longue du bain, en puisant l'eau avec un verre dans la baignoire. Si l'on veut produire une excitation, on applique au malade des couvertures à la partie supérieure de son corps et l'on ferme la baignoire avec un couvercle, de façon à ce que la tête seule fasse saillie. Il demeure ainsi, suivant les circonstances, une ou deux heures. Il y a même eu des cas où Priessnitz a jugé nécessaire de prolonger cette opération pendant cinq heures, plusieurs jours de suite, afin de produire de la fièvre et de l'excitation. »

1. Une collection de notes manuscrites, rassemblées en 1849 par M. Robertson, de Hambourg, sous ce titre : *Recueil de notes sur le traitement par l'eau à Gräfenberg*, 1849, contient en vingt-neuf pages cent-sept cas de maladies, dans lesquelles le traitement ordonné par Priessnitz est indiqué d'une façon plus ou moins explicite. Dans cinquante-deux d'entre eux, il y a plus de cent ordonnances d'eau tempérée. De même Rul (M.) : *Quatre ans à Gräfenberg*. Résumé de la méthode hygiéno-hydrothérapique. D'après les papiers laissés par Priessnitz. Traduit du français, 6e éd. Freiwaldau, Blazek, 1847.

2. Munde. *Description exacte*, p. 75 et suiv.

Schmethurst, au contraire, donne cette description[1] : « L'eau y est rarement (dans le demi-bain) d'une profondeur supérieure à un demi-pouce, et d'ordinaire elle s'emploie tiède. Malgré cela, la température peut être fréquemment changée pour les diverses applications qui sont mises en pratique. Le malade s'assied dans le bain, le garçon le frictionne bien. Il y aide lui-même autant qu'il peut, en se mouillant les mains comme il faut. Le temps nécessaire à cette opération est habituellement de cinq à dix minutes, mais souvent il est tout à fait indéterminé. Quelquefois, on alterne avec le bain froid : on commence par celui qui est un peu tiède, on se plonge dans le froid et l'on revient au tiède. C'est de cette façon que l'on procède à la préparation des novices. »

Dans Krause, on trouve encore ceci sur le même sujet[2] : « On prend des baignoires ordinaires qui, suivant les cas, sont remplies d'une eau plus ou moins tempérée, c'est-à-dire chauffée au plus à 14 degrés R., et à une hauteur d'environ six pouces. Le malade s'y assied, et, tout en le frictionnant, on l'arrose, soit avec la même eau, soit avec une plus froide. Le temps qu'il passe ainsi est très variable, suivant ce qu'on veut obtenir. Il va de cinq à dix minutes jusqu'à une et même plusieurs heures. »

Stuhlmann rapporte[3] : « Priessnitz me donna en 1846 les indications suivantes sur le procédé destiné à combattre l'inflammation : 1° En ce cas, les demi-bains et les bains complets froids doivent être prolongés jusqu'à ce que le frisson qui se manifeste quand on entre dans l'eau se soit reproduit.

1. Schmethurst. *Loc. cit.*, p. 80.
2. Krause. *Loc. cit.*, II et suiv. (voyez plus haut, I, p. 7, note 9).
3. Stuhlmann. *Loc. cit.*, p. 76 et suiv.

« 2° On doit, dès la première application, faire rester le malade dans le bain jusqu'à ce que tous les signes d'inflammation aient disparu. Car il n'en prend pas volontiers un second, éprouvant une répulsion pour la cure. »

Le demi-bain remonte aux temps les plus anciens de l'hydrothérapie. Hippocrate (454 av. J.-C.) le recommande déjà en ces termes[1] : « La partie du corps située au-dessus du diaphragme doit être refroidie, à l'exception du cœur. Les parties inférieures, au contraire, seront réchauffées en plaçant le malade dans une baignoire d'eau chaude, en le frictionnant sans cesse et en lui appliquant des compresses chaudes et mouillées. »

Je trouve en outre un passage qui s'applique ici[2], dans les *Trois livres sur les bains, la saignée et les ventouses*, de 1579, par le Dr Martin Ruland : « On commence par s'asseoir dans l'eau seulement jusqu'au creux de l'estomac, puis on arrive lentement aux seins, enfin jusqu'au-dessous des aisselles; et quand c'est la tête qui est malade, jusqu'au cou. Si l'on fait une immersion rapide, il faut qu'elle soit d'autant plus profonde. »

L'excellent Tissot (1727-1797) connaît également le demi-bain. Il le recommande par exemple contre le coup

1. Hippocrate. Œuvres complètes. Traduit en allemand avec commentaire étendu, par le Dr Robert Fuchs, 2 vol., Munich, Lüneburg, 1897, II, 471. *De morbis*, III, cap. xiv.

2. Ruland (Dr Martin, de Frisingen, Palatinat, médecin à Laugingen) : « Trois livres | des bains | de la saignée | et des ventouses ». On y montre | que toutes les maladies se guérissent par des bains d'eau douce | , des bains minéraux | et sudorifiques | , des lotions, etc., *item* | par la saignée et les ventouses. Livre écrit avec soin pour la plus grande utilité de tous les médecins | , des barbiers | , de ceux qui administrent les bains | , des gens en bonne santé et les malades. Imprimé avec la permission | de Sa Gracieuse Majesté l'Empereur | . Reproduction interdite. Imprimé à Bâle dans l'officine Henricpetrina | , an du Christ notre Sauveur | . M.D.lxxix, p. cxcix.

de soleil[1] : « Si le mal est grave, il faut employer des bains à mi-corps; et quand il est extrêmement fort, on doit même plonger le corps entier. Mais que l'eau soit toujours tiède; chaude, elle serait nuisible. »

Ce qu'on désigne par demi-bain se trouve dans le Traité fort distingué du Français Marteau, qui s'exprime ainsi[2] : « Je nomme bain partiel celui où on n'immerge qu'une partie du corps. A cette catégorie appartiennent les bains de pieds, de cuisses, des avant-bras, les demi-bains ou bains de siège, dans lesquels le corps est dans l'eau depuis le creux poplité jusqu'à la région lombaire, les jambes étant au dehors. Enfin, il y a le demi-bain parfait, qui intéresse toute la moitié du corps jusqu'aux reins. »

Marteau recommande cette application contre maintes affections, par exemple, la petite vérole[3] et les inflammations de matrice[4], puis comme dérivatif[5] : « Les bains de pieds provoquent une dérivation vers les parties inférieures du corps. Les demi-bains ont les mêmes propriétés, mais à un degré plus élevé. » Il faut encore y songer dans les épanchements de sang des parties supérieures, provenant de l'arrêt de la menstruation ou du défaut d'hémorragies hémorroïdales[6]. Il faut de même

1. Tissot (Dr en médecine et professeur public à Lausanne, membre de la Société royale des sciences de Londres, de l'Académie médico-physique de Bâle et de la Société économique de Berne). *Direction pour l'homme peu fortuné dans les villes et à la campagne, au point de vue de sa santé.* Traduit de la troisième édition originale française, revue et augmentée par l'auteur lui-même, et accompagnée de deux traités étrangers. Le premier a pour titre : *De l'imperfection de la plupart des manuels allemands et de la supériorité de celui de Tissot*, et le second : *Des moyens d'atteindre un âge avancé*, traduits du suédois du Dr Schulz. Aux frais d'une Société, 1774, p. 170.

2. Marteau. *Loc. cit.*, p. 69.

3. *Ibid.*, p. 93.

4. *Ibid.*, p. 122.

5. *Ibid.*, p. 124;

6. *Ibid.*, p. 125.

les employer, en les refroidissant graduellement, dans les affections de la vessie et des reins[1], puis contre la trop grande sensibilité de l'intestin[2] : « Je me borne aux demi-bains ou insessus, que je transforme de tièdes en frais au moyen d'eau versée peu à peu. » On s'en sert dans les maladies de la matrice[3], et, d'après Astruc[4], « contre l'âcreté du sang ». Nous citons encore un passage d'Hecquet[5] : « Les bains, les demi-bains, les fomentations calmantes, tous les remèdes qui relâchent les diverses parties du corps et remettent en ordre le cours du sang, sont des moyens bien plus sûrs. »

Voici une excellente instruction, bien placée ici, sur la température de ces applications et leur durée[6] : « Il faut tout d'abord que les demi-bains soient frais. En hiver, ils doivent avoir vingt-quatre ou vingt-cinq degrés, et en été vingt-deux. Les premiers ne dureront pas plus d'un quart d'heure; mais de jour en jour, on les allongera de quelques minutes. Le corps finit par s'accoutumer à ce froid. Au bout de cinq à six jours, on commence, après être resté un quart d'heure dans le bain, à diminuer sa température en y versant de l'eau froide. Au fur et à mesure que la malade s'y habitue, on lui administre la même application toujours moins chaude, jusqu'à ce qu'enfin elle arrive à en supporter de seize degrés, sans désagrément et sans crainte. Ensuite elle fait cette immersion froide, sans plus de précautions. On ne doit pas la laisser ainsi plus d'une demi-heure; il faut qu'elle

1. *Ibid.*, p. 144.
2. *Ibid.*, p. 164 et suiv.
3. *Ibid.*, p. 166.
4. *Ibid.*, p. 191.
5. *Ibid.*, p. 221, citation d'Hecquet. *De la digestion*, p. 322.
6. *Ibid.*, p. 232.

même demande à rester plus longtemps, et sente qu'elle en est capable. Après le bain, elle se met dans un lit chauffé à une température moyenne. Une douce et bienfaisante friction de tout le corps avec la main, et principalement des parties supérieures avec une flanelle molle, sert à activer le mouvement des humeurs dans la peau et à restituer la chaleur. »

Marteau a un émule tout aussi intéressant, bien qu'il ne soit pas à lire en entier, Henri-Mathias Marcard (1747-1817), qui mentionne le demi-bain en plus de six passages[1]. Ses indications sont moins détaillées, parce que son travail étant postérieur, il a pu s'en référer souvent à Marteau.

On trouve également ce genre de bains dans Joh. Sigm. Hahn[2] : « Cet homme a dû s'immerger soir et matin dans une source ou une rivière froides. Il s'y plongeait d'abord jusque par-dessus la tête, puis mettait son chapeau, s'enveloppait d'un manteau, et restait assis dans l'eau jusqu'à la ceinture, au moins pendant une heure. »

Wetzler, déjà cité, mentionne de même le demi-bain[3].

Ces dates historiques et ces jugements des anciens hydropathes nous fournissent la preuve que cette application, déjà employée par Hippocrate, n'a jamais été oubliée au cours des siècles. Le bain lentement refroidi de Galien, les demi-bains ou insessiones des médecins du moyen âge jusqu'à Hahn et Marteau, ont été volon-

1. Marcard (Henri-Mathias, médecin particulier du duc d'Hollstein-Oldenbourg, à Oldenbourg, membre de l'Académie royale des sciences de Naples, de la Société royale des sciences de Göttingue, des Sociétés médicales royales de Copenhague et d'Edimbourg, correspondant de la Société médicale de Paris). *Sur la nature et l'emploi des bains*. Hanovre, Hahn, 1793, p. 10, 64, 155, 160, 214, 310, 321.

2. *Loc. cit.*, p. 132 (voyez plus haut, II, p. 17, note 2).

3. Wetzler. *Loc. cit.*, p. 52, 219.

tiers usités. Même relativement à la technique, Priessnitz n'a rien ajouté de nouveau.

5. — LE BAIN DE SIÈGE.

Parmi les bains, celui de siège est le plus fréquemment indiqué dans les ordonnances de Priessnitz. Il en prescrivait habituellement un ou deux chaque jour[1]. Schmethurst dit dans son enthousiasme[2] : « Nous sommes redevables à Priessnitz de cette invention. »

Nous entendons par ce terme une application dans laquelle la partie moyenne du corps est assise dans l'eau depuis les genoux jusqu'à environ la hauteur de l'ombilic. Les récipients employés aujourd'hui dans ce but proviennent, pour leur forme, du cuvier, dans lequel on s'asseyait tout simplement. Cependant on peut prendre n'importe quelle baignoire ayant la grandeur requise, bien qu'à cause de sa commodité il faille toujours préférer celle qui est faite exprès. La durée d'après Priessnitz est indiquée d'une façon différente par les auteurs. D'ordinaire il prescrivait environ dix minutes ou un quart d'heure et jusqu'à une heure[3].

1. SCHNIZLEIN. *Loc. cit.*, p. 79, dit : « Je n'ai trouvé aucun malade qui n'ait pris au moins une fois par jour un bain de siège; mais beaucoup ont dû répéter cette application deux à trois fois par jour ».

2. *Loc. cit.*, p. 87 (voyez plus haut, II, p. 18, note 1).

3. SCHMETHURST. *Loc. cit.*, p. 87 : « On met de l'eau froide dans le bain de siège jusqu'à une hauteur de quatre pouces, et le malade y reste de dix minutes à une heure et même davantage, suivant les circonstances. » — FALKENSTEIN. *Loc. cit.*, p. 99 : « Le temps que l'on passe dans ce bain dépend du but que l'on veut atteindre. Si l'on désire obtenir un effet fortifiant sur les parties exposées à l'eau,... on y demeure un quart d'heure et on le répète très souvent. Mais s'il s'agit, dans les troubles abdominaux, dans les fièvres, la diarrhée, la constipation, les hémorroïdes, etc., d'exercer une action plus

Souvent il en ordonnait plusieurs fort longs dans la même journée[1]. On rapporte même des cas où les malades y sont restés des jours entiers, sauf de petites interruptions[2].

On employait la plupart du temps une eau de source froide. Tandis que le malade était assis dans le bain de siège, on tenait couverte la partie supérieure de son corps, ainsi que les jambes et les pieds, placés au dehors[3].

forte, ou encore de produire une dérivation du sang des parties supérieures, il faut y rester trois quarts d'heure et souvent davantage. » — Held-Ritt. *Loc. cit.*, p. 57 : « La durée de ce bain (de siège) va de quinze minutes à une heure; il s'administre la plupart du temps avant le coucher. » — Rupprichт. *Loc. cit.*, p. 40 : « On les prend (ces bains) d'ordinaire pendant une heure. » — Melzer. *Loc. cit.*, p. 41 : « La liberté du soir se termine pour plusieurs par un bain de siège d'une heure, avant d'aller au lit. Ceux qui ont une maladie du ventre ou qui éprouvent une forte excitation dans la tête sont condamnés à cette application; on s'assied dans une baignoire semblable à un seau rond coupé par-devant et remplie d'eau froide à une hauteur d'environ trois ou quatre pouces. On y reste jusqu'à ce que le liquide devienne tiède, ce qui arrive régulièrement au bout d'une heure. »

1. Munde. *Description exacte*, p. 79 : « Dans les congestions chroniques très fortes de la tête, ils sont souvent prolongés jusqu'à deux heures et pris chaque jour. » — Falkenstein. *Loc. cit.*, p. 100 ; « Mais ces bains de siège sont tout particulièrement importants dans les maladies vénériennes. On les prend alors avec un avantage extraordinaire souvent quatre fois par jour, avec une durée d'une heure et demie... Le B. de L.... a suivi à Gräfenberg même, pendant quatre mois, d'une façon ininterrompue, le traitement avec forte transpiration, bains et chaque jour trois bains de siège. Les circonstances n'ayant pas permis au malade d'achever la cure en cet endroit, il la continua chez lui sur le conseil de Monsieur Priessnitz; le matin, à midi et le soir, il prenait un long bain de siège, étant empêché de faire le reste de la cure vu le manque de temps. »

2. Ehrenberg. *Loc. cit.*, p. 124 : « J'ai entendu prescrire des bains de siège d'une heure qui devaient être renouvelés d'heure en heure pendant plusieurs jours de suite. » *Ibid.*, p. 144 : « Le bain de siège d'une nuit entière. »

3. Munde. *Description exacte*, p. 78 : « La partie supérieure du corps reste habillée (dans le bain de siège). La chemise est relevée, de façon à ce qu'elle ne plonge pas dans l'eau, et les jambes sont recouvertes, soit par les pantalons, soit par une couverture de laine. Pen-

Dans les premiers temps de sa pratique, Priessnitz ne connaissait pas encore cette application, à laquelle, en 1833, Kröber et Brand n'attribuent qu'une importance minime[1]. Ce n'est guère qu'à partir de 1838 qu'elle compta parmi les prescriptions les plus habituelles de la cure, administrées une ou plusieurs fois chaque jour[2].

Elle a son histoire, comme la plupart des autres modes d'emploi de l'eau. Elle est décrite en termes forts nets, sur lesquels on peut à peine se méprendre, dès les temps les plus anciens de l'hydrothérapie, où elle était déjà en usage. On la nommait alors *insessus* ou *insessio*, de même que le demi-bain.

Or, nous en avons des descriptions si claires que toute erreur semble impossible. Celse, le célèbre hydropathe romain de l'époque classique (23 ap. J.-C.), décrit le bain de siège de la façon suivante[3] : *Interpositis duabus*

dant le bain, on frictionne du mieux qu'on peut, d'une façon continuelle, les parties qui se trouvent dans l'eau et de préférence le ventre. » — MELZER. *Loc. cit.*, p. 42 : « Pendant le bain de siège, on place des compresses bien froides, fréquemment renouvelées, autour de la tête. Souvent on s'invite à ces parties en qualité de connaissances, on bavarde, on fait et l'on reçoit des visites. Mais personne n'entre sans rire aux éclats des attitudes grotesques des trois ou quatre enturbannés dans leurs toilettes à la fabricant de ducats, les lumières sur les sièges et les domestiques au milieu. »

1. Kröber et Brand furent, après OErtel, les premiers qui appelèrent, en 1833, l'attention du grand public sur Gräfenberg. Tous deux traitent longuement des douches, de la transpiration, du bain complet froid et de l'eau prise en boisson, mais ils examinent en peu de lignes le bain de siège et les autres bains partiels, tels que le demi-bain et le bain de pieds. Cela prouve qu'on y attachait alors relativement peu d'importance.

2. Voyez plus haut, p. 64, note 1. Les *Observations* de Schnizlein datent de l'année 1838.

3. CELSUS (Aulus-Cornelius), l. VII, ch. XXVI, p. 388 : « Au bout de deux heures, on doit le plonger dans un bain d'eau chaude, depuis les genoux jusqu'à l'ombilic, les autres parties (du corps) étant couvertes par des vêtements, à l'exception des mains et des pieds. Il faut qu'il devienne moins excité (c'est-à-dire qu'il transpire) et qu'il

horis, in solium is aquæ calidæ demittendus est, sic ut a genibus ad umbilicum in aqua teneat, cetera vestimentis circumdata sint, manibus tantummodo, pedibusque nudatis, ut et minus digeratur (hoc est sudet), et ibi diutius maneat... finisque ejus fomenti est, donec infirmando offendat.

Au moyen âge, on n'avait pas oublié cette application. C'est ce que montre Fernelius, médecin français († 1558), qui la définit aussi très nettement dans ce passage[1] : *Solium vero aquæ calidæ, in quod resupinus æger demergitur a genibus ad umbilicum, non movendis sudoribus destinatum est, sed aut emolliendo reserandoque utero, aut leniendo dolori, qui ventris imas partes excruciat.*

Andréas Baccius (1588), médecin particulier du pape Sixte V (1585-1590), recommande ces *insessiones* dans son magnifique ouvrage : *De Thermis.* Il dit[2] « *Oportet*

demeure ainsi longtemps... On cesse cette application dès qu'il se manifeste de la faiblesse. »

1. Fernelius. *Methodus medendi*, l. II, c. xx, p. 58 : Le bain d'eau chaude, dans lequel le malade est plongé depuis les genoux jusqu'à l'ombilic, n'est pas fait pour amener la transpiration, mais pour amollir et dégager le ventre, ou bien pour soulager la douleur qui tourmente les parties inférieures de celui-ci. »

2. Baccius (Andreas). *De Thermis.* Andreæ Baccii Elpidiani, Civis Romani, Apud Sixtum Quintum Pontificem Maximum Medici Libri septem, Opus locupletissimum, non solum Medicis necessarium, verum etiam studiosis variarum rerum Naturæ perutile, in quo agitur de universa Aquarum natura, deque earum Differentiis omnibus, ac Mistionibus cum Terris, cum Ignibus, cum Metallis. De terrestris ignis natura nova tractatio. De Fontibus, Fluminibus, Lacubus. De Balneis totius orbis et methodo medendi per Balneas, Deque Lavationum, simul atque exercitationum institutis in admirandis Thermis Romanorum. Quæ in singulis libris tractentur, versa pagina indicabit. Demum ab ipso Auctore recognitum, novis historiis locupletarum ac plus mille locis illustratum et auctum. Ad Sixtum V. Pont. Opt. Maximum. Cum privilegiis. Venetiis. Apud Felicem Valgrisium MDLXXXVIII, p. 482 : « Mais après avoir oint ou préparé d'une autre façon les patients, il faut les immerger jusqu'au nombril, ou, si la

autem aegros, modo inunctos, modo aliter præparatos, usque ad umbilicum inducere vel si affectio altius hæserit, magis immergantur. »

Ainsi, cette forme de bains s'était conservée depuis l'antiquité et nous la retrouvons dans Jean Sigismond Hahn, qui la décrit avec sa rudesse classique[1] : « Un certain cavalier, martyrisé au plus haut degré par des vents, s'asseyait le gaillard d'arrière dans l'eau froide. En peu de temps, les flatulences s'échappaient de leur prison avec tapage ».

Le bain de siège, comme beaucoup d'autres applications, a été vraisemblablement transmis à la méthode priessnitzienne par l'intermédiaire de Jean Sigismond Hahn ; mais peut-être aussi est-ce par la lecture du livre de Marteau.

Je reproduis ici le passage déjà cité à propos du demi-bain, parce qu'il donne une description très exacte de la technique des insessiones[2] : « Je nomme bain partiel celui où on n'immerge qu'une partie du corps. A cette catégorie appartiennent les bains de pieds, de cuisses, des avants-bras, les demi-bains ou bains de siège, dans lesquels le corps est dans l'eau depuis le creux poplité jusqu'à la région lombaire, les jambes étant au dehors. Enfin, il y a le demi-bain parfait, qui intéresse toute la moitié du corps jusqu'aux reins. »

Gritzner[3] a fait en 1841 une thèse sur l'hydrothérapie

maladie est placée plus profondément, les plonger davantage encore. »

1. *Loc. cit.*, p. 121.

2. Voyez plus haut, p. 61, note 2.

3. Gritzner (Eduardus-Theodorus). *Nonnulla de medendi ratione, qua morbi sola aqua frigida sanari dicuntur, vulgo hydrotherapia.* Dissertatio inauguralis, quam gratiosi medicorum ordinis auctoritate in Academia Lipsiensi pro summis in Medicina et Chirurgia honoribus rite capessendis illustris ictorum ordinis venia in auditorio

priessnitzienne, qu'il a expérimentée sur lui-même. Il appelle les bains de siège insessiones, comme les anciens hydropathes.

Il leur attribue une place et une importance assez considérables dans toute la méthode.

Il est certain, d'après cette démonstration, qu'ils n'ont pas été découverts par Priessnitz, qui n'en a pas non plus perfectionné la technique. Laissons-lui encore ici le mérite d'avoir, par la célébrité de sa cure, attiré l'attention du monde entier sur leur emploi bien justifié. Mais il n'a pas su ramener leur durée à de justes limites, ni en faire, en raccourcissant celle-ci à la cinquantième et à la centième partie, des applications hydrothérapiques innocentes et pratiques.

6. — L'EAU EN BOISSON.

L'eau prise en boisson est un moyen de traitement saillant dans la méthode priessnitzienne. Il mérite également ici une mention convenable. On sait que les cures de Gräfenberg ont paru fort singulières à quelques groupes de personnes, spécialement parce que ce liquide y était absorbé à l'intérieur d'une façon immodérée. Cela semblait aux médecins réfléchis une faute à peine excusable contre les lois les plus élémentaires de la physiologie et de l'hygiène corporelle.

Les hôtes du Gräfenberg étaient en état de faire disparaître en un jour des masses d'eau incroyables. La quantité en est indiquée avec assez de concordance par les auteurs comme Melzer, Munde, Dietrich, Kröber, etc.;

juridico die XXI Mens. Maii a MDCCCXLI publice defendit auctor Ed.-Th. Gritzner, Kuerbitio-Variscus, Medicinæ Baccalaureus. Lipsiæ, Ruekmann.

chaque jour il fallait en boire normalement 16, 20, 24 et 30 verres.

Quelques jugements seront bien placés ici. Melzer dit[1] : « Tout ranimé par la chaude toilette du matin, on va se promener au bon air sur le beau Gräfenberg, où l'on absorbe l'un après l'autre environ six petits verres d'eau de source froide. Le troisième et le quatrième ne paraissent déjà plus aussi agréables. Cependant il faut les prendre ; car chaque jour on prescrit environ vingt coupes d'eau fraîchement puisée. »

Dietrich fait la remarque suivante[2] : « On peut boire journellement 8 à 12 verres ou 3 à 4 pots saxons, et, suivant l'état où on se trouve, aller à 16, 20 et même 24. Il y a des virtuoses qui ont poussé jusqu'à 40 coupes ou verres. Priessnitz admet 12 à 16 verres comme mesure normale. »

Voici la description[3] de Kröber qui nous fait bien voir comment s'exécutait cette pratique : « Pour agir fortement aussi sur l'appareil digestif, aucune autre boisson sinon l'eau froide n'est permise au Gräfenberg. Comme nous l'avons déjà vu plus haut, on commence le matin à boire pendant la transpiration, on continue au déjeuner, où l'on absorbe habituellement d'un à deux quarts. A la douche, deux à trois verres d'eau très froide sont le seul dédommagement à la marche pénible du retour.

« Mais voici devant nous, sur une table bien garnie, le repas principal. Là se fait à une source qui jaillit tout auprès de la salle à manger la distribution très libérale, et les domestiques attentifs sont occupés à remplir sans

1. Melzer, *loc. cit.*, p. 35.
2. Dietrich, *loc. cit.*, p. 80.
3. Kröber, *loc. cit.*, p. 27 et suiv.

relâche les verres aussi rapidement qu'ils sont vidés.

« Priessnitz préside à la première table et opère avec une adresse supérieure, animant d'une façon extraordinaire son entourage. On boit avant et après le potage et à chaque service, de telle sorte que chaque bouchée est accompagnée d'un verre d'eau.

« On voit là, gais et contents, des hommes qui, avant leur arrivée, ne pouvaient se passer de prendre à chaque repas une demi-bouteille ou même une bouteille de vin, absorber l'aimable nectar de Gräfenberg, sans se douter qu'ils perdront le goût du vin pour les trois ou six mois suivants, vu la grande quantité d'eau qu'ils auront bue. Au lieu de café, après dîner, on prend quelques verres d'eau fraîche. Pour ne pas en perdre l'habitude, on boit encore en transpirant et on continue au souper. Ceux qui souffrent d'insomnie se font placer près du lit un verre d'eau froide pour employer le mieux possible le temps si précieux. Certains virtuoses incorporent en vingt-quatre heures plus de vingt quarts. Cela coûte bien au début quelques efforts. Néanmoins on s'y habitue très vite, et ce qui est tout d'abord une contrainte devient plus tard presque un besoin. »

La mesure normale était de 20 à 24 et même 30 verres[1].

1. Brand, *loc. cit.*, p. 18 et suiv. : « Il n'y a rien de déterminé relativement à la quantité d'eau que chacun doit boire. On en juge plutôt d'après l'état où on se trouve. Néanmoins, trente verres par jour ne sont pas beaucoup. La plupart des malades en prennent bien davantage. L'auteur en a absorbé quarante-neuf. Leur grandeur est celle des petits verres à bière ordinaires. » — Munde, *Description exacte*, p. 100 : « Priessnitz a admis comme minimum habituel journalier douze verres (environ quatre pots saxons ou trois mesures autrichiennes). En général, il ne trouve pas nécessaire d'en boire plus de trente. » — Schnizlein, *loc. cit.*, p. 43 : « Le malade s'habitue progressivement à s'assimiler trois, quatre, cinq mesures, et même davantage d'eau fraîche, éprouvant toujours plus de bien-être à cette absorption. «

Mais beaucoup ont poussé jusqu'à 44 et 50[1]. Priessnitz ne peut échapper au reproche, sinon d'avoir nettement provoqué cet abus directement contraire à la santé[2], du moins de ne l'avoir pas empêché. Cependant ses baigneurs avaient encore ici indiqué la voie à suivre. Les plus intelligents ne tardèrent pas à remarquer que l'eau bue en quantité excessive était nuisible[3]. Quelques fanatiques seuls, « la vieille garde[4] », tinrent bon jusqu'à Schindler et même contre lui. Si on les avait écoutés, tout Gräfenberg aurait été noyé dans l'eau. La plupart de ceux qui traitèrent par l'hydrothérapie après Priessnitz, qu'ils fussent ou non docteurs, et presque tous les critiques médicaux, ont condamné cet usage immodéré[5].

1. MUNDE. *Description exacte*, p. 101.

2. KURZ, *loc. cit.*, p. 40 et suiv. (voyez plus haut, I, p. 5, note 3) : « Priessnitz, si habile à saisir les modifications qui conviennent à chaque individu pour l'emploi extérieur de l'eau, laisse ici (pour l'eau en boisson) toute liberté à ses malades. C'est une chose assez étonnante, et il est fort regrettable qu'il ait jusqu'à présent négligé complètement ce point, vu le don pénétrant d'observation dont il est doué, et les occasions variées qu'il a eues d'expérimenter. Certes, il aurait pu établir au moins quelques règles générales. Elles nous font encore absolument défaut. Tout ce que nous pourrions dire sous ce rapport se réduit à ceci : que chacun observe quelle quantité d'eau il peut supporter sans éprouver de troubles, et qu'en dehors de toute hypocondrie, il n'écoute aucune vague sollicitation, s'il n'a pas de raisons spéciales de se déterminer. »

3. DIETRICH, *loc. cit.*, p. 80 : « Beaucoup de baigneurs boivent de l'eau d'une manière réellement exagérée. Ils se font du mal par un usage immodéré que Priessnitz lui-même condamne. » — MUNDE. *Description exacte, loc. cit.*, p. 100 : « Si l'on boit trop, il en résulte ordinairement une pesanteur de tête qui ressemble presque à l'ivresse. »

4. PHILO VOM WALDE. *Schindler*, p. 114.

5. GRANICHSTÄDTEN, *loc. cit.*, p. 126 (voyez plus haut, I, p. 5, note 4) : « Mais, je ne puis du tout approuver l'usage abondant, souvent immodéré, de l'eau en boisson pendant le dîner, bien que cette pratique ne provoque par elle-même aucun trouble particulier. Sans doute, par une coïncidence d'actions spéciales, l'estomac digère sans inconvénients appréciables le bol alimentaire trop dilué. Mais ce

Sous ce rapport, Priessnitz finit par être blâmé par l'opinion, comme il le méritait. Il a eu également dans cette pratique beaucoup de précurseurs, mais pas un imitateur, à moins qu'on ne considère comme tels quelques fanatiques qui s'étaient réunis en Société de buveurs d'eau.

Depuis Galien (130-203 après J.-C.), qui conseilla d'absorber de l'eau froide à en devenir tout bleu[1], jusqu'à Hufeland (1823), il y a toujours eu des hydropathes qui ont recommandé ce moyen thérapeutique[2].

n'est pas une preuve qu'on ne puisse mieux agir et d'une façon plus conforme à la nature. Quand on mange, on ne doit se régler que d'après sa soif. Car ici, l'eau cesse d'être un médicament. Que du reste, Priessnitz lui-même soit d'une habileté extraordinaire, cela ne change rien à la question. Il lui manque les connaissances nécessaires pour être une autorité compétente ici, et s'il ne nuit pas à son malade, il ne lui est pas non plus utile. Mon expérience m'indique cette inondation des aliments comme perturbatrice. J'espère pouvoir bientôt en fournir tout au long des preuves irréfutables. Dans le reste de la journée, on peut boire de l'eau tant que l'estomac la supporte sans troubles. C'est assez naturel, bien qu'ici aussi cinquante à soixante verres par jour me paraissent une bravoure absolument nuisible, ou du moins très inutile. Je montre que la moitié est parfaitement suffisante. » — KRÖBER, *loc. cit.*, p. 75 : » Mais, le reproche fait à Priessnitz d'avoir l'esprit étroit concerne spécialement l'usage interne trop universel et poussé trop loin de l'eau froide. Car de ce qu'un excès n'a pas nui précisément, nous ne devons pas conclure qu'il a profité. » — De même, KURTZ, *loc. cit.*, 40 (voyez plus haut, p. 72, note 2). — RAUSSE, *loc. cit.*, p. 222 : « Un second défaut que Priessnitz a eu constamment, bien moins autrefois qu'aujourd'hui, c'est de faire boire de l'eau en quantité très exagérée. »

1. HAHN, *loc. cit.*, p. 41 : « Dans les fièvres chaudes, Galien lui-même faisait déjà boire aux malades de l'eau froide jusqu'à ce qu'ils en devinssent bleus et froids comme glace par tout le corps. »

2. C'est ainsi que le Dr Fréd. HOFFMANN (1660-1742), par exemple, recommande dans sa thèse : *Sur les vertus de l'eau ordinaire*, de boire beaucoup d'eau, en disant : « Quand on ne boit qu'une demi-mesure d'eau, on n'éprouve guère de soulagement. Mais, lorsqu'en l'espace d'une heure on en absorbe trois mesures, cela améliore immédiatement l'âcreté et la mauvaise constitution de ces humeurs,

Mais l'influence principale exercée ici sur Priessnitz est due au professeur déjà cité Œrtel. Il criait au monde entier qu'on ne buvait pas assez d'eau et donnait d'une façon inconsidérée le conseil très net d'en absorber en quantité plus qu'excessive dans chaque maladie.

7. — INFLUENCE EXERCÉE PAR D'AUTRES SUR PRIESSNITZ ET CE QU'IL A INVENTÉ LUI-MÊME.

Ces notions historiques et cette critique des applications de Priessnitz nous amènent à conclure qu'aucune des formes de bains employées par lui n'est due à l'esprit créateur de l'hydropathe justement célèbre du Gräfenberg, mais qu'elles sont pour la plupart des inventions de ses précurseurs et surtout des médecins.

Le peuple, principalement en Silésie, se servait volontiers des lotions, en partie oubliées, et des maillots sudorifères. De plus, certaines applications, comme les douches et divers bains, étaient en usage dans d'autres établissements hydrothérapiques.

Priessnitz fit une sorte de combinaison méthodique de tout cela. Ainsi, ce que nous désignons ordinairement par l'expression de « cure de Priessnitz » ne représente nullement un ensemble bien lié par une théorie physiologique. Car ses baigneurs ont exercé une certaine influence en des choses importantes, telles que la forme du bain, sa grandeur, le nombre et la durée des applications. Il a manqué une idée directrice

et l'on ressent bientôt un soulagement, » De même Geo. Bateus, médecin particulier de Charles Ier, de Cromwell et de Charles II d'Angleterre († 1669). — Voyez SCHWERTNER, *loc. cit.*, p. 149, 151.

unique. Aussi, ce soi-disant système a-t-il très souvent trahi le défaut d'observation et l'incertitude des expériences de ceux qui ont contribué à l'édifier et à l'inventer, et dont le zèle excessif a fait tort à l'exactitude.

Les influences qui ont déterminé Priessnitz à adopter tel ou tel emploi de l'eau furent très diverses. La cause principale fut que beaucoup de baigneurs de Gräfenberg, forcés, vu la négligence du chef, de se traiter eux-mêmes en partie[1], suivirent les traces de Priessnitz. Se fondant sur leurs propres expériences, ou sur celles d'autrui, ils conseillèrent tantôt une application nouvelle, tantôt une autre. Ou bien ils en recommandèrent qui étaient déjà connues, mais non admises, et qu'on avait oubliées. Parmi les auteurs qu'ils ont étudiés dans ce but, ces amis intéressés de l'eau ont surtout pillé Jean Sig. Hahn, qui mentionne la plupart des applications employées par Priessnitz. Bien mieux, quelques-unes des prescriptions caractéristiques habituelles de celui-ci paraisssent empruntées au livre de Hahn. Telles sont, par exemple, les frictions actives que l'on devait faire sur les endroits lésés[2] :

« Lorsque la malade était habituée à l'eau froide, on la portait dans une baignoire qui en était remplie et où on lui frictionnait énergiquement les parties paralysées. On continuait ainsi pendant plusieurs jours. »

En outre, Priessnitz a prononcé cette phrase bien connue et que nous a conservée en particulier Selinger. Quelqu'un ayant vanté les bains chauds, il fit cette

1. SCHMITZ. *Der neue Wasserfreund*. Année 1843, 1 vol., p. 262 : « Divers rapports de Gräfenberg s'accordent à dire que Priessnitz ne déploie plus la même activité, et que les malades, vu le défaut de tout autre médecin expert dans la méthode, sont abandonnés à eux-mêmes. »

2. HAHN, *loc. cit.*, p. 243 et suiv.

remarque : « Arrose-t-on les plantes flétries avec de l'eau chaude lorsqu'on veut les rafraîchir et les fortifier? Ce qui ne vaut rien pour elles n'est pas non plus salutaire aux hommes[1]. » La même phrase se trouve dans l'Instruction de Hahn[2]. Il y est dit que l'eau froide : « convient aussi aux enfants délicats et jeunes, tandis qu'ils dépérissent par l'eau chaude comme les plantes jeunes et délicates. Au contraire, celle qui est froide les rend gais et bien portants et favorise leur croissance ».

L'usage de l'éponge[3] est également recommandé dans Hahn, qui conseille en plusieurs passages des compresses[4] trempées dans l'eau pure pour panser les blessures. On trouve dans le même ouvrage des tampons imbibés d'eau[5].

Pour être complet, nous devons ajouter que cet auteur prescrit en plus d'une douzaine d'endroits les compresses, ou serviettes mouillées, suivant une expression dont il se sert volontiers[6].

Ces compresses humides, chaudes et froides, se nomment fomentations et moyens réfrigérants dans l'ancienne hydrothérapie, et leur origine remonte également à Hippocrate. Elles étaient pour lui un genre d'application préféré dans beaucoup de maladies[7].

1. SELINGER, *loc. cit.*, p. 77 (voyez plus haut, I, p. 3, note 3).
2. HAHN, *loc. cit.*, p. 27.
3. *Ibid.*, p. 218.
4. *Ibid.*, p. 142, 229.
5. *Ibid.*, p. 116, 232, 260.
6. *Ibid.*, p. 95, 104, 115, 117, 120, note; 121, note; 122; 122, note; 146, 151, 262, 268, 270.
7. Dans les douleurs articulaires, Hippocrate fait appliquer des réfrigérants sur les endroits souffrants. *Loc. cit.*, *De affectionibus*, c. XXX, p. 363. Il mentionne une série de « compresses » de ce genre qui servent de moyens réfrigérants. *Ibid.*, c. XXXVIII, p. 366. Dans la

Celse les connaît aussi, de même que Baccius[1].

Il est intéressant d'établir que chacune des formes d'emploi de l'eau froide que nous avons exposées et qu'on donne comme étant de l'invention de Priessnitz a, ainsi que nous l'avons vu, son histoire particulière, qui remonte en partie jusqu'au père de la médecine et de l'hydrothérapie, Hippocrate.

Néanmoins, il est certain que Priessnitz a possédé un réel talent d'inventeur en bien des points importants concernant cet art dans son ensemble ou quelques formes isolées d'applications. Il est le premier qui ait combiné la transpiration au moyen de couvertures avec le bain froid. Il a fait subir cette pratique à tant de gens et dans des maladies si diverses, qu'on a pu porter un jugement définitif sur elle ; celui-ci n'a pas été en faveur de ce procédé hydrosudopathique, qui s'emploie cependant encore dans quelques cas peu nombreux.

Priessnitz aurait en outre inventé les bains prolongés. Or, on n'ignore pas que Marteau en mentionne déjà qui pouvaient durer plusieurs heures[2]. Mais donner des

congestion pulmonaire, on doit « refroidir le corps, en trempant des bettes dans l'eau froide et en les appliquant sur le corps, par exemple, lorsqu'il y a des douleurs vives. Ou bien, on y plonge des morceaux d'étoffe ; on les tord et on en fait une compresse ». *De morbis int.*, c. VII, p. 492. Il dit encore : « Quand le malade présente de la chaleur, trempez des pièces de linge dans de l'eau froide, et faites-en une compresse que vous mettrez à l'endroit où il dit avoir le plus chaud. » *Ibid.*, c. XXXIX, p. 529. Il répète souvent ces prescriptions.

1. *Loc. cit.*, p. 484 et suiv. Sous le nom de fomenta, Baccius entend des applications partielles, par opposition aux bains qui agissent sur tout le corps ; proprement les « *perfusiones locales, in quo a balneis differunt* » sont : « des arrosements locaux, ce qui les distingue des bains ». Dans un sens plus large, il entend également par là les « cataplasmata » et les « épithemata », c'est-à-dire des « cataplasmes » locaux de liquides médicamenteux, ou encore d'eau froide.

2. *Loc. cit.*, p. 232, note *e* : « J'ai vu en 1763, à Paris, la femme d'un

bains entiers d'eau de source froide, pendant cinq heures et demie[1] et huit heures[2], des bains de siège de toute la nuit[3] ou davantage, c'est ce que personne n'avait fait avant Priessnitz.

Son audace singulière a été sans doute dirigée juste la plupart du temps, grâce à son coup d'œil pratique éminent, et il a fait assez de bien par ce procédé héroïque. Selinger le loue d'une façon particulière d'avoir allongé la durée des bains, contrairement à Hahn[4].

Le demi-bain fébripare, suivant l'expression des partisans de Priessnitz, est également une de ses inventions. Est-elle heureuse? c'est ce qu'on peut contester. On ne sait si elle est de lui ou de ses malades, qui ont attiré son attention sur les formes nouvelles d'emploi de l'eau et qui connaissaient les passages de Marteau où il parle du bain fébrifère[5].

marchand de Lyon, nommé Leduc, traitée par M. Gouzlez de la Motte. Elle supportait très bien, depuis un an, le bain froid où on avait mis de la glace. Le matin, elle y restait quatre heures, et l'après-dîné, trois. »

1. SELINGER. *V. Priessnitz*, p. 183 : « Je voulus prendre un long bain froid. Je me fis alors remplir une baignoire d'eau froide, je m'y assis et y restai cinq heures et demie entières. » Voilà ce que raconte Priessnitz de lui-même.

2. EHRENBERG, *loc. cit.*, 144.

3. *Ibid.*, p. 144.

4. SELINGER. *V. Priessnitz*, p. 52 : « Les Hahn craignaient l'usage prolongé de l'eau froide, à cause de la production de mauvais ulcères et d'éruptions. Mais Priessnitz chercha à obtenir cette éruption dans la plupart des cas. »

5. MARTEAU, *loc. cit.*, p. 212 et suiv. : « L'art peut-il imiter la nature? N'est-il pas en son pouvoir de produire une sorte de fièvre intermittente, si l'on croit que le cas l'exige? Un bain très froid, de trois ou quatre minutes, excitera un frisson, une appréhension, du tremblement et des secousses, comme au commencement d'une fièvre froide. Si l'on met le malade au lit, le pouls s'élèvera, les humeurs seront chassées plus vivement à la périphérie. Comme elles rencontrent une plus grande résistance à cause de la rétraction des vaisseaux, la force de propulsion en sera augmentée. Elles utilisent

Puis Priessnitz aurait inventé les ceintures mouillées, ce que l'on a nommé les ceintures de Neptune de Gräfenberg, qui étaient portées presque constamment par la plupart des baigneurs. Les ceintures ont toujours été en usage, mouillées ou non. Mais cette application, d'une durée et d'un effet singuliers, est due à Priessnitz.

On le loue souvent aussi d'avoir imaginé la marche nu-pieds. Cependant, il faut se rappeler qu'il est déjà fait mention de cet excellent moyen d'endurcissement dans les comptes rendus des cures du Padre Bernardo, à Malte[1].

L'invention la plus importante que Priessnitz ait faite est celle des établissements hydrothérapiques dans leur forme actuelle. Avant lui, il y en avait sans doute déjà; car nous lisons dans Schmitz un passage sur l'institut de Mühlau[2] près d'Innsprück, sur celui du Dr Ferro et sur les Bains du Danube, à Vienne[3]. Les Bains Poitevin sur la Seine, à Paris[4], sont mentionnés par

toutes les forces pour vaincre cette résistance. Les frottements sont accrus et une chaleur très considérable est engendrée. Le pouls s'élève et la sueur jaillit en dernier lieu. »

1. SCHWERTNER, *loc. cit.*, II, 91, 116. *Extraits de lettres écrites de l'île de Malte, au lieu de l'Eau glacée.* Le capucin P. Bernard-Maria de Castrogiane, de Sicile, « fils d'un apothicaire, médecin et chimiste célèbre ». — SCHWERTNER, *loc. cit.*, II, 76, vint en mai 1724 à Malte, et y fit avec de l'eau glacée beaucoup de cures étonnantes, que ces « Lettres » annoncent.

2. A Mühlau, le protomedicus Cl.-M. Scherer fit construire, en 1786, un bassin pour les bains froids, avec dispositions pour les bains en gouttes et les bains en jet. Dans la même maison, le médecin militaire impérial royal Dr Fritz, institua ensuite, en 1838, un établissement d'hydrothérapie froide sur le modèle de Gräfenberg. — SCHMITZ. *Wasserfreund*, *loc. cit.*, 1841, I, 3.

3. FERRO (1753-1809) fonda en 1781, à Vienne, le premier établissement de bains de fleuve, — MAUTHNER, *loc. cit.*, 317.

4. Le chirurgien particulier du roi Poitevin (1760) installa par permission du roi, sur la Seine, deux bateaux-bains, avec dispositions pour les bains en gouttes et en arrosage. — MAUTHNER, *loc. cit.*,

Molter. Il y en avait certainement d'autres encore. Mais Priessnitz a pour ainsi dire créé un type absolument nouveau et l'a fait adopter. Il prescrivit des applications d'eau, la plupart du temps d'une force héroïque, et y joignit une nourriture grossière. Il arrache le malade à toutes ses habitudes antérieures ; il lui fournit des conditions de vie complètement nouvelles, quoique souvent un peu risquées. A cela, il ajoute l'eau froide et rien que de l'eau froide, depuis le lever jusqu'au coucher du soleil, et même jusqu'à une heure avancée de la nuit. Voilà à peu près ce qui distingue les établissements hydrothérapiques que Priessnitz a fait naître sur le Gräfenberg, et qui ont été ensuite imités de façons les plus diverses dans presque tous les pays.

273. — MOLTER (Christian, D[r] en médecine et en chirurgie). *Remarques sur la nature des bains et la manière de les employer*. Marbourg Krieger, 1808, p. 48.

V

Vincent Priessnitz et le mouvement hydrothérapique au point de vue du monde médical.

Des faits que nous venons de rapporter, il résulte que Priessnitz manquait de prévenances pour les médecins qui voulaient étudier l'hydrothérapie. La plupart avaient à s'en plaindre, comme le Dr Ritscher[1], à qui il ne donna ni logement ni nourriture au Gräfenberg.

Cependant, son apparition et celle de son traitement excitèrent une telle sensation dans le monde médical qu'en l'année 1839 seule 120 docteurs[2] allèrent à Gräfenberg pour voir le célèbre naturiste et sa méthode. Parmi eux et les autres, qui visitèrent également ce lieu, beaucoup faisaient déjà auparavant de l'hydrothérapie et s'étaient posés en amis du nouveau système. Il en venait d'Allemagne, d'Autriche et aussi de l'étranger. Un certain nombre occupaient de hautes situations officielles. Ils accouraient à Gräfenberg de leur propre mouvement, ou envoyés par leurs gouvernements, pour y

1. Ritscher (Dr à Lauterberg). Rapport d'un sujet hanovrien au ministère royal de l'intérieur de ce pays, du 21 août 1839, sur un voyage scientifique à Gräfenberg. Dans *Neue Wasserfreund*, de Schmitz, année I, 68 et suiv.

2. Kapper (Dr Em.). *La station hydrothérapique de Gräfenberg-Freiwaldau et ses environs.* Description pour les baigneurs et les touristes. 2e édit. accompagnée de trois plans indiquant sa situation, d'une grande vue de Gräfenberg et de douze petites vues. Freiwaldau. Titze, 1884, p. 13.

étudier la méthode qui venait de naître. Sir Charles Scudamore[1], célèbre médecin anglais, vint, pour une maladie dont il était atteint, consulter Priessnitz, et donna une description sympathique de sa personne et de l'établissement de Gräfenberg.

Le docteur anglais Heathcote a consigné dans un petit mémoire[2] les observations qu'il avait faites en cet endroit.

Citons encore parmi les ouvrages de cette nation qui doivent leur origine directement ou indirectement à ce mouvement ceux de Wilmot[3], d'Edw. Johnson[4], d'How. F. Johnson[5], de Wilson[6], de Richardson[7], et de Lane[8].

1. SCUDAMORE (Charles, M. D. F. R. S., membre honoraire du Trinity College de Dublin, et du Collège impérial des médecins de Vienne, etc). *Visite médicale à Gräfenberg, en avril et mai 1843, dans le but de rechercher quels sont les avantages du traitement par l'eau.* Londres, Churchill, 1843.

2. HEATHCOTE (Dr). *Observations sur le traitement par l'eau froide.* Londres, 1843.

3. WILMOT (J.-E. Eardley, esq., avocat). *Contribution à l'hydropathie.* Londres, Cleawer, 1843.

4. JOHNSON (Edward, M, D., en collaboration avec ses fils, les Drs Walter et Howard Johnson). *La pratique domestique de l'hydropathie*, avec quinze gravures sur bois. 2e éd., Londres. Simpkin, Marshall and Co, 1850.

5. JOHNSON (Howard F., Dr en médecine, de Ferns, Établissement hydrothérapique d'Alderley Edge, Cheshire). *Recherches des effets de l'eau froide sur le corps en bonne santé, afin de déterminer son action dans les maladies.* Expériences faites par l'auteur sur lui-même et sur d'autres. Traduit de l'anglais et annoté par le Dr G.-W. Scharlau. Stettin, Müller and Co, 1851.

6. WILSON (James, Dr, membre du Collège royal de chirurgie, ancien membre de la Société royale médicale et chirurgicale de Londres, etc.). *Principes et pratique du traitement par l'eau froide et médecine domestique.* Entretiens sur la physiologie, la pathologie ou la nature de la maladie, et sur la digestion, la nutrition, le régime et la manière de vivre. Londres, Churchill, 1851.

7. RICHARDSON, capitaine, Rock Ferry, auteur d'une *Équitation*, etc. *Quatorze années d'expérience de l'eau froide*; son usage et son abus. Londres, Longman, Brown, Longmans and Roberts, 1857.

8. LANE (Edward, W. M. A., M. D. Edin). *Hydropathie ou Médecine hygiénique. Essai explicatif.* 2e éd. Londres, Churchill, 1859.

En France, c'est par un non-médecin que Priessnitz et sa cure furent connus tout d'abord. Le baron Chabot fit imprimer, à ses frais, en 1838, une petite brochure[1] sur ce sujet, dans un but de vulgarisation. Le monde médical connut la méthode grâce à l'ouvrage d'Engel[2], qui fut bientôt suivi de ceux de Wertheim[3], de Baldou[4] et de Pigeaire[5], dont le mémoire a été traduit en allemand par Fleck.

Puis il y eut les petites publications de Bachelier[6] et de Legrand[7], mais surtout les travaux de Scoutetten, qui méritent une mention spéciale. Cet

1. Chabot. *Notice sur l'hydrosudopathie, ou l'art de guérir les maladies les plus invétérées au moyen de l'eau froide et de la transpiration*; art pratiqué à Gräfenberg, par M. Vincent Priessnitz, dans les montagnes de la Silésie autrichienne. Paris, Mansut fils, 1833.

2. Engel (Dr en médecine de la Faculté de Vienne). *De l'hydrothérapie et du traitement des maladies par l'eau froide; de ses rapports avec la médecine dans l'état actuel; suivi d'observations pratiques.* Paris, Béchet jeune et Labé, 1840.

3. Wertheim (Dr H.). *De l'eau froide appliquée au traitement des maladies, ou de l'hydrothérapeutique, suivi de remarques sur l'emploi des bains et lotions dans l'enfance.* Paris, Cousin, 1840.

4. Baldou (Dr, membre du cercle médical de Montpellier). *L'hydropathie*; méthode rationnelle de traitement par la sueur, l'eau froide, le régime et l'exercice, mémoires reproduisant les matières contenues dans un rapport présenté sur sa demande à M. le ministre du commerce, ayant dans ses attributions les établissements sanitaires. Paris, Baillière, 1841. Schmitz, *Archiv.*, 3e année, 40 et suiv., le nomme dans son texte, Baldou, et, dans la note qui s'y rapporte, Baldon.

5. Pigeaire (Dr). *Méthode hydropathique, considérations sur le traitement des maladies par la sueur, l'eau froide, l'exercice et le régime.* Paris, 1842. D'après le français, par Fleck (voyez plus haut, IV, p. 42, note 3).

6. Bachelier (Dr Jules). *Exposé critique et méthodique de l'hydrothérapie, ou traitement des maladies par l'eau*, Première partie. Pont-à-Mousson. 1843.

7. Legrand (Dr A.). *De l'hydrosudopathie.* Exposition et application théorique et pratique de cette nouvelle méthode (*Bulletin de thérap. méd. et chir.* Paris, mars, 1843).

habile clinicien, chirurgien en chef et premier professeur à l'École de santé militaire de Strasbourg, fut envoyé par le gouvernement français en Allemagne et en Autriche, pour y étudier sur place le nouveau mouvement, Priessnitz et sa méthode[1]. Dans un rapport peu étendu au ministre[2] et dans un ouvrage plus considérable[3], ce savant français a consigné le récit de son voyage, une digression historique sur l'hydrothérapie et ce qu'il apprit à Gräfenberg, avec une instruction sur le traitement des maladies par l'eau.

Parmi les Belges, j'indique Bigel[4] déjà nommé, puis Van Housebrouck[5], Vanderplancke[6] et Habets[7].

Il vint du Danemark et de la Suède, et même du Canada et du Brésil, plusieurs médecins et divers mémoires. En même temps furent traduits les ouvrages de Kröber[8], Gross[9], Weiss[10] et Schnizlein[11], ainsi que

1. Schmitz. *Der neue Wasserfreund.* Année 1842, I, 302.

2. Scoutetten (Dr H., chirurgien en chef, premier professeur à l'hôpital militaire d'instruction de Strasbourg, chevalier de la Légion d'honneur, membre correspondant de l'Académie royale de médecine de Paris, etc.). *Rapport sur l'hydrothérapie,* adressé à M. le maréchal ministre de la guerre, après un voyage fait en Allemagne. Strasbourg, Levrault. Paris, Bertrand, 1843.

3. Scoutetten (Dr H.). *De l'eau sous le rapport hygiénique et médical, ou de l'hydrothérapie.* Paris et Strasbourg, 1843.

4. Voyez plus haut, I, p. 6, note 4.

5. Van Housebrouck (Dr). *Traitement des maladies par l'eau froide.* Bruxelles, Société belge de librairie, Haumann et Co. 1841.

6. Vanderplancke (Dr J.-F.). *Quelques mots au sujet de la méthode curative ou médication de Priessnitz dite hydrothérapie.* Courtrai, Beyaerts-Feys, 1841.

7. Habets (Dr A., à Liège). *Exposé du système hydriatique.* Bruxelles, Société encyclographique des sciences médicales, 1842.

8. Voyez plus haut, I, p. 5, note 2.

9. Voyez plus haut, I, p. 7, note 7.

10. Voyez plus haut, I, p. 7, note 5.

11. Voyez plus haut, I, p. 6, note 1.

certaines parties de ceux de Munde[1], d'Œrtel[2], d'Hirschel[3] et de Rausse[4].

Ainsi partout, en Allemagne comme à l'étranger, les docteurs s'intéressèrent d'une façon active au nouveau mouvement, et de nombreux établissements furent fondés à l'instar de Gräfenberg. En conséquence, bientôt les médecins priesnitziens sentirent le besoin de s'unir plus étroitement entre eux. Celui qui y travailla le plus fut le directeur de l'institut de Marienberg, près de Boppart-sur-le-Rhin. C'est le Dr Schmitz, déjà souvent cité comme ayant rendu de grands services à l'hydrothérapie. Il entreprit, en octobre 1841[5], un voyage scientifique, afin de visiter les établissements d'Allemagne et d'ailleurs, et d'essayer de former un lien entre les médecins hydropathes. Schmitz a consigné son intéressant récit en plusieurs mémoires publiés dans le *Neue Wasserfreund*[6]. Le but spécial qu'il s'était proposé fut complètement atteint.

En effet, le 14 novembre 1842, eut lieu la fondation de : « l'Association hydriatique » à Alexandersbad, près de Wunsiedel, dans le royaume de Bavière. D'après le paragraphe 2 des statuts provisoires[7] cette société était composée ainsi : « Elle est formée de médecins et de non-médecins instruits dans les sciences qui poursuivent un même but. »

Le professeur Œrtel, d'Ansbach, et neuf docteurs assistèrent à cette réunion[8]. C'étaient MM. :

1. Voyez plus haut, I, p. 8, note 5.
2. Voyez plus haut, I, p. 7, note 2.
3. Voyez plus haut, I, p. 6, note 3.
4. Voyez plus haut, I, p. 8, note 3.
5. SCHMITZ. *Der neue Wasserfreund*. Année 1842, 1, 32.
6. *Ibid.*, 32 et suiv., 102, 263; II, 65, 190. Année 1843. I, 55.
7. Année 1842, I, 223.
8. *Ibid.*, 213.

Dr Fikentscher, d'Alexandersbad (Bavière);

Dr Rubner, de Wunsiedel (Bavière).

Dr Rungaldier, de Nuremberg (Bavière).

Dr Herzog, de Dresde (royaume de Saxe).

Dr Parow, de Greifswald (Prusse).

Dr Schmitz, de Marienberg (Prusse).

Dr Schindler, de Tiefenbach, en Bohême (Autriche).

Dr Schlechta, de Wartenberg-sur-Grosskàl, en Bohême (Autriche).

Dr Steudel, de Kennaburg, près d'Essling (Wurtemberg).

Parmi ceux qui, n'ayant pu venir, avaient promis leur adhésion comme membres, il y avait MM. :

Dr Piutti, d'Elgersburg (Saxe-Cobourg).

Dr Martiny, de Liebenstein (Saxe-Meinigen).

Dr Heusner, de Boppard (province rhénane) (Prusse).

Dr Petri, de Coblence (province rhénane) (Prusse).

Dr Heidenhayn, de Marienwerder (Prusse).

Dr Bender, de Weinheim (grand-duché de Bade).

Dr Gleich, de Freising (Bavière).

Dr Schnizlein, de Munich (Bavière).

Dr Rohatzsch, de Munich (Bavière).

Dr Lachmund, de Minden (Hanovre).

Dr Steudel sen. d'Essling (Wurtemberg).

Dr Schartenberg, de Michelstadt (grand-duché de Hesse).

Dr Lauda, de Leitmeritz, en Bohême (Autriche).

Dr von Meyer, de Geltschberg, en Bohême (Autriche).

Dr Fritz, de Mühlau, près d'Innsprück (Tyrol, empire d'Autriche).

Dr Huber, d'Innsprück (Tyrol, empire d'Autriche).

Dr Justi, de Marbourg (Électorat de Hesse).

Dr Brunner, d'Albisbrunn, canton de Zürich (Suisse).

La Société adopta un journal. Ce fut celui qu'avait fondé le Dr Schmitz, sous le titre de *Der Wasserfreund.* Peu à peu, le nombre des membres augmenta et aux anciens vinrent s'ajouter MM.[1] :

Dr de Berghes, de Honnef-sur-le-Rhin.

Le conseiller médical Dr Küster, de Kronthal (Nassau).

Dr Herbert Majo, de Londres.

Dr Schneider, de Landau (Bavière rhénane).

Dr Blau, de Gera (Saxe).

Le médecin cantonal Emmel, de Kaltenleutgeben, près de Vienne.

Dr Fritsche, de Blankenburg (Thuringe).

Le médecin-chirurgien Meermann, du cercle de Basse-Prusse.

En 1843, entrèrent encore dans l'association MM.[2] :

Dr M. L. Schmitz, médecin-major royal hollandais à Java.

Dr Hirschel, à Dresde.

Dr Schnackenberg sen., directeur de l'établissement hydrothérapique Wolfsanger, près Cassel.

Dr M. Haller à Pechtoldsdorf, près de Vienne.

Dr Weiss, directeur de l'établissement hydrothérarapique de Stanstead Bury, en Angleterre.

Dr G. König, à Cologne.

Dr Weigersheim, à Berlin.

Dr Nielson, médecin-major à Greifswald

Dr P. A. Röntgen, à Londres.

Dr Gyger, de Gampelen, canton de Berne (Suisse)[3].

Dr Krouschewski, de Russie[4].

Dr Schiferli, de Berne.

1. *Ibid.*, II, 149.
2. *Ibid.* Année 1843, I, 71.
3. *Ibid.*, 138.
4. *Ibid.*, 275.

Dr Du Bois, de Neufchatel.

Enfin, entrèrent, en qualité de membres honoraires, MM.[1] :

C. Beckert, propriétaire de l'établissement Hohenstein, à Chemnitz.

Hansmann, conseiller privé Calculateur, membre du comité de la Société des Amis de l'eau, à Berlin.

Le major de Plehwe, au Wilhelminenhof, à Berlin, fondateur et actuellement organisateur de la Société des Amis de l'eau, à Berlin[2].

Lorberg, commerçant à Berlin.

Steger, graveur sur cuivre à Berlin.

Widmann, architecte à Berlin.

Ellis, rentier à Londres[3].

Schmelzer, auditeur divisionnaire à Düsseldorf[4].

Schmitz, avocat à Elberfeld.

Du 1er au 3 novembre 1843, la « Société d'hydrothérapie et d'hygiène », qui avait substitué ce nom à celui de : « Société hydriatique », célébra sa seconde assemblée[5] à Marienberg, près de Boppard-sur-le-Rhin. Vingt-deux membres y prirent part, dont dix-neuf docteurs et trois non-médecins. On y nomma les six membres honoraires que voici :

1. Vincent Priessnitz, au Gräfenberg.
2. Le professeur Œrtel, à Ansbach.
3. Le comte Rechberg-Rothenlöwen, grand maître des cérémonies de Sa Majesté le roi de Bavière.
4. Le conseiller d'État Groos, à Vienne[6].

1. *Ibid.* Année 1842, II, 150.
2. *Ibid.* Année 1843, I, 71.
3 *Ibid.*. 138.
4. *Ibid.*, 275.
5. *Ibid.*, II, 115.
6. Plus justement Gross, conseiller d'État impérial royal autri-

5. Le professeur Dr Sebald, à Vienne.
6. Le capitaine Claridge, à Londres[1].

En outre, on admit seize membres correspondants.

La troisième assemblée annuelle eut lieu du 1er au 3 novembre 1844[2] à Elgersburg. Treize médecins y prirent part. Mais l'association compta plus de cinquante membres[3], parmi lesquels des noms très estimés et très considérés. Aussi avec le temps parvint-elle à exercer une certaine action sur l'opinion publique.

Ces efforts aboutirent à deux résultats principaux : tout d'abord, les médecins qui faisaient de l'hydrothérapie scientifique ne furent plus considérés par leurs confrères comme des renégats. On les écouta et on ajouta foi à leurs exposés. Les établissements dirigés par des docteurs hydropathes habiles devinrent florissants et les non-médecins qui y pratiquaient les désertèrent de plus en plus. En second lieu, plusieurs gouvernements s'inquiétèrent de reconnaître officiellement l'hydrothérapie. Ce fut la Bavière qui se décida la première. Le Dr Ed. Schnizlein fut envoyé par le roi Louis au Gräfenberg pour y étudier la nouvelle méthode. Il fit un rapport et exprima son opinion dans un mémoire que nous avons déjà cité plusieurs fois[4].

chien et secrétaire de S. M. l'Impératrice mère. Il est l'auteur du mémoire cité plus haut, I, p. 7, note 7. En outre, il a composé : *L'eau froide*, considérée comme moyen principal pour rendre la santé, et remède excellent dans les maladies. Un mot à tous les hommes de mon temps qui désirent devenir et rester bien portants, et atteindre une heureuse vieillesse. Par un philanthrope. 3e éd. Avec une nouvelle gravure sur cuivre. Munich, Franz. Vienne, veuve Mösle et Braumüller, 1839. Cet ouvrage a été traduit en français et en polonais.

1. C'est l'auteur du mémoire indiqué plus haut, I, p. 8, note 1.
2. Schmitz. *Archiv.*, 3e année, nov. 1844, p. 194 et suiv.
3. Schmitz. *Der neue Wasserfreund*. Année 1843, I, 274.
4. Voyez plus haut, I, p. 6, note 1.

Le ministère bavarois, c'est-à-dire le roi Louis, se décida à rendre un décret en vertu duquel l'hydrothérapie devait être enseignée officiellement dans les trois Universités du royaume. Mais la Faculté de médecine de Munich sut en empêcher l'exécution. Le conseiller médical, professeur Dr Horner, paraît avoir été envoyé au Gräfenberg dans cette intention. Il revint avec un rapport défavorable et le gouvernement retira une ordonnance dans laquelle les propriétaires d'établissements d'hydrothérapie étaient favorisés. On fit peu à peu le silence sur l'étude de cet art dans les Universités du pays et l'affaire passa au bleu[1].

Cet insuccès est sans doute dû principalement à l'hostilité du monde médical, qui ne voulut pas reconnaître le droit à l'existence pour la nouvelle doctrine. Mais la faute en est beaucoup aussi à l'agitation trop zélée des partisans de l'hydrothérapie. Lorsqu'on lit certains auteurs de cette époque, restés sans passion, on voit que les promoteurs du mouvement priessnitzien s'étaient fait eux-mêmes des ennemis parmi les docteurs par leur intolérance quelquefois très grande vis-à-vis de leurs adversaires. Le médecin légiste cantonal bavarois J. Strahler, de Mallersdorf, écrit à ce propos[2] : « Mais en voilà assez ! — Tout cela mène infailliblement à l'absurdité, et cette affaire porte en elle-même un germe de ruine. On peut laisser s'écouler les vagues puissantes de l'oubli. »

Röder[3] dit : « L'enthousiasme porté à son comble pour la méthode hydrothérapique vient de subir une dépres-

1. SCHMITZ. *Der neue Wasserfreund.* Année 1842, I, 118 et suiv. *Archiv.* Année 1844, I, 56.

2. *Henke's Zeitschrift für die Staatsarzneikunde.* 21e année, 1841, 3e livraison.

3. SCHMITZ. *Der neue Wasserfreund.* Année 1842, II, 282.

sion naturelle, et la foule elle-même ne croit plus aux cures miraculeuses. »

Schneider[1], Strahl[2], Frölich[3], Koch[4], Putzer[5] s'expriment dans le même sens ou à peu près. Si on les avait écoutés davantage, ce mouvement aurait peut-être exercé une action plus durable dans le monde médical et se serait implanté plus solidement.

Quant à Priessnitz, il resta loin de celui-ci et de ses lumières. Il ne se préoccupa nullement de faire reconnaître et progresser l'hydrothérapie. Se renfermant dans une froideur glaciale, mais polie, il s'isola des docteurs. Il ne comprit nullement, semble-t-il, l'importance à laquelle sa mission aurait pu atteindre, s'il avait accepté une collaboration zélée et un appui loyal au mouvement provoqué par lui. Il ne pensait qu'à son Gräfenberg. Les autres établissements fondés sur le modèle du sien n'étaient pour lui qu'une concurrence désagréable et il resta intolérant et borné sous ce rapport jusqu'à la fin de sa vie.

Il ne se fiait à personne pour sa cure, à l'exception

1. SCHNEIDER (Dr, haut conseiller médical à Fulda). *Sur l'usage de l'eau froide, in* SCHMITZ, *Archiv.* 3e année, 1844, II, 41.

2. STRAHL (Dr Maurice, médecin praticien et accoucheur à Berlin). *Les cures d'eau froide et leur influence sur les diverses formes des maladies du ventre.* Berlin, Schröder. 1842.

3. FRÖLICH (baron de Fröhlichsthal, Dr Antoine, médecin de Sa Majesté Impériale et Royale, et doyen d'âge émérite de la Faculté de médecine). *Remarques sur l'emploi de l'eau comme remède, d'après la théorie et l'expérience pure. Jugement impartial pour le public non-médecin*, dans BASTLER (Antoine-Dominique, docteur en médecine). *Gesundheits-Zeitung*, Vienne, 7e année, 1836, no 36.

4. KOCH (Dr Charles-Auguste, médecin praticien). *L'eau froide. Quand doit-on l'employer? Histoire de l'hydrothérapie, usage diététique de l'eau froide, exposé des formes de maladies les plus importantes d'après leurs symptômes caractéristiques, avec leur traitement le plus efficace.* Leipsick, Klein, 1838 (Voy. I, p. 5, note 5).

5. PUTZER (Dr Julius, directeur de l'établissement hydrothérapique

peut-être de la « Braunerin », paysanne devenue servante de bains, et qu'il avait créée « doctoresse hydropathe ». Kapper en dit ce qui suit : « Priessnitz ne tarda pas à lui donner toute sa confiance, de sorte qu'on la désignait toujours comme son bras droit[1]. »

Il a manqué à cet homme singulier une notion convenable des intérêts autres que ceux qui le touchaient matériellement de très près.

C'est ainsi qu'il trompa plus d'un de ses amis sincères, sans offrir dans son caractère ou son désintéressement même l'ombre d'une compensation pour s'être dérobé au principe moral.

Vers la fin de sa vie, lorsque sa santé commençait à s'altérer, il eut un fils qui fut nommé Vincent[2]. La naissance de cet héritier de l'homme célèbre fut saluée par des acclamations de joie. Il devait étudier la médecine, puis prendre au Gräfenberg la place de son père déifié. Mais il ne fut pas docteur ; adonné à la culture[3], il

Königsbrünn, près de Dresde). *Hydrothérapie nouvelle. Manuel autodidactique pour les lecteurs qui réfléchissent*, Magdebourg, Heinrichshofen, 1850.

1. *Loc. cit.*, 125.

2. L'enfant aîné de Priessnitz était une fille. Elle se nommait Christine ; mais elle mourut peu après sa naissance. Le second fut un fils (François), décédé à l'âge de neuf mois. Depuis lors, Priessnitz eut six filles (Colonius dit sept). Ce n'est que le 22 juin 1847 que naquit le fils désigné ci-dessus. Voyez Colonius, *loc. cit.*, 27. — SCHMITZ. *Der neue Wasserfreund*, année 1841, p. 105, SELINGER, *Priessnitz*, 153.

3. RIPPER (Joh., lieutenant en premier impérial royal). *Gräfenberg, son développement et nouvelles luttes.* Ouvrage composé de concert avec les anciens membres du Comité de la cure et les députations des sociétés, Teschen, Prochaska, 1876, p. 72 : « M. le médecin des bains Schindler et moi (Ripper), nous désirions de tout notre cœur lui (Vincent Priessnitz jun.) voir assumer le rôle de directeur qui lui revient à Gräfenberg. Nous voulions, s'il ne dédaignait pas notre aide, unir tous nos efforts pour relever les bains. Ces espérances ne se sont pas réalisées. Il était né sous une heureuse étoile. La plus belle carrière l'attendait, car il avait les biens de la terre et sa vie

vécut solitaire et fuyant les hommes [1], et mourut prématurément, — autre amère désillusion pour beaucoup!

s'annonçait pleine de joie pour lui et de bénédictions pour les autres. Certes, je me sentis saisi, ému, le jour où Schindler me déclara que son plus grand bonheur, que le dernier des devoirs qui lui restait à remplir, serait de faire l'éducation hydrothérapique du fils de l'immortel fondateur de cette cure, de celui qu'il honore comme son protecteur et son bienfaiteur, puis de l'installer à Gräfenberg. Hélas! il en a été autrement : quel étonnement douloureux que de le voir aujourd'hui solitaire, sans influence, méconnu, sans amour, lui à qui le monde voulait s'abandonner à cause de son nom et de sa puissance! » P. 73 : « Pourquoi Vincent-Paul Priessnitz, qui estime tant le titre de docteur, ne se met-il pas, après avoir si péniblement passé ses premiers examens de médecine, à étudier pour être reçu docteur? Si Schindler n'a pas ce grade, cela tient à sa condition, qui ne lui a pas permis de se faire immatriculer à l'Université. Mais Vincent-Paul est dans une situation brillante, il pouvait et voulait être docteur; il ne l'est pas devenu. C'est donc bien sa faute, contrairement à Schindler. »

1. Ripper. *Loc. cit.*, p. 16 et suiv. Le lieutenant en premier I. et R. Ripper, avait épousé une fille de Priessnitz. Il dit de son beau-frère : « qu'il a toujours fui les hommes et toute société cultivée, et qu'il était renfermé en lui-même ». « Jusqu'à présent il a évité tout commerce avec les baigneurs et ne s'est fait remarquer d'eux qu'à un point de vue négatif. Il leur impose des taxes, fait la police avec suffisance et, par ses organes officieux, ses manifestes blessants, il est en conflit permanent avec eux. » P. 72 : « Combien il lui eût été facile de s'attacher les baigneurs, d'être fêté et de tout diriger dans la station, s'il avait montré une amabilité simplement ordinaire, qu'on lui eût rendue au centuple! Au lieu de cela, il s'écarte d'eux comme s'il en avait peur, il édicte des règlements, il fait poser des affiches où il s'arroge des droits, soutient des prétentions arbitraires, et on lui renvoie la pareille. Quand il vient à Gräfenberg (il habitait au lieu voisin, Böhmischdorf), il sort de ses maisons, chaque fois qu'il le peut, par les portes de derrière et les cours, afin de n'être pas vu. Malheureusement, cette absence de vocation spontanée est en accord avec la conduite que tenait son père pour favoriser son établissement. Car afin d'augmenter son profit matériel comme propriétaire de bains, sans se donner plus de peine pour les faire valoir, il avait imaginé ce moyen qui ne lui coûtait pas cher, à savoir, de discréditer Schindler devant l'opinion. »

VI

Ce qu'il est resté de la cure de Priessnitz.

Priessnitz ne pouvait pénétrer dans le cœur du peuple. Il se fonda quelques sociétés, même parmi les non-médecins, pour arriver à faire adopter et reconnaître l'hydrothérapie. Mais, comme elles n'avaient pas d'organisation uniforme, il leur manqua un lien, une cohésion ; elles comptaient sur la collaboration d'un public plus étendu, qui leur fit défaut.

Priessnitz n'a jamais trouvé d'appui dans le peuple, et d'ailleurs il ne l'a pas cherché. Car il n'avait pas le don de la parole. Il était incapable[1] de faire un livre, et ne s'y intéressait nullement ; il pouvait à peine signer son nom.

Son hydrothérapie, trop compliquée, ne put être adoptée dans la pratique médicale privée, principalement parce que son action trop forte diminuait parfois les forces du corps au lieu de les augmenter.

Sans doute, Pingler[2], homme d'un grand mérite, ra-

1. *Lettres sur Vincent Priessnitz et l'établissement hydrothérapique de Gräfenberg*, dans Meinert, *Wasserfreund*, I, 71 : « Vu son caractère personnel et son incapacité, qui ne dépendait pas de lui à vulgariser sa doctrine par la parole et la plume, on ne pouvait guère attendre de Priessnitz qu'il élargît les bases de son édifice et qu'il l'achevât. »

2. Pingler (Dr G., médecin au service du roi, conseiller médical et directeur de l'établissement hydrothérapique de Königstein dans le

conte qu'en dix-sept ans il a traité dans sa clientèle privée 10.000 cas de maladies presque exclusivement par l'eau. Il n'y a pas lieu de douter de ce qu'il avance. Il est à peu près le seul avec Wertheim [1], de Paris, à soutenir chose semblable. Cependant Schnizlein, que nous connaissons bien, aurait, suivant Schmitz [2], fait de même à Munich. Aussi la nouvelle doctrine se réfugia-t-elle dans quelques hôpitaux et dans les nombreux établissements qui s'étaient construits au cours du temps sur le modèle de Gräfenberg. Leur nombre en Allemagne et ailleurs avait atteint près de 100. Des hommes et des femmes, docteurs ou non, y pratiquaient la méthode priessnitzienne, d'une façon plus ou moins habile.

A l'effroi du public, tous ceux qui croyaient avoir à dire quelque chose sur Priessnitz et sa méthode ou contre la médecine officielle couchaient impitoyablement sur le papier toutes leurs plaintes. Des écrits de toute espèce sur l'hydrothérapie affluaient. On était accablé des éloges variés et toujours renouvelés de la cure priessnitzienne, joints quelquefois aux charges les plus folles et les plus ridicules contre la médecine classique et les médecins. Ces auteurs ne pouvaient conserver un ton exact et modéré, au moins en apparence, dans leurs discussions et leurs éloges. Aussi leurs écrits produisaient-ils un effet peu satisfaisant et souvent

Taunus). *Le croup simple et diphtérique, et son traitement efficace au moyen de l'eau par la trachéotomie.* D'après de nombreuses expériences personnelles, Francfort-sur-le-Mein, Keller, 1868.

1. « Le Dr Wertheim ne possède pas d'établissement particulier, et il est décidé à n'en fonder aucun, ni à Paris ni aux environs. Il préfère exercer la méthode hydrothérapique dans une clientèle privée, qui se développe chaque jour davantage. Car en bien des cas il a l'occasion de déployer sa science dans des consultations avec les praticiens les plus distingués de la capitale. » SCHMITZ. *Archiv*, I, 44.

2. SCHMITZ. *Der neue Wasserfreund*, année 1842, I, 118.

même contraire[1]. Dans cette époque mémorable, on eût souvent gagné à ne rien publier, ce qui eût rendu service à l'hydrothérapie.

La surabondance de ces productions littéraires a pu provoquer dans le monde médical un intérêt de curiosité de courte durée. Mais elle n'a exercé qu'une influence modificatrice, insignifiante et passagère sur les idées de ceux qui lui donnent le ton. Des considérations purement positives, c'est-à-dire des discussions et des démonstrations scientifiques, ou des nécessités pratiques, comme l'impérieuse voix du peuple, décident seules la médecine officielle à quelques concessions.

Les nombreux établissements créés sous l'influence du mouvement priessnitzien comblaient réellement une lacune, car ils fournissaient un point d'appui à la thérapeutique des maladies chroniques. Lorsqu'ils furent bien dirigés, ils exercèrent, surtout tant que la méthode fut nouvelle, une attraction considérable sur le public souffrant.

Passons rapidement en revue les instituts les plus importants de cette époque ; car plusieurs se retrouvent encore aujourd'hui.

Le premier fondé fut celui de l'officier de santé Emmel, à Kaltenleutgeben, près de Vienne. Il fut créé en l'année 1836 et existe encore actuellement[2].

1. Preller (Dr E., conseiller sanitaire, directeur de l'établissement hydrothérapique d'Ilmenau, en Thuringe). *Le traitement par l'eau et la manière de l'appliquer*. Avec 38 gravures dans le texte et un tableau. Leipsick, Weber, 1891, p. 7 : « Dans cette branche (l'hydrothérapie), les médecins n'ont pas fourni grand'chose ces dernières années. Car les partisans de Priessnitz se sont montrés si fanatiques dans l'emploi de l'eau froide et ont si bien, comme des agités, condamné les traitements classiques, qu'ils ont enlevé par leurs procédés toute envie de les suivre aux docteurs sérieux. »

2. Schmitz. *Der neue Wasserfreund*, année 1842, I, 278. Philo vom Walde. *Schindler*, 23.

Dans l'Allemagne occidentale, le Dr Schmitz, l'habile et courageux champion du système de Priessnitz, entreprit le premier de fournir un asile à l'hydrothérapie.

Il acheta l'ancien couvent des Dames nobles de Marienberg, près de Boppard. Il est situé dans un lieu très attrayant, à quarante mètres environ au-dessus du niveau du Rhin. Schmitz le transforma dans l'année 1838 en un somptueux établissement hydrothérapique [1], dont Scudamore dit [2] : « On m'avait assuré que c'était le plus bel établissement d'Europe ; je n'ai trouvé aucun motif de mettre en doute ce jugement. Toutes les dispositions, grandes ou petites, témoignent d'un sens élevé de l'ordre, du goût et de la propreté. »

Parmi les instituts les plus importants, nommons ensuite : Alexandersbad, près de Wunsiedel, dans le Fichtelgebirge, où exerçait le Dr Fikentscher [3], et où en 1842 la société hydriatique médicale tint sa réunion de fondation.

Elgersburg, en Thuringe, fut créé en 1837 par le Dr Martini. Après avoir traversé plus d'une crise, il devint

1. Schmitz. *Der neue Wasserfreund*, année 1842, II, 229. Cet établissement est le premier qui ait été fondé dans l'ouest de l'Allemagne et de l'Europe. Cent ans auparavant, en 1738, le couvent avait été la proie des flammes. Il fut rebâti avec goût et de la façon la mieux appropriée, grâce à des frais énormes. Il est situé sur une colline qui s'élève en pente douce au bord du Rhin, immédiatement au-dessus de la ville de Boppard. Les corridors ont une largeur d'environ 14 pieds et coupent toutes les parties du bâtiment, qui contient plus de 150 chambres.

2. Schmitz. *Der neue Wasserfreund*, année 1843, I, 269.

3. Le médecin fonctionnaire Dr Fikentscher dit de Schmitz : « qu'il est aussi fort en théorie qu'en pratique ». « Il est regardé universellement et avec raison comme le premier des hydropathes. » Dès 1838, Fikentscher avait transformé, avec l'autorisation du gouvernement bavarois, les bains minéraux d'Alexandersbad en un établissement hydrothérapique. — Schmitz. *Der neue Wasserfreund*, année 1842, II, 206 et suiv.

très florissant sous l'excellente direction du Dr Piutti[1].

L'établissement de Laubbach, près de Coblence, avait à sa tête le Dr Petri. Il mérite une mention particulière pour le beau site où il se trouve, bien abrité dans une campagne délicieuse. Ce savant[2] médecin, auquel nous devons d'excellents travaux de littérature, était très habile aussi dans la pratique et mérite d'être cité au premier rang des hydropathes de ce temps[3].

Radegund nous intéresse en ce qu'il fut, du moins tant que le Dr Novi le dirigea en personne, comme un Gräfenberg styrien et un point central d'attraction pour les amis de l'eau habitant le sud de l'Autriche. Ce médecin était l'ami intime de Schindler, successeur de Priessnitz au Gräfenberg. Aussi Philo vom Walde fait-il dire à celui-ci : « Novi et moi, nous sommes les puritains de la cure d'eau. » L'établissement appartint d'abord à Schindler, qui le céda à son ami, lorsqu'il se décida à s'établir définitivement au Gräfenberg[4].

Schweitzermühle, dans la superbe campagne du Bielergrund, près de Dresde, acquit une renommée, grâce au Dr Herzog, et devint une station hydrothérapique aimée[5].

A Königstein, dans le Taunus, exerçait le Dr Pingler, très estimé comme priessnitzien. Il resta jusqu'à la fin de sa vie[6] hydropathe convaincu, dans son établissement comme dans sa pratique privée.

1. SCHMITZ. *Wasserfreund*, année 1841, p. 190. *Der neue Wasserfreund* année 1842, II, 203.
2. Voyez plus haut, I, p. 6, note 10.
3. SCHMITZ. *Der neue Wasserfreund*, année 1842, II, 227.
4. PHILO VOM WALDE. *Joseph Schindler*, 23.
5. SCHMITZ. *Der neue Wasserfreund*, année 1842, II, 197.
6. Voyez plus haut, p. 94, note 2. Dans la préface, il raconte à quelles haines il fut en butte, en dépit des succès marqués de sa méthode hydriatique. Elles réussirent à le faire écarter du service

On pourrait encore nommer bien des instituts recherchés pour leur beauté, leur situation avantageuse ou leur habile direction.

Mentionnons aussi [1] : Albisbrunn sur le lac de Zurich, Brunnthal près de Munich, Blankenburg dans le Harz, Ilmenau dans la forêt de Thuringe, Kronthal, dans le Taunus, Kreischa en Saxe, Laab dans la forêt viennoise, Liebenstein dans la principauté de Reuss, Lauterberg dans le Harz, Wartenberg en Bohême, Schmecks dans les monts Tatra en Hongrie, Weinheim dans la Bergstrasse à Baden, Wolfsanger près de Cassel, Stuer en Mecklembourg, Rigikaltbad, Nerothal près de Wiesbaden, Nassau sur la Lahn, Johannisberg sur le Rhin, Herrenalb dans la Forêt-Noire, Felseneck sur le lac des Quatre-Cantons, Godesberg sur le Rhin, Engelberg en Suisse, Kreuzen dans la Haute-Autriche, puis beaucoup d'établissements en Belgique, Hollande, Danemark, France, Russie et Amérique.

Tant que les vrais élèves de Priessnitz exercèrent dans les instituts, ils furent assez fréquentés. Mais on ne tarda pas à s'apercevoir que la cure, vu sa longueur, était impraticable pour l'usage général, avec sa dureté originelle. De plus, au lieu de diminuer la force des applications, on remplaça l'eau froide par l'eau chaude [2].

de l'État, jusqu'au moment où le duc de Nassau, étant revenu guéri d'une cure d'eau à Wiesbaden, lui eut accordé sa protection, ainsi qu'au système qu'il employait.

1. SCHMITZ. *Der neue Wasserfreund*, année 1842, I, 102 et suiv., 263 et suiv., II, 65 et suiv., 190 et suiv.; année 1843, I, 55 et suiv.

2. HÖSTERMANN (Dr C.-E.). *Mémoire* publié à l'occasion du cinquantième anniversaire de la fondation de l'établissement hydrothérapique de Marienberg, à Boppard-sur-le-Rhin, Boppard, Richter, 1889, p. 16 et suiv. « A Marienberg, on s'était également astreint à l'observance rigoureuse de la méthode. Au début, on employait à peu près exclusivement l'eau froide sous toutes les formes, précédée des mail-

Aussi fut-elle bientôt insuffisante. On adjoignit au sy tème d'autres moyens [1] : l'électricité, le massage, l drogues. Cette combinaison marqua sa ruine. Sa tecl nique resta étrangère aux médecins eux-mêmes, et i passèrent à l'emploi d'autres remèdes, qui ne donnèrei pas de meilleurs résultats, mais qui fournirent plı d'occupation aux malades. On chercha en même temp au moyen d'une certaine polypragmasie, c'est-à-dii

lots, des transpirations, etc. On avait même installé les premièr années les douches des hommes d'une façon primitive en pleine car pagne, dans une petite vallée assez éloignée de l'établissement et (coulait avec rapidité un fort ruisseau. Le régime était aussi très sévèr Une malade, restée depuis quarante ans adepte fervente de la méthod est venue dernièrement revoir son cher Marienberg. Elle eut ı mouvement d'humeur en apercevant les changements que dénota déjà l'aspect extérieur de la salle à manger. Il y avait des install tions de bains complets en grand nombre, de très vastes réservoi pour les bains ondulés. On usait fréquemment des applicatioı énergiques, ce qui est indiqué par les vieux registres. Puis l(prescriptions individuelles étaient multiples. Tout cela nous perm de bien juger ce qu'était alors le traitement. Les dispositions poı l'emploi de l'eau tiède étaient absolument primitives.

Peu à peu les rapports nous montrent une diminution de c(moyens violents. Les bains tempérés, moins rudes, envahissent scène. On dressa une grande chaudière pour l'eau chaude, et l'on f deux baignoires. Puis on augmenta le nombre de celles-ci vers 187 le Dr Burkart étant directeur. On les transporta dans un nouvea bâtiment spécial, placé dans la cour intérieure. Les bains complet assez grands pour y nager, furent au contraire réduits à un seul, les bains ondulés tombèrent de plus en plus dans l'oubli. » — MEINER *Wasserfreund*, I, 42 (voyez plus haut, II, p. 20, note 2) : « Je signale e passant qu'actuellement le maillot sec a été remplacé autant qu'c a pu dans les établissements par le maillot humide. En conséquenc on n'a plus employé la baignoire très froide que dans des limit(fort restreintes. On y a substitué des applications plus douces, l(lotions ou frictions froides, les demi-bains tempérés ou les bair de toiles, etc. Dans la plupart des instituts que j'ai visités jusqu présent, j'ai été frappé en général de voir que partout on fait bie davantage attention aux différences individuelles et qu'on emploi des températures plus variées, de préférence les moins basses. J crois que ce changement s'est produit même au Gräfenberg. »

1. HÖSTERMANN. *Loc. cit.*, 20 et suiv.

d'un va-et-vient empressé, à cacher le défaut de perfection technique dans le maniement du remède principal, l'eau froide.

Les conséquences nuisibles d'une pareille façon d'agir ne tardèrent pas à se faire sentir. Le mouvement plein de promesses qui s'était propagé dans le monde médical, malgré la résistance passive de Vincent Priessnitz, s'éteignit peu à peu. Comme l'hydrothérapie n'avait pas obtenu la protection officielle de la Faculté, il était presque impossible aux jeunes médecins de s'instruire dans sa théorie et dans sa pratique. C'est pourquoi le goût pour cet art disparut du monde médical. Puis le zèle en sa faveur fut paralysé à peu près complètement.

Aussi Höstermann fait-il cette remarque très juste dans son mémoire du jubilé de l'ancien établissement de Marienberg[1] : on effaça d'abord le mot « froid » des enseignes, puis celui « d'hydrothérapie » fut remplacé par : « traitement des maladies nerveuses », et : « sanatorium ». Ces instituts eurent une période florissante au début, comme celui que nous venons de citer. Il fut prospère tant qu'il fut dirigé par son fondateur Schmitz, hydropathe enthousiaste et priessnitzien classique. Alors les douches dans le parc plaisaient à ceux qui avaient vu autrefois celles de Gräfenberg, vu qu'elles étaient construites sur le même modèle. De nos jours, les frais d'exploitation sont devenus plus considérables, et les résultats ne sont pas meilleurs. La clientèle est très peu nombreuse. Les maîtres semblent n'avoir aucune idée des innovations particulières, d'un si heureux effet, qu'enseigne la méthode Kneipp. Il existait encore dernièrement un petit nombre d'établissements où la cure

1. *Ibid.*, 20.

de Priessnitz était appliquée dans sa pureté. Mais ave le vieux Pingler, de Königstein, est mort le dernie vétéran de ce système. *Sic transit gloria mundi!*

En thérapeutique générale, il n'est guère resté que l compresse de Priessnitz, principalement celle du cou o du ventre. Mais celle-ci, sous la forme où on l'emploi aujourd'hui, n'est plus la sienne. Car il n'a connu ni l papier de gutta-percha, ni dispositif analogue pour em pêcher l'accès de l'air.

Ce système, si l'on peut désigner ainsi une habil combinaison des éléments indiqués plus haut, est tomb et appartient à l'histoire. Personne aujourd'hui n'aura l'idée d'ordonner à un malade une cure de Priessni vraie. Dans les lieux où il a vécu et exercé, où des mo numents de pierre nous racontent sa gloire, où l'ea froide jaillit du sol avec une rare exubérance, nul pou ainsi dire ne pense plus aujourd'hui à ce traitement. O y emploie des bains tempérés, comme moyen hydri tique principal[1], puis, pour forcer le succès, l'électrici

1. KAPPER (Dr Em., médecin praticien et accoucheur, ancien assi tant de la clinique diététique de Dresde, docteur en philosophie membre de plusieurs sociétés scientifiques et philanthropiques). l *station balnéaire de Gräfenberg (le premier établissement hydrothér pique) et ses environs*. Pour les baigneurs et les touristes, avec de plans indiquant sa situation, et douze vues, Prague, Grégr et Datt 1871, p. 25 et suiv. : « La « vieille garde » était un petit grou d'amis de l'eau, tous non-médecins. Ayant eu occasion d'admirer *visu* Priessnitz dans sa pratique, ils sont devenus depuis partisa si fanatiques de l'inventeur de l'hydrothérapie, qu'ils ont voulu faire passer pour un modèle accompli de perfections et n'accepte pas un iota des médecins. Pour ne pas les indisposer contre lui n à propos et sans raison, Schindler n'a pu que très lentement adop à Gräfenberg les simplifications du traitement trouvées bonnes. l procédés très excitants, le bain complet et les douches, particuliè ment en hiver, s'employèrent progressivement bien moins, et l augmenta la température des bains. Le principe de la chaleur humi fut en honneur davantage... Schindler admit même quelques disj sitions nouvelles. C'est une preuve qu'il ne reste pas inactif, q

sous toutes ses formes et enfin les nervins peu sûrs et dangereux.

Par une coïncidence étrange, à l'endroit même où est né Priessnitz, sa cure a subi un déclin rapide et peu glorieux.

suit tous les progrès de la médecine naturelle et qu'il accepte tout ce qui peut être utile au bien de l'humanité. On a installé dans un nouveau bâtiment des bains tièdes et des bains de vapeur de toute espèce. » « *La station balnéaire de Gräfenberg-Freiwaldau* » le plus ancien des établissements hydrothérapiques, fondé par Vincent Priessnitz en 1826, et ouvert toute l'année. Chambres moins chères en hiver. 3.040 personnes venues en 1893. » Édité et publié par la commission des bains, P. 5 : « Bien des préjugés, bien des idées fausses ont encore cours au sujet de Gräfenberg. Ce qu'on a dit des soi-disant « traitements rigoureux », usités antérieurement, paraît avoir tant influencé beaucoup de gens, qu'ils ne peuvent entendre prononcer le nom de Gräfenberg sans un léger frisson. Nous devons au contraire insister nettement sur le fait que l'on y emploie l'eau à des températures élevées aussi bien que basses, suivant les individus et les maladies ». P. 11 : « Comme moyens de traitement, il y a l'air et le climat de la station, l'eau de source, les procédés hydriatiques rationnels et le régime. Dans les cas appropriés, nous employons comme adjuvants la gymnastique médicale, le massage et l'électrothérapie. » Notons également que ce petit mémoire évite dans son titre les mots « d'hydrothérapie froide ».

SÉBASTIEN KNEIPP

SÉBASTIEN KNEIPP

VII

C'est à Stefansried, hameau formé de quelques maisons et dépendant de la paroisse d'Ottobeuren, dans le cercle bavarois de Souabe, que naquit, le 17 mai 1821, Sébastien-Antoine Kneipp, fils de l'ouvrier tisserand Xavier Kneipp[1]. L'enfant fut instruit à l'école du village de Stefansried. Elle comptait trois à quatre élèves, parfois jusqu'à cinq. Sa vie spirituelle s'éveilla principalement sous l'influence de son père, qui passait pour un homme éclairé et sage; ce simple tisserand s'occupait même de géographie, d'histoire universelle et ecclésiastique[2]. Mais l'âpre nécessité le retenait à son métier, et c'était par un pénible travail quotidien qu'il lui fallait gagner de quoi entretenir à peine sa famille, composée de sept membres.

1. Voyez pour l'exposé suivant les preuves à l'appui dans Baumgarten (Dr méd, Alfred, médecin à Wœrishofen). *Sébastien Kneipp*. Étude biographique, avec portrait en couleur de Séb. Kneipp, et environ 150 dessins dans le texte, vignettes et bordures, Berlin, Becker, 1898.

2. Kneipp. *Souvenirs de ma vie* dans les Kneippblätter, 1re année, 1891, p. 25 : « Mon père était simple tisserand de campagne. Ma mère était très sévère. Mon père était si bien doué qu'il m'embarrassait beaucoup, moi qui faisais de la théologie, par les questions qu'il me posait sur l'histoire profane et ecclésiastique ».

La mère de Sébastien, Rosine Schalber, était dure. Les sentiments tendres lui étaient étrangers, et c'est d'une main sévère, rude, qu'elle dirigeait le gouvernement de la maison, auquel, à ce qu'il paraît, le père lui-même devait se soumettre la plupart du temps.

La jeunesse de Kneipp ne fut pas gaie. En hiver, dès sa plus tendre enfance, il dut descendre dans la cave à tisser[1]. Ce n'est qu'en été qu'il lui était permis, en gardant le bétail au pâturage, de jouir de quelque liberté restreinte.

Quand le moment vint de choisir une profession, son père voulut absolument qu'il continuât à être tisserand. Mais il désirait devenir prêtre[2], quelque difficulté qu'il prévît pour lui à conquérir l'étude.

1. KNEIPP. *Souvenirs*, *loc. cit.*, 25 et suiv. : « A onze ans, je dus descendre à la cave pour tisser. Dès l'âge de douze ans, j'eus chaque jour à tisser cinq aunes de toile. Il me fallait y travailler du grand matin au soir... C'était bien à contre-cœur que je restais attaché au métier comme le chien à sa chaîne. Mais pour obéir à mes parents, j'ai fait tous les jours mes cinq, plus tard sept et jusqu'à huit aunes de toile. »

2. KNEIPP. *Souvenirs*, *loc. cit.*, 25 et suiv. « Je ne me sentais nulle vocation à être tisserand. Mais je désirais devenir « ecclésiastique ». Quand je parlais d'étudier à mes parents et que je les suppliais, ils me répondaient d'habitude : nous n'avons pas d'argent. Si le bon Dieu avait voulu faire de toi un étudiant, il nous aurait donné de l'argent. Tout cela ne me contentait pas et ma vocation, au lieu de diminuer, augmentait. J'allai trouver un vicaire à Ottobeuren. Je lui dis ce que j'avais sur le cœur et le priai d'intercéder pour moi auprès de mes parents afin qu'ils me fissent étudier. » Mais il les en dissuada (voyez BAUMGARTEN, *loc. cit.*, 15)... « A treize ans, j'allai consulter un autre prêtre. Il me conseilla de ne pas étudier! « On peut vivre honnêtement aussi, me dit-il, de cette façon. Si le bon Dieu avait voulu que vous fissiez des études, il vous aurait donné de l'argent pour cela. » Jusqu'à dix-sept ans, j'avais vu ainsi environ vingt ecclésiastiques et les avais priés de m'aider à retrouver la paix. Mais il eût semblé que tous s'étaient conjurés pour me dire : « N'étudiez pas! »... Comment enfin Sébastien Kneipp a pu réaliser son ardent désir en soutenant de rudes combats, voyez dans BAUMGARTEN, *loc. cit.*, 15 et suiv.

En l'année 1844, il entra au gymnase à Dillingen. Son grand bienfaiteur, le prélat Merkle, alors vicaire à Grönenbach, puis chapelain de la ville d'Augsbourg et plus tard professeur au lycée de Dillingen, l'avait préparé pour la première classe[1]. Sébastien avait déjà vingt-trois ans[2].

1. Les gymnases bavarois étaient autrefois divisés en quatre classes inférieures ou « classes latines » et en quatre supérieures ou « classes de gymnase ». Chaque série commençait au numéro 1. Par conséquent Kneipp entra en l'année 1844 dans ce qui est aujourd'hui la cinquième classe de gymnase en Bavière ou l'Untersecunda en Prusse.

2. Dans la première classe de gymnase, il était 16e sur 29. Dans la deuxième classe de gymnase, il était déjà si malade qu'il dut « rester la plus grande partie de l'été alité dans sa petite chambre du vieux collège » (voyez BAUMGARTEN, *loc. cit.*, 20). Vu sa maladie, il ne put être classé, suivant la remarque du palmarès. J'ai sous les yeux le *Bulletin annuel des établissements d'instruction royaux de Dillingen, dans le cercle de Souabe et Neubourg*, publié à la distribution solennelle des prix à la fin de l'année scolaire 1845-1846, Dillingen, 1846, impression de Kränzle. Il y est dit page 23, dans les notes, au sujet de Kneipp : « Les places indiquant les progrès de l'élève Kneipp, qui pendant tout le 2e semestre n'a pu assister aux leçons par suite d'une longue maladie, ne se rapportent qu'au 1er semestre. » Malgré cela, il obtint encore dans la troisième classe de gymnase la place de 17e sur 30 élèves. Cette année également, le palmarès remarque que longtemps il n'a pu assister aux leçons, étant malade. Dans la quatrième classe enfin, il fut 31e sur 46 élèves (voyez les pièces justificatives dans BAUMGARTEN, *loc. cit.*, 19 et suiv.). On y constate l'influence de sa maladie qui augmentait toujours, Kneipp raconte lui-même sur cette époque : *Souvenirs, loc. cit.*, 74 : « J'étais si épuisé que chaque matin en me levant j'étais forcé de m'asseoir pendant une demi-heure sur une chaise avant de pouvoir me remettre à marcher. Moi qui n'avais jamais eu l'habitude de boire de la bière, je devais en absorber, comme on dit, pour prendre des forces. L'effet fut que souvent la nuit, sans y faire attention, je saignais du nez. Le médecin amena plusieurs fois avec lui un second médecin militaire, qui fut tout aussi perplexe sur mon état. Imaginez ma situation! Par charité, feu le professeur Merkle m'avait donné le logement et la pension. Je n'avais rien plus à cœur que de continuer à travailler, si bas que je fusse. A Pâques, quand mon père vint me chercher, nous allâmes loger à Mindelaltheim. J'entendis de mes propres oreilles l'hôtelier dire : « Tisserand, voici la dernière fois que vous allez chercher votre fils ». Dans ces conditions, il est étonnant que Kneipp ait pu achever

Le 26 août 1848, il quitta le gymnase avec le certificat suivant[1] :

Exeat du gymnase, pour l'élève ayant fait partie jusqu'à présent de la IVe classe du gymnase de l'établissement d'instruction royal de Dillingen,

SÉBASTIEN KNEIPP, fils d'un maître tisserand, né à Stefansried, dans le cercle administratif de Souabe et Neubourg.

L'élève ci-dessus désigné a subi à la fin de l'année scolaire 1847-1848 l'examen de sortie prescrit et y a fait preuve de connaissances qui permettent de lui donner la mention « capable ».

En conséquence, il lui a été délivré le présent exeat en vue du passage dans une université ou un lycée, et comme légitimation. Nous indiquons qu'étant élève de la classe supérieure, il s'est conduit en ce qui concerne la morale religieuse de manière à obtenir la note « bien ».

Dillingen, le 26 août 1848.

Rectorat des études royal bavarois.

Dr GRAETZ, m. p., Commissaire examinateur royal.	L. S.	SCHROTT, m. p., Recteur.

Dans le premier semestre de ses études, par conséquent dans celui de l'hiver 1848-1849[2], Sébastien resta élève en philosophie à Dillingen. C'est dans l'été de 1849[3] qu'il

ses classes de gymnase. Il l'a dû à deux choses : à ses *aptitudes intellectuelles*, qui dans tous ses certificats depuis l'école primaire jusqu'à l'Université sont signalées comme « bonnes » et « très grandes », et à son *application infatigable*, notée également « très bonne » et « excellente » (voyez BAUMGARTEN, *loc. cit.*, 10 et suiv., 19 et suiv.).

1. Voyez le fac-similé dans BAUMGARTEN, *loc. cit.*, 21.

2. Du 1er octobre 1848 au 1er avril 1849.

3. Du 1er avril à fin juillet 1849. Sur cette époque, Kneipp écrit dans ses *Souvenirs*, *loc. cit.*, 75 : « Je veux insérer ici quelque chose sur l'état de mes finances. J'avais emporté avec moi à l'Université 60 florins. Avec cet argent, je devais payer 10 florins d'inscriptions, suffire à mon logement, à mon blanchissage et à ma pension. Voici quelle était ma nourriture quotidienne : le matin, rien. A midi, il me fallait 4 kreuzers, pour 3 kreuzers de mou aigre ou de gras-double,

se fit inscrire pour la première fois comme candidat en philosophie à l'Université de Munich. Puis il retourna pendant toute l'année scolaire 1849-1850 à Dillingen[1]. Au cours du semestre d'hiver de 1850-1851[2], il revint à Munich, ayant pu obtenir une place libre d'élève au Georgianum de cette ville.

Le 4 août 1852, Kneipp fut sacré sous-diacre, et le jour suivant diacre, puis, le 6 août 1852, prêtre, par l'évêque Petrus Richartz, d'Augsbourg[3].

Le jour de la Saint-Barthélemy, 24 août 1852, le fils du tisserand célébra sa première messe dans l'église paroissiale de son pays, à Ottobeuren. Puis le prêtre nouvellement ordonné fut placé vicaire à Biberbach. Il y resta du 4 octobre 1852 au 20 janvier 1853. Ensuite il obtint son changement pour Boos, et le 24 novembre 1854 son évêque l'appela à Augsbourg comme vicaire à Saint-Georges[4].

Le 2 mai 1855, il entra en qualité de confesseur au couvent des Dominicaines de Woerishofen. Par suite de la mort du titulaire Ziegler, la cure de cette localité étant devenue vacante en 1880, l'évêque Pankratius en investit Kneipp.

et pour 1 kreuzer de pain. Le soir, j'achetais pour 2 kreuzers de soupe et pour 1 kreuzer de pain. Quelquefois le dimanche à midi, je prenais à l'auberge une dérisoire saucisse blanche en plus de mon repas. Les 60 florins suffirent pour mon été et je pus même m'acheter une soutane, ma première soutane d'étudiant en théologie, ma première soutane neuve. Jusqu'alors, je n'en avais eu que de vieilles et usées. Dans ma vie à l'Université, je ne faisais donc pas précisément florès. »

1. Du 1er octobre 1849 à fin juillet 1850.

2. Du 1er octobre 1850 à fin juillet 1852.

3. Voyez le fac-similé des *literæ* de l'ordination dans BAUMGARTEN, *loc. cit.*, 23.

4. Après avoir reçu dans l'intervalle une proposition pour prendre la place de directeur d'un orphelinat de jeunes gens à Munich (voyez BAUMGARTEN, *loc. cit.*, 27). Son évêque dit alors : « Si les Munichois l'emploient, nous le pouvons aussi. »

En 1893, Léon XIII le nomma camérier secret par billet du majordome du 17 octobre 1893.

Il mourut le 17 juin 1897. Il avait dû quitter les occupations de son ministère et de son administration depuis le 8 avril. Comme cause du décès, voici ce que le rapport d'autopsie officiel a constaté[1] :

La mort est due à l'épuisement par suite de la décomposition purulente du néoplasme malin rétro-péritonéal existant depuis plus d'une année. Il a déterminé la dégénérescence amyloïde des reins. Le foyer purulent ayant progressé vers le sac péritonéal, il s'est produit une irritation péritonique avec météorisme des intestins, et comme conséquence une diminution de la cavité thoracique avec insuffisance de l'échange gazeux dans les poumons; enfin une paralysie du cœur affecté dans sa musculature et hypertrophié.

Wœrishofen, le 18 juin 1897.

Dr NODER,
Médecin royal du cercle.

Il importe de connaître d'un peu près l'aspect extérieur et les traits du caractère de Kneipp. Voici donc quelques brefs détails à ce sujet[2] :

« Sur les épaules un peu tombantes reposait, reliée au tronc par un cou court, la tête intéressante et blanche. Il avait le front élevé et fortement sillonné, les cheveux luxuriants et blancs, mais non de ce blanc grisâtre qu'on trouve chez les vrais vieillards. C'était un gris plein, ferme. Les cheveux eux-mêmes étaient sains et vigoureux à la vue et au toucher. Des sourcils touffus, d'une grandeur étonnante, donnaient au jeu de la figure, du reste mobile et pourvue d'yeux vifs, intelligents, petits, une empreinte très caractéristique. Le nez était épais et fort, la lèvre

1. Voyez BAUMGARTEN, *loc. cit.*, 227.
2. *Ibid.*, 116 et suiv.

supérieure large et compacte dans sa forme, la bouche un peu tirée vers la gauche et le menton sans rien de spécial. Les oreilles, de grandeur moyenne, avaient une coloration saine. Cette tête et l'expression du visage ne répondaient pas aux lois de l'esthétique, mais la physionomie était intéressante et captivante d'expression.

La peau du crâne était très mobile chez lui. Il prenait parfois plaisir à faire remuer ses cheveux et ses oreilles. Il avait la cage thoracique un peu faiblement développée; le ventre, au contraire, davantage. Dans l'ensemble, son aspect était magnifique : vu le poids des ans dont il était chargé, il avait un port qui eût fait encore beaucoup d'honneur à un homme d'une cinquantaine d'années. Kneipp ne se laissait non plus jamais aller; il conserva cette précieuse qualité jusqu'à sa dernière heure. Il était un exemple vivant de l'effet de sa cure et de la fraîcheur que l'usage régulier de l'eau froide donne au corps et à l'esprit jusqu'à un âge avancé.

Il n'éprouvait absolument aucune sensation, qu'il plût, qu'il neigeât, qu'il fît du soleil ou du vent. Il poursuivait son chemin, et si quelqu'un, par hasard, ne lui mettait un manteau ou ne le couvrait d'un parapluie, il ne l'eût jamais fait lui-même. Le degré d'endurcissement où il était parvenu était considérable. Résistant aux intempéries, il ne connaissait ni pour lui ni pour les autres les commodités amollissantes de la vie moderne. Il s'imposait à lui-même ce qu'il prêchait dans ses conférences publiques.

Quand Kneipp passait dans la rue avec sa soutane défraîchie et sa calotte usée, ses yeux étaient d'habitude fixés à terre. Il regardait droit sur son chemin, calme, l'air songeur. Il saluait court et d'une façon distraite, sauf lorsqu'il rencontrait des gens qui, pour une raison quelconque, lui tenaient de près au cœur. Il ajoutait alors une brève apostrophe : « Dieu vous garde, monsieur un tel ! Déjà levé ! » ou bien : « Bonsoir, monsieur, il est temps de rentrer chez soi. » Il eût préféré qu'on ne fît pas attention à lui.

Jusqu'à sa dernière grande maladie, sa nourriture de prédilection fut celle des domestiques, à laquelle il avait été habitué dès sa jeunesse. Il ne tolérait point l'absence des farines. A midi, une assiette de soupe, un peu de viande et des nouilles aux œufs étaient ce qu'il aimait le mieux. Il dédaignait les friandises, n'ayant jamais voulu s'y accoutumer.

Le soir, d'ordinaire, il se contentait d'un peu de soupe, d'un plat farineux et de légumes verts, de salade dont il mangeait volontiers.

Il ne buvait pas à table, mais absorbait avant un peu d'eau fraîche, et goûtait souvent après avec plaisir un demi-verre d'hydromel préparé au couvent. Il ne prenait guère de bière qu'aux fêtes ou lorsqu'il y en avait d'excellente, environ un quart de litre. Il connaissait à peine le vin et s'abstenait des autres boissons dont il se défiait, ayant toujours préféré l'eau. Son régime était donc d'une extrême simplicité, et il fallut le conseil net de son médecin pour lui faire adopter à la fin de sa vie une nourriture un peu plus légère.

Simple, il l'était en tout, et désirait que les autres, surtout ses malades, fissent de même. Son principal habillement consistait en une chemise de lin grossier, une culotte et sa soutane. Ayant connu dans un voyage ce qu'on nomme « pantalons hongrois », il se fit faire ce vêtement pratique qu'il porta le reste de sa vie.

La confiance en Dieu était une de ses belles qualités. Elle m'a souvent entraîné et encouragé, lorsque le mal menaçait de tous côtés et qu'aucune voie n'apparaissait pour en sortir. Aussi, des choses impossibles à première vue devenaient-elles alors réalisables, et ce trait est un de ceux qui m'ont personnellement le plus attaché à lui.

Infatigable, il travaillait du grand matin à une heure avancée de la nuit, pour le monde, pour son ministère, pour tous, sauf pour lui-même. Car des 800.000 marcs environ qu'il tira de ses écrits, etc., il n'a presque rien employé à son usage personnel. Il a tout donné en fondations, en bonnes œuvres et autres. Ainsi, cette activité, les grandes charges qu'elle finit par lui imposer, l'emploi des sommes d'argent, nous démontrent son désintéressement parfait.

Cette qualité le réconcilia en dernier lieu avec tous ses adversaires. Car leurs traits, si empoisonnés qu'ils fussent, manquèrent le but ou l'atteignirent sans s'y fixer, à cause du manteau protecteur qu'elle fournissait à ses actes contre tout soupçon, du moins pour ceux qui avaient des sentiments d'honneur.

Son cœur était excellent, tous ceux qui ont eu occasion de l'approcher le savent. En vue d'obliger, il faisait de grandes promesses qu'il n'a pas toujours tenues, parce qu'il ne pouvait se multiplier assez et que le temps lui manquait. Mille histoires sont racontées comme preuves de sa bonté, aux consultations et dans sa vie privée. Dès qu'il apercevait un besoin réel, il y portait secours pleinement. Il fit même souvent plus que son devoir.

Le monde entier connaissait et redoutait jadis sa célèbre « grossièreté ». A mon avis, ce fut une de ses qualités. Car sans elle, il aurait probablement succombé sous les coups d'encensoir insensés de ses grands partisans, et son caractère eût subi de sérieuses atteintes. Mais cette heureuse grossièreté vint à point l'arrêter sur cette pente en le laissant peu sensible aux louanges exaltées, souvent inconvenantes, que les personnes guéries croyaient lui devoir.

En général, son commerce était assez rude. La finesse lui déplaisait et n'était pas innée en lui. Quand on a passé une jeunesse aussi dure[1], appris la vie comme il l'a fait[2], subi les moqueries et les calomnies, on s'ha-

1. *Souvenirs de ma vie*, *loc. cit.*, 25 : « Celui qui n'est pas né et n'a pas été élevé dans la pauvreté ne peut comprendre le sort du pauvre. Qui n'a pas mangé avec les tout pauvres ne connaît pas leur nourriture. Il en est de même pour le vêtement. En voici un exemple. Quelle joie n'est-ce pas pour les enfants que la première communion! On leur donne d'habitude à l'occasion de leur grand jour de fête un habit de cérémonie. J'en eus moi aussi un neuf. Ma défunte mère y avait employé sa robe de noce, qui fournit mon habit de gala pour la première communion. De fait, il me combla de joie. Les enfants savent bien apprécier les bienfaits de leurs parents. Aussi ai-je bien compris quel sacrifice fit ma mère en me donnant sa robe. Mais lorsque je rejoignis mes camarades avec mon beau costume, je devins le but de leurs moqueries et de leurs risées. L'étoffe était toute plissée et sa couleur passée. Je n'ai jamais vu pareil habit, plein de plis et de raies. Ma mère m'avait fait cadeau de sa robe de noce; mon père à son tour me donna un chapeau venant de l'ancienne garde civile. A force de le rembourrer solidement à l'intérieur, on finit par l'adapter à ma tête. Tout le monde admira mon chapeau et s'en moqua. — Voilà les pauvres! »

2. *Souvenirs de ma vie*, *loc. cit.*, 44 : Kneipp, se sentant irrésistiblement entraîné vers l'état ecclésiastique, quitta secrètement la maison paternelle. Il trouva accueil à Grönenbach. Voici son récit : « Ayant tout perdu dans l'incendie, même l'argent que je destinais à m'établir de nouveau, je me mis en route simplement avec 2 florins, mon pauvre sarreau que j'avais payé 1 florin et 30 kreuzers, avec un pantalon de coutil dont l'aune avait coûté 16 kreuzers et mon bonnet. J'allai à Grönenbach et y trouvai du monde vraiment charitable. J'arrivai devant monsieur le vicaire, tout tremblant de crainte qu'il ne me chassât. Dans cette première entrevue, je m'aperçus bien que mon apparition ne lui était pas précisément agréable. Toutefois, il dit tranquillement : « Essayons, nous verrons bien ce que nous « ferons ensuite. » Kneipp obtint de loger chez le bourgmestre. Il aidait les domestiques à ses moments libres : « Mais c'était pour moi

bitue à dire les choses telles qu'elles sont, au risque même de blesser les âmes aux touches délicates.

très pénible. Je ne pouvais dire à personne que je m'étais enfui de chez mes parents. Je n'osais appeler sur l'incendie de chez nous ni l'attention de monsieur le vicaire ni celle de mes bons hôtes. Je n'avais que la chemise que je portais sur le corps et mes vêtements ordinaires. On me demandait souvent quand viendrait ma malle avec des habillements et avec ce dont j'avais besoin chaque jour. Dans mon embarras, j'en revenais constamment au prétexte forcé que j'avais dit à mes parents : je vous écrirai quand j'aurai absolument besoin de quelque chose. On me répondait habituellement qu'il n'était pas nécessaire d'écrire, que j'aurais dû emporter avec moi mes affaires. Ma bonne maîtresse me donna deux chemises de son mari. Je portai le reste de mon habillement les dimanches comme les autres jours. Je redoutais surtout le dimanche d'aller à l'église avec mon mauvais vêtement et de me faire montrer au doigt. Un jour, j'entendis à travers la porte mal close de la cuisine les paroles suivantes du bourgmestre à sa femme : « Je ne sais, l'affaire de « l'étudiant ne me plaît pas. Personne ne lui envoie rien, ne vient « le voir. Il doit y avoir là un gros défaut. Sa réponse habituelle est « qu'il écrit pour avoir ses effets. » Je me doutais déjà que je pourrais être renvoyé à la fin. Cependant, j'entendis la femme du bourgmestre me défendre : « Réfléchis qu'on vient d'avoir un incendie, la « maison n'est pas encore rebâtie, — il emploie tous les instants et « nous aide à travailler, ce qu'il n'est pas forcé de faire. Je t'en prie, « ne lui adressse pas la parole. Quand on le regarde, il est tout « troublé. Lorsque je lui ai donné une de tes chemises, il ne voulait « absolument pas l'accepter. Il aurait préféré, je crois, porter sur lui « la vieille jusqu'à ce qu'elle tombe en lambeaux. Je le vois bien, il « vit dans une angoisse continuelle, tant il est timide. Ne lui fais « donc pas de mal ! Il prend aux autres l'ouvrage des mains. S'il ne « voulait rien faire, il le laisserait. » Voilà mon angoisse partie pour six semaines. Un jour étant au moment du dîner chez l'architecte, ma sœur arriva. Elle demanda : « N'y a-t-il pas ici quelqu'un qui « étudie chez le vicaire ? » Par une étrange coïncidence, ceux auxquels elle s'adressait étaient précisément les domestiques du bourgmestre. Elle arriva donc dans la maison de celui-ci, demanda après moi et s'il était vrai que j'étudiais là. Elle dévoila ma fuite et combien on avait eu de chagrin et de soucis à la maison de ce que j'étais parti dans un état aussi misérable. Rien au monde ne m'avait retenu. Mes parents savaient que j'avais au plus 1 florin, et d'ailleurs on n'avait encore rien pu me fournir pendant que j'étais resté à la maison. — Tandis que ma sœur racontait ainsi quelques traits de ma vie, j'arrivai en personne. Le bourgmestre me reprocha de la façon la plus douce d'avoir agi comme je l'avais fait. Il me demanda pourquoi je ne

Il n'était cependant pas agressif. Ce n'est que par occasion qu'il donnait aux questions niaises ou superflues des réponses mal rembourées et parfois vigoureuses. Mais lui-même supportait bien d'aussi fortes plaisanteries.

Il y avait à table un député de l'Allemagne du Nord, connu pour sa rudesse, littérateur très fécond et orateur populaire renommé. Kneipp lui dit un jour : « Si je vous posais une question, je crois que vous ne me répondriez pas juste. » — « Ce serait drôle, dit l'autre. » — « Eh bien, quel est le meilleur moment pour battre la grange? » — « C'est le matin, de bonne heure, quand on n'est pas encore fatigué, ou en automne, même en hiver, pour se réchauffer. C'est clair. » — « Ce n'est pas exact. Je vous le dirais bien, mais vous le prendrez en mauvaise part. » — « Non, non. » — « Alors donnez-moi la main et promettez-moi encore que vous ne m'en voudrez pas. » — Le député lui tend la main et Kneipp lui répond : « Le meilleur moment pour battre la grange est quand on a le fléau en mains. »

Renseigné de cette façon, son interlocuteur se mit bravement à rire avec la société qui le voyait tomber si juste !

Kneipp n'aimait pas chez les femmes les cheveux

lui avais pas dit franchement ce qu'il en était. Je répliquai que j'aurais volontiers avoué la vérité, mais que j'avais craint d'être chassé. Il répondit : « C'est ce qui serait arrivé. Mais maintenant restez avec « nous, et si c'est la volonté de Dieu tout ira bien. » Ainsi ma grande angoisse, mon grand souci s'en allèrent, grâce à cette bonté, et j'eus le droit de rester dans la maison... Comme je n'avais qu'un pauvre spencer d'un florin et demi, la femme du bourgmestre voulut bien me procurer un habit. Elle me montra un manteau que personne ne voulait plus porter, gris cendré — elle me le donna. Je le fis teindre et transformer en habit pour moi par un vieux et pauvre tailleur. Il me suffit pendant tout le temps que je passai au gymnase; mes camarades d'école disaient souvent que c'était de l'alpaga. »

coupés « à la bretonne », c'est-à-dire ramenés sur le front. Un jour, l'une d'elles se présenta ainsi à la consultation, il est vrai assez négligemment peignée.

Il lui dit : « On prétend chez nous que ceux qui se coiffent de cette façon n'ont pas d'esprit. Mais que vous est-il passé dans les cheveux qu'ils tiennent ainsi tout droit jusque sur la figure? »

Prompte à riposter, la dame réplique : « C'est la force du vent dans votre Wœrishofen, monsieur le prélat. » — Et elle disparut.

Ce fut un rire général. Kneipp y prit part, avouant qu'elle entendait la plaisanterie encore mieux que lui.

Il estimait beaucoup la prudence et la pratiquait du mieux qu'il pouvait. Il en eut besoin en tous temps, mais surtout lorsqu'il s'agit d'installer sa cure d'eau, de construire ses établissements, etc.

Il parlait peu de ses projets, par circonspection, ayant souvent fait l'expérience qu'on avait indignement abusé de sa confiance béate. Il devint de moins en moins communicatif, même pour ses intimes. Mais il restait toujours le fils du tisserand, issu de condition humble. Aussi ne savait-il se défendre, en dépit de toute sa prudence. Car il se fiait trop à qui savait capter sa confiance par quelque habile discours, comme il l'apprit souvent à son détriment : « On ne m'y prendra plus », disait-il, et, un instant après un autre s'emparait de lui.

Il manquait absolument d'expérience dans les affaires. Il est vrai qu'il ne l'avait jamais cherchée. C'est alors qu'apparaissait surtout sa façon générale d'envisager les choses humaines, qui était très simple, et il ne pouvait se figurer qu'elle fût différente chez les autres. Ayant été si souvent trompé, il devint très taciturne. Les personnes qui ne communiquent pas leurs idées penchent facilement vers la partialité, se fient trop aux uns et pas du tout aux autres. C'est ce qui arriva plus d'une fois à notre prélat, qui, ne sachant ce qu'il fallait faire, quel était le meilleur avis, tombait dans une sorte d'inconstance. Comme il ne pouvait discerner où se trouvaient les principaux avantages, il restait plus ou moins irrésolu, ce qui lui fit parfois grand tort.

Son ambition était que la cure découverte par lui et si prodigieusement vulgarisée conquît l'amour du peuple et celui des médecins. Si l'on peut contester qu'il ait atteint au second de ces buts, en revanche il faut accorder qu'il a gagné une place d'honneur dans le cœur des foules.

Il est devenu un homme populaire, et cela dans le meilleur et le plus noble sens du mot. Il n'existe guère de petite localité dans le monde entier où le nom et le portrait de Sébastien Kneipp ne soient connus. Quant aux docteurs, un temps viendra où ils seront heureux de lui donner la place prépondérante qui lui revient parmi les réformateurs de la médecine[1]. Dans ses efforts pour dégager les côtés lumineux de sa cure, il alla plus d'une fois certainement trop loin. Ce trait se manifesta également dans les choses de l'agriculture. Ainsi j'ai su que dans les innovations d'économie rurale

1. *Pour et contre Kneipp.* Opinions médicales exprimées des deux parts, avec un traité sur l'adoption de la méthode Kneipp par les médecins, par le Dr Alfred Baumgarten, médecin en chef, directeur des établissements Kneipp, de Wœrishofen, Cologne, Bachem, 1893, p. 154 : « Je causais, il y a peu de temps, avec un des plus hauts dignitaires de l'Église de l'importance de la méthode Kneipp. Il me dit entre autres choses : « Savez-vous, docteur, quand Kneipp aura « toute l'estime du monde médical? C'est quand l'esprit de corps des « médecins leur permettra de s'intéresser à la méthode thérapeu- « tique d'un simple curé, c'est-à-dire quand Kneipp aura cessé d'être « parmi les vivants. Alors la médecine interviendra pour absorber « tout le système ». Voilà ce que m'a dit le prince de l'Église. »

qu'il proposait, il voyait souvent trop la lumière, négligeant l'ombre. Dans une réunion agricole, il tint un jour une conférence : tout ce qu'il avait fait était juste, toutes ses expériences avaient réussi. Sur quoi un de ses confrères, qui l'aimait peu, fit cette remarque mordante, assez exacte ici : « Kneipp a-t-il jamais échoué en rien? »

Il cherchait toujours du nouveau et ne se contentait pas des premiers résultats. Vraiment scientifique et plein d'activité réelle pour le bien de l'humanité, il était constamment en quête de nouveaux moyens simples, inoffensifs, pour adoucir la souffrance humaine. Il fit donc toutes sortes d'expériences et considéra bien des sujets qu'il n'a pas consignés dans ses livres, ne les ayant pas trouvés mûrs et assez significatifs.

Quelle humeur d'or! Sincère, vrai, naturel, telle une source limpide au bord des bois, il était plein de fraîcheur et de calme. La même force de caractère lui faisait dominer des situations qui, vu son sérieux ou sa gravité, eussent laissé peut-être d'ineffaçables traces.

Cette qualité le maintenait éloigné de l'influence dangereuse des impressions trop vives. Nous l'avons tous connu ainsi : arrivait-il un désagrément, une chose trop pressante ou simplement excessive, il racontait aussitôt une de ses anecdotes, dont il avait des centaines en réserve. Tout allait ensuite de nouveau bien.

Il n'est pas sans intérêt de considérer le portrait de Séb. Kneipp tracé dans les mémoires de ses contemporains qui ont écrit en sa faveur ou contre lui et sa méthode, ou qui se sont efforcés d'être exacts. Parmi les non-médecins qui ont le mieux su pénétrer au cœur du sujet dans le domaine médical et paraissent avoir le mieux apprécié les traits particuliers de son caractère, il y a le curé Lœvenbruck. Il a fait paraître plusieurs publications sur Kneipp et sa méthode[1]. C'est également à lui qu'un grand nombre d'auteurs postérieurs, tels que Löwenfeld[2], Chalybaeus[3], Kannengieser[4], ont emprunté en partie la matière de leurs écrits.

Voici ce qu'il dit[5] : « Honoré de tous, célèbre au loin, il ne sacrifie rien à la considération dont il jouit dans son pays. Simple dans ses manières et son habillement, naturel et droit, il est et reste un « enfant du peuple. » Et plus loin[6] : « Partout il savait, par sa douceur, sa bonté et sa rondeur, gagner les cœurs de son entourage. » Relativement à la vocation de Kneipp pour l'hydrothérapie, Loevenbruck écrit[7] : « Croyant de bonne foi avoir trouvé une « parcelle de vérité », il continua à étudier incessamment ce sujet. Il fit constamment de nouvelles observations et finit par se persuader qu'il avait découvert une nouvelle méthode thérapeutique infaillible. C'est avec la plus entière confiance

1. Lœvenbruck (curé em., Munich). *Manière d'employer la cure d'eau pour les non-médecins*, 5e édition, Munich, Dr Huttler, 1890, — Loevenbruck (curé em., Munich). *Kneipp et Wœrishofen ou la cure d'eau et ses bases scientifiques avec la manière de l'employer à l'usage des non-médecins*. Munich. Dr Huttler, 1890.

Ces deux livres sont identiques, à part le titre.

Lœvenbruck (curé em., Munich). *Points lumineux et obscurs du système Kneipp*. Munich, Dr Huttler, 1890.

2. Loewenfeld (L.). La cure Kneipp et les établissements hydrothérapiques Kneipp dans le *Münchener medicinische Wochenschrift*. Munich, Lehmann, 37e année, 1890, n° 14, p. 257 et suiv.

3. Chalybaeus (Dr médecin, Th.). *Le curé Kneipp et sa méthode*. Un chapitre de l'histoire nouvelle de l'hydrothérapie. Conférence faite le 30 novembre 1892 à l'Union générale à Dresde. Berlin, Neuwied-sur-le-Rhin, Heuser, 1893.

4. Kannengieser (A., abbé). *Un curé allemand extraordinaire. Étude sur M. l'abbé S. Kneipp*. Paris, Lethielleux, 1891.

5. Lœvenbruck. *Usage de la cure d'eau*, 7.

6. *Ibid.*, 8.

7. *Ibid.*, 9.

et une certitude inébranlable qu'il suivait son intuition. Ni la haine de ses confrères, ni les attaques des médecins, non plus que les propos de la foule sotte, aveugle et grossière, ne purent l'ébranler. Il était convaincu de la vérité de sa doctrine. C'est ce qui lui donnait la force et le courage de la défendre avec un véritable feu sacré contre toutes les attaques. »

Dans ses « Points lumineux et obscurs du système Kneipp », Loevenbruck déclare[1] : « C'est un homme à la conviction solide. Qui a vu le curé, lui a parlé une seule fois, m'accordera cette assertion. « Prenez ces applications », dit-il tranquillement aux malades, et il certifie : « Cela vous guérira. » Le bon succès de ses ordonnances ne fait aucun doute pour lui. C'est au point qu'en cas de non-réussite, il donne cette simple raison : « Vous n'avez pas suivi exactement la prescription. » Chaque parole de cet homme sérieux et convaincu est un oracle infaillible aux yeux du populaire. Cela doit être évidemment, puisqu'il est prêtre. »

Dans Birnbaum[2], nous lisons : « Kneipp ne produit pas du tout l'effet d'un phtisique. Au contraire, son visage est plein et rond. Les yeux, un peu enfoncés, regardent avec sens et intelligence sous ses sourcils très touffus. Autour de la bouche, coupée net, se joue un trait qui marque la connaissance de soi et la supériorité. Ses cheveux sont actuellement d'une blancheur de neige. Son caractère est rude et va tout droit. Ses procédés, comme il le dit lui-même, sont souvent brusques et peu engageants. Son style est simple, facile

1. *Loc. cit.*, 5 et suiv.

2. BIRNBAUM (Dr M.). *La cure Kneipp. Le traitement par l'eau du curé Kneipp expliqué au point de vue médical.* Écrit et publié par le Dr M. Birnbaum, Berlin et Leipsick, Fried et Cie, 1891, p. 17.

à comprendre. Souvent il essaie d'expliquer la physiologie pathologique des maladies comme il se la représente. »

Birnbaum parle du don d'observation extraordinairement fin qu'il avait et ajoute[1] : « Mais il suffit du fait qu'il a su traiter avec une intuition juste pour que l'on admire son génie. »

Chalybaeus, qui, loin de louer tous ses actes, s'est efforcé de les critiquer, s'exprime de la manière suivante[2] : « Kneipp est une personnalité originale, une magnifique figure à la forte ossature. D'aspect robuste, il est dur aux intempéries, et néanmoins agréable malgré ses soixante et onze ans. La tête massive, grosse, repose sur des épaules larges. Les bras sont munis de deux poings vigoureux. Les cheveux sont d'un blanc de neige. Le visage a des joues pendantes, un nez fort, un menton large. Les yeux, enfoncés, lancent des regards vifs sous des sourcils épais et touffus. Autour de la bouche, grande, se joue une expression d'agréable contentement, une joyeuse façon de comprendre la vie. Son maintien est simple et aisé. Les mouvements de ses mains sont anguleux et forts. Son pas est lent et lourd. Ses mouvements sont toujours paisibles, mesurés, jamais pressés. Il conserve constamment son calme et son égalité d'humeur. C'est le type du paysan qui s'est élevé dans l'état ecclésiastique. Sous l'habit religieux du prêtre se cache encore une bonne part de l'ancienne nature villageoise rugueuse. Tout son être est naturel, sans détour. Il vous gagne. Avec cela, il témoigne de fermeté et de connaissance de soi. Il a bon cœur, il aime les enfants, et est bienfaisant sans aucune sentimentalité. Les prêtres

1. *Ibid.*, 23 et suiv.
2. *Loc. cit.*, 17 et suiv.

de sa foi sont les premiers à recevoir ses témoignages de faveur. Quant aux autres, il traite riches et pauvres indistinctement, sans préférence. Son caractère est énergique. Il possède une activité diligente et une persévérance infatigable. Il n'a que des intentions absolument honorables. Il rejette tout arcane et toute folie [1]. »

Sur sa vocation à guérir, Chalybaeus dit [2] : « Kneipp a étudié si longtemps sur lui-même et sur d'autres les effets de l'eau, qu'il croit avoir un jugement certain sur sa valeur curative et sur les conditions et les formes dans lesquelles elle doit être employée. »

Le même auteur rend pleine justice à son désintéressement [3] et, comme Loevenbrück, le loue d'avoir su inspirer aux malades une confiance absolue [4]. On pourrait encore étendre beaucoup le nombre de ceux qui l'ont jugé sous ce rapport. Cependant ceux que nous avons indiqués peuvent suffire. Wagner [5], Volker [6];

1. *Ibid.*, 19.

2. *Ibid.*, 22.

3. *Ibid.*, 34 : « Beaucoup de malades ne paient pas. Malgré cela, les recettes affluent fort abondamment. Kneipp n'en prend rien pour lui. Elles ont servi, avec le revenu de ses écrits, à la construction et à l'entretien des bains et des cabinets de consultation. On couvre avec cela les frais du personnel des bains et des domestiques. De plus, on a pu réparer et embellir l'église du village. On y a fait mettre un nouvel orgue et des cloches neuves. En 1891 a été construit le grand bâtiment de pierre du Kurkaus — le Sebastianeum — et un hôpital pour les enfants, avec 200 lits; les frais en ont atteint certainement 100.000 marcs. Enfin, beaucoup de malades pauvres reçoivent un secours en argent. »

4. *Ibid.*, 64.

5. Wagner (Gottfried). *Vieilles et nouvelles histoires sur la cure Kneipp.* Ouvrage destiné à ses partisans et à ses adversaires, aux personnes bien portantes et aux malades. Munich, Dr Huttler, 1890.

6. Volker (Jean). *Bimini.* Sébastien Kneipp, auteur de la découverte de la fontaine de Jouvence de Neu-Bimini. Étude d'économie nationale. Critique de l'état moderne de la médecine, tel qu'il est et tel qu'il doit être. Wœrishofen et Türckheim. Müller, 1892.

Fidelis [1], Kannengieser [2], Sandoz [3], sont à citer pour l'avoir défendu, lui et sa méthode, dans des publications particulières.

Je voudrais aussi mentionner Sarason, qui s'exprime dans les termes suivants, dignes d'être retenus [4] : « Je fais allusion dans ce sens à Thure Brandt, à Hessing, et, à dessein, non à Kneipp. La valeur universelle d'un traitement hydrothérapique exact, chose dont nous parlerons plus tard davantage, est établie pour moi. Malgré cela, celui que nous avons nommé en dernier lieu ne peut, en aucune façon, comme les deux autres, prétendre avoir découvert des voies nouvelles et augmenté nos moyens dans le domaine de l'art de guérir. Le traitement par l'eau a été employé mieux et avec plus de succès longtemps avant lui. Il avait même déjà compté des partisans scientifiques renommés. Néanmoins,

1. Fidelis (Johannes). *Lettres de Wörishofen.* Orné du portrait de Mgr Kneipp, avec sa signature autographe. Strasbourg, Elsässer, 1896.

2. Voyez plus haut, p. 120, note 4.

3. Sandoz (A., ingénieur). *La santé pour tous sans frais.* Seb. Kneipp, son nouveau traitement par l'eau froide et par l'hygiène naturelle. Considérations scientifiques sur lesquelles repose ce traitement, ou essai de mécanique physiologique en rapport avec le sang, sa circulation et son état dynamique, soumis à l'action de l'eau froide et d'applications diverses chaudes et froides. 3e éd., revue et augmentée, avec portrait de M. Kneipp. Paris, chez l'auteur, 1892. Une traduction allemande en a paru sous ce titre : Sandoz (A., ingénieur). *Die Gesundheit für Alle ohne Unkosten.* Seb. Kneipp, seine neue Behandlung durch kaltes Wasser und durch naturgemässe Lebensweise. Wissenschaftliche Betrachtungen auf welchen seine Behandlung beruht oder Versuch einer physiologischen Mechanik in Beziehung zu dem Blute, seinem Kreislauf und seinem dynamischen Zustande, unter der Einwirkung des kalten Wassers und verschiedener anderer kalter und warmer Anwendungsformen. Autorisierte deutsche Uebersetzung der 2 vermehrten franz. Auflage. Mit dem Portrait des Herrn Pfarrer Kneipp. Wörishofen und Türckheim, Müller, 1892.

4. Sarason (Dr D., médecin directeur de sanatorium, à Hambourg). *Les cures d'eau dans le cadre de la thérapeutique scientifique.* Considérations d'actualité. Leipzick, Borggold, 1899, p. 4.

Kneipp, à mon avis, a rempli une grande mission civilisatrice par sa propagande. Celle-ci est marquée par les meilleurs efforts en faveur d'une méthode qui, épurée scientifiquement comme elle l'est déjà, est appelée à former le noyau durable de la thérapeutique de l'avenir. »

Sarason aurait sans doute émis un jugement plus franc s'il avait connu personnellement Kneipp. S'il avait étudié exactement ses ouvrages sans prévention, il aurait trouvé bien des voies nouvelles indiquées par lui.

En face de ces témoins peu suspects, il est simplement intéressant de connaître l'opinion adverse. Un des premiers dont la voix se soit élevée, est le Dr Löwenfeld de Munich. Il compare le mouvement kneippiste à celui qui s'est produit au temps de la Hohenester. C'était une femme qui s'était mise à faire des guérisons. Il y eut chez elle grande affluence de gens haut et bas placés. Son principal remède était la scille maritime, qu'elle administrait sous toutes les formes. Le public s'acheminait en foule bruyante vers elle. Mais il est certain également qu'elle n'a laissé que des traces superficielles dans l'histoire de la médecine.

Löwenfeld dit[1] : « La gloire si rapidement accrue de Kneipp, l'enthousiasme pour lui dans les milieux incultes ou demi-cultivés, rappellent trop le nimbe qui entoura en son temps une Hohenester. Elle aussi par ses cures miraculeuses, de l'avis de bien des gens, avait rejeté dans l'ombre les médecins pourvus de grades. Cependant au cours de l'année dernière, il s'est produit dans l'affaire Kneipp un changement qui ne permet plus la comparaison avec le cas Hohenester. Le curé de Woerishofen

1. Voyez plus haut, p. 120, note 2.

a fait école. Que ce soit besoin de faits thérapeutiques ou désir de gains brillants, il a trouvé des partisans même dans le monde médical, où les germes d'une nouvelle secte sont visiblement semés. »

Il n'y a plus de négligence, vu l'absence de connaissance personnelle de l'homme ou de la méthode, dans les épanchements du Dr Wormser, dont le mémoire[1] débute ainsi : « Kneipp ! Ce nom est aujourd'hui connu dans toute l'Allemagne, même des enfants. Le mouvement que cet homme a déterminé a pris une importance réelle. » Cet auteur mène sa polémique d'une façon assez inexacte, disant[2] : « Il ne fait rien moins qu'une vaste expérimentation sur la vie et la santé des hommes, sans que ce soit la clef de voûte autorisée d'une étude scientifique. C'est surtout de l'empirisme. Le résultat final est inutile. Car les histoires obscures et miraculeuses que publie Kneipp ne peuvent servir d'appui à aucune considération rationnelle. Par toute sa conduite et ses discours, il se met délibérément en opposition avec la médecine scientifique. Il s'arroge une autorité sur les docteurs, enorgueillissant ainsi la noble engeance des guérisseurs qui s'épanouissent. Il rend méprisable l'art de ses adversaires, bien que ses agissements soient en partie suspects. Car dans l'organisme qu'il ignore, il va réagir par de violents procédés, dont il ne peut voir les conséquences. Conçoit-on qu'un homme dont la profession exige du savoir, empiète sur un domaine où la théorie et la pratique lui échappent, sans savoir ce qu'il fait ? Il préfère même tâtonner dans l'ombre, au lieu d'acquérir, ne serait-ce que par des publications populaires, les élé-

1. Wormser (Dr M., médecin à Carlsruhe). *Le curé Kneipp éclairé par la science.* Berlin et Neuwied-sur-le-Rhin, Heuser, 1894.

2. *Ibid.*, 23.

ments fondamentaux d'une science où il pénètre en dilettante. Il la bafoue et se vante de n'avoir jamais lu un seul ouvrage de médecine. Il ne peut éviter le reproche grave d'avoir malmené la santé des hommes sans posséder les notions indispensables. »

De Gratz s'élève la voix d'un expert[1] qui médite de sérieuses considérations sur les inconvénients et les dangers du traitement Kneipp et sur les errements de son auteur : « Vous allez trop loin, dit-il, dans votre culte. Le bon vieillard, à qui vous faites l'honneur de suivre souvent à faux ses leçons que vous appliquez fanatiquement, plus qu'il n'eût désiré, ne se doute pas des torts qu'il a faits et fait encore à tout moment. Ce n'est pas un homme cultivé, qui vit au milieu des lumières et du progrès, mais un simple curé de campagne, auquel la pierre fondamentale de son système a été fournie en traitant les paysans épais de la Haute-Bavière. Il a malheureusement généralisé ce qu'il a pu offrir à ces gens endurcis, et a fait ainsi un mal infini. »

Dans ses *Éléments d'hydrothérapie*, le Dr Arno Krüche s'occupe de Kneipp à plusieurs reprises, et soumet ses lives et ses affusions à une critique acerbe. Il lui reproche une légèreté effrontée, sans prouver convenablement cette grave imputation. Sont-ce là les règles qui dans les disputes littéraires s'imposent même à un adversaire aigri ? Car il dit à propos de la petite vérole volante[2] : « Kneipp s'est beaucoup flatté d'avoir guéri en peu de jours un certain nombre de varioleux, au moyen de quelques lotions. Toute mère de famille expérimentée

1. *Contre Kneipp, Considérations sérieuses sur les désavantages et les dangers de la cure Kneipp, et sur les erreurs de Kneipp.* Par un expert. Gratz, Paul, 1892, p. 5.

2. *Loc. cit.*, 108 (voyez plus haut, IV, p. 34, note 6.

lui aurait enseigné que la petite vérole volante disparaît d'ordinaire aussi vite. C'est d'une légèreté effrontée. Car il berce les lecteurs de l'illusion qu'une cure si rapide peut avoir lieu pour la vraie variole, et cela les met dans une fausse sécurité. Il leur donne occasion de se soustraire, pour des maladies graves, au traitement si nécessaire, imposé par les lois et la police. »

Krüche ignore naturellement si c'est la véritable variole que Kneipp a traitée. Mais il se figure les choses d'après son imagination, et c'en est assez pour porter un coup décisif, à ce qu'il croit.

L'établissement hydrothérapique de Brunnthal près Munich prend lui aussi part à l'assaut. Il prétend dans un petit mémoire anonyme [1] faire de Kneipp un imitateur servile du conseiller aulique Steinbacher de Munich, connu pour avoir publié divers bons écrits sur la thérapeutique naturelle, spécialement les bains de vapeur : « Loin de nous, dit-il, l'idée de vouloir dénier au curé Kneipp l'honorabilité, l'intelligence en économie domestique, une certaine intuition médicale, ou ses guérisons positives. Car il emploie l'hydrothérapie, dont l'efficacité est hors de doute. Il le fait avec une infatigable persévérance. Il recommande d'une façon générale, et ce n'est pas nouveau, des habitudes et un régime qui, nous ne le contesterons pas, fortifient et endurcissent.

Prescrits par un médecin, ils n'eussent point du tout été suivis avec tant de conscience et de persévérance que sur l'ordre du seigneur et maître. Il y a des choses subversives, nuisibles. Elles seront fatales à beaucoup, qui vont chercher la guérison auprès de Kneipp ou de l'un

1. *Les cures Kneipp éclairées par la médecine naturelle*, publié par l'établissement hydrothérapique de Brunnthal. Avec 7 dessins, Berlin, Steinitz, 1892, p. 27 et suiv.

de ses imitateurs. Nous voulons désigner par là la généralisation, la certitude arrogante, le pas donné au dilettantisme sur la science. Quelles idées naïves d'après son livre Kneipp ne se forme-t-il pas des maladies et de la façon dont agit l'eau par rapport à elles! De ce fait scientifiquement établi et qui sert de base à l'hydrothérapie, à savoir que l'eau est un moyen principal de régulation thermique, et par là devient un agent curatif si bienfaisant et si puissant, il n'a çà et là qu'une faible intuition. Il n'y a pas à parler du reste. Le temps approche ou Wœrishofen redeviendra calme. Ce sera quand l'ivresse de l'enthousiasme aura passé, quand les faits nus seront discutés. Alors les établissements, les cures et tout le trafic kneippiste auront vécu. Mais la méthode édifiée sur la science, seule base sûre, continuera à subsister. Elle conservera son caractère de vérité, que ne peut obscurcir aucune erreur[1]. »

Voilà Kneipp mort depuis plusieurs années. Son système n'a pas succombé sous les menaces de l'établissement hydrothérapique de Brunnthal. Mais les listes des baigneurs à Wœrishofen parlent un tout autre langage. Elles n'indiquent nulle apparence que le mouvement doive diminuer.

Le Dr Müller, déjà cité et à qui ce libelle est dédié, appelle Kneipp un « barboteur[2] » tout court.

Les railleries, les moqueries n'étaient pas chose nouvelle pour lui. Il a ri de bon cœur quand il s'est vu donner l'étiquette de jouisseur moderne dans la brochure dirigé contre lui par Stockmayer, qui dit[3] : « Ils

1. *Sic!*
2. Voyez plus haut, I, p. 33, note 1.
3. Stockmayer (W., vicaire). *Une double victime de la cure Kneipp.* Un trait de la propagande de Wœrishofen. Halle, Saale, Strien, 1894, p. 25.

allèrent tout de suite après le dîner visiter le curé Kneipp. Il prend ses repas au couvent. Il était justement à son dessert avec du vin, des pâtisseries et des fruits. »

Voici qui paraîtra plus digne d'attention. C'est un homme occupant une position dirigeante, le conseiller privé von Bergmann, à Berlin. Il ne connaît suffisamment ni la personne de Kneipp, ni sa méthode. Il fait un mémoire pour étudier les profits pécuniaires des propriétaires d'établissements médicaux privés, et se lance alors d'une façon coupable dans une digression peu suivie et peu démonstrative sur Kneipp et Wœrishofen[1] :

« Le nombre des gens qui exercent la médecine sans autorisation a-t-il augmenté ces dernières années, ou bien en est-il encore aujourd'hui comme au temps de Hans Sachs, où « le premier venu se croit médecin : juif, laïque, moine, sorcière » ? Quoi qu'il en soit, c'est un fait que les guérisseurs relèvent une tête plus audacieuse. Ils ont fait une récolte tout particulièrement fructueuse. L'ecclésiastique nageur qui cultive des tumeurs du rein et des cancers des lèvres jusqu'à une grosseur géante ; le voyant qui, à Dresde, devine au moyen d'anneaux et de cheveux, et qui engendre des abcès des reins mortels avec ses sondes, sont-ils des types spéciaux à notre époque? N'a-t-on jamais vu un curé Sébastien Kneipp délivrer à ses élèves des diplômes en vertu desquels tous ceux qui souffrent et sont malades peuvent se confier au diplômé? Et un fonctionnaire confirme officiellement la pièce, de son sceau et de sa signature! »

Il suffit d'être bien élevé pour clouer simplement au pilori de pareilles inconvenances.

1. *Berliner klinische Wochenschrift*, 1897, n° 5.

Enfin, je ne veux pas passer sous silence des attaques dont la boue a été lancée contre Kneipp. Il a paru un mémoire anonyme intitulé : *La Joyeuse Station*[1]. On y voit s'étaler avec complaisance un pornographe, parfait technicien moderne du genre le plus dégoûtant. Il en conte sur l'indulgence de Kneipp au point de vue des mœurs, sur sa patience à tolérer sous ses yeux des relations de toute nature qui pèchent contre la morale publique.

Cependant, pour donner au lecteur quelque idée de ces procédés, il semble nécessaire de laisser imprimer en partie le commencement du chapitre Ier : *Quelques mots sur le lieu des miracles et ses hôtes.* On y voit par quelles armes on a essayé de ruiner la gloire de Kneipp et Wœrishofen. Et ce n'est pas seulement dans les journaux inspirés du *Journal du Peuple*, de Leipsick, mais dans bien d'autres, tant soit peu recommandables par leur contenu, qu'a paru cette singulière étude.

« En juillet de l'année dernière nous avons pu esquisser pour le *Journal du Peuple* de Leipsick le tableau suivant de la joyeuse station : L'étranger est cahoté en omnibus pendant près d'une heure sur le chemin raboteux qui va de la station du chemin de fer de Türckheim à Wœrishofen. A son arrivée, il se croit transporté dans un village indien nouvellement en contact avec la civilisation européenne. Dans les rues poussiéreuses et pierreuses du village grouillent des sortes de formes féminines et masculines. Les premières sont incontestablement venues ici aussi en bien plus grand nombre. Les uns et les autres, bronzés par le soleil, sont pour la

1. *La Joyeuse Station*. Lettres de et sur Wœrishofen. Par Quidam Nuremberg, Wörlein et Comp., 1896.

plupart fourrés jusqu'aux genoux dans les beaux habits que la civilisation avancée a mis à la mode. Mais elle cesse au-dessous des genoux, et la nature nue reprend ses droits. C'est un gaillard au teint brun ardent qu'on voit aller en costume clair de laine bariolée, le cylindre gris sur le chef, un rond de verre vissé dans l'œil. Il a les pantalons retroussés jusqu'aux genoux. Il s'avance péniblement, à la façon d'un canard, sur ses pieds nus, au milieu des cailloux de la rue mal aplanie. A son côté marche une donzelle aux cheveux blonds frisés, qui ne laisse voir que le lobule de l'oreille paré de magnifiques brillants. Elle porte le dernier modèle de chapeau... Il est vrai que la vie dans les nombreuses pensions, dans les hôtels ouverts toute la nuit, fait plus de tort à la bourse que dans les stations balnéaires où l'on porte bas et souliers, où le costume seul aurait déjà bien moins d'exigences. Puis il y a le luxeux « sans gêne ». Papa lui-même a reçu ce diagnostic de l'ecclésiastique docteur aux miracles, après un bref regard inquisiteur : « Il a le foie malade et un mauvais sang! » Il se résigne donc et, avec une héroïque fureur, se fait jaillir sur le ventre des douches fulgurantes. Tous les matins, il va patauger jusqu'aux genoux dans le ruisseau du Vieux-Moulin. C'est ce qu'on appelle dans la thérapeutique kneippiste : « la marche dans l'eau ».

Plusieurs milliers de baigneurs viennent faire saison à Wœrishofen. Ils s'abattent comme la grêle de tous les points de l'horizon, des endroits les plus reculés de l'ancien et du nouveau monde. Les ministres de l'Église catholique romaine, qui s'étend sur tout l'univers, sont des racoleurs convaincus pour leur célèbre confrère médicastre. L'année dernière, le nombre de ceux qu'il fallait laver et qui aiment la nature a certainement monté à plus de 40.000. Nous n'avons pu obtenir de chiffres exacts; nous avons échoué dans notre tentative pour nous procurer les informations nécessaires au « Bureau statistique de la méthode Kneipp », qui est désigné aux regards par une enseigne géante. On nous a dit qu'il ne fonctionnait plus depuis plusieurs jours. Le travail y a été fait jusqu'à présent par deux jeunes dames qui sont, dit-on, des divorcées et des converties. L'une d'elles est grande adoratrice de M. le Prélat qu'elle accompagne aux « Conférences populaires ». Elle baise avec ardeur ses saintes mains avant qu'il ne commence. Elle s'assied presque tous les soirs avec lui sur la terrasse devant le « Kinderasyl », avec une amie qui partage ses sentiments. Pleine de frissons respectueux, elle épie les paroles sages du saint homme.

Presque aussi grand que celui des belles dames, est le contingent des prêtres catholiques et des membres des congrégations de toutes couleurs et de tous pays.

Il y a là des mines splendides, fortes et jeunes, que l'on voit également aller pieds nus ou en sandales par les chemins et les prés, souvent en compagnie de jeunes filles et de femmes ayant besoin de se faire traiter. Honni soit qui mal y pense !

Le nombre de ceux qui frappent par la pauvreté de leurs habits ou par des affections graves est relativement petit. Les infirmes indigents et crédules qui viennent en foule, pleins d'espoir, en pèlerinage vers le prélat faiseur de miracles, n'encombrent pas les « boulevards » de Wœrishofen. Ils s'entassent dans les galetas pleins de vermine que leur laisse le riche baigneur, tout en haut dans les combles, souvent avec les domestiques, pour qui naturellement le coin le plus misérable est bien assez bon. Comme dans les réduits des moissonneurs esclaves de la rive orientale de l'Elbe, tous couchent là pêle-mêle, hommes, femmes et enfants. Sous ces toits, les instincts physiques se moquent de tous les sermons pieux. Là prospère la « morale campagnarde » avec toute la brutalité de sa sève primitive, sous le double spectre de Mammon et de la « médecine sainte ».

De même que toutes les nations, tous les malades ont passé à Wœrishofen, lupiques et tuberculeux, paralytiques, gens atteints de carie des os, d'affections de la peau, d'ulcères, sourds, myopes et aveugles, hypocondriaques, puis la foule bizarre qui peuple partout la foire aux vanités, exploiteurs, chevaliers d'industrie, trompeurs et trompés.

Car « Monsieur le Prélat » guérit tout, et quatre docteurs lui prêtent leur concours dans la mesure de leurs moyens.

Les promenades aux environs sont pleines d'attraits. Quand on trouve le chemin trop rude, on foule les prés, à la sourde colère des cultivateurs qui cependant laissent faire. Dans les bois, où poussent de magnifiques airelles, on trouve de petits endroits solitaires. La forêt est discrète... ».

Et cela continue sur ce ton gouailleur faubourien pendant 46 pages en 6 chapitres, avec des griefs soutenus de façon tout aussi obscène.

De tels produits littéraires font involontairement une sensation d'ordure, même pour un critique endurci. Je n'ose me risquer à en dire davantage, car je n'ai laissé entrevoir ce genre de polémique que pour n'omettre aucune catégorie des détracteurs de Kneipp.

La tendance si malpropre de ce mémoire l'empêcha de se répandre. Il fut alors distribué gratuitement aux baigneurs arrivants et envoyé à beaucoup de médecins.

La machination fut un coup d'épée dans l'eau. Diverses protestations ont réfuté ce triste échantillon d'une littérature au revolver marécageuse. Elles n'étaient pas nécessaires pour affirmer devant ses amis et ses ennemis l'innocence sans tache bien connue de Kneipp en ce qui concerne la morale.

Sa nomination à la dignité de camérier secret de Sa Sainteté fut même mise à profit par quelques adversaires qui ont cherché à faire suspecter son orthodoxie pour prêter à son caractère des côtés désagréables, et empêcher l'affluence à Wœrishofen.

Le curé Stockmayer[1] dit dans sa préface d'« Une double victime de la cure Kneipp », sur « un cas de vraie propagande jésuitique du curé Kneipp, de Wœrishofen, tant renommé de nos jours » : « Ce cas peut jeter un rayon de lumière sur l'action de cet homme, prônée jusqu'ici par protestants et catholiques comme inspirée uniquement du pur amour de l'humanité. Il est vrai que les derniers événements, à Wœrishofen et à Rome, ont éveillé chez beaucoup le soupçon qu'il serait, lui aussi, au service de la propagande romaine. Car elle ne distribue pas sans raison ses distinctions. »

« Il paraît », dit à ce propos Quidam dans la « Joyeuse Station[2] », « que Wœrishofen est un des centres de prosélytisme d'une partie du clergé bavarois. Car bien souvent des convertis, baptisés ailleurs, ont été envoyés pour faire une « cure supplémentaire » dans le lieu de toutes les guérisons ».

Comme Stockmayer, armé de son réflecteur, cherche à faire ici la lumière en colorant sa haine d'un prétexte religieux, je vais l'aider à dissiper cette obscurité en ap-

1. *Loc. cit.*, 3.
2. *Loc. cit*, 33.

parence mystique. C'était en 1891. Des personnages de Vienne haut placés prièrent l'évêque Pankratius, d'Augsbourg, de vouloir bien, vu les services rendus par le curé Kneipp à l'humanité souffrante, proposer pour lui un état plus relevé au Saint-Siège. Sans la refuser absolument, ce dignitaire ne put néanmoins se résoudre à une démarche positive, craignant avec raison de faire ressortir ces mérites d'une façon spéciale. Supérieur direct de Kneipp, il pouvait froisser tant d'ecclésiastiques du diocèse qui attendaient encore une juste récompense !

Cette affaire dormit donc jusqu'au moment où l'archiduc Joseph d'Autriche prît l'initiative de s'adresser au pape. Dans mes études biographiques sur Séb. Kneipp [1], ces faits sont exposés textuellement ainsi : « Par l'entremise directe de son Altesse I. et R. l'archiduc Joseph d'Autriche, on mit Sa Sainteté Léon XIII au courant des grands services rendus par Kneipp à l'humanité souffrante. Pour les reconnaître, il fut donc nommé camérier secret le 17 octobre 1893, et son haut protecteur le lui annonça par cette lettre :

Alcsùth, le 23 octobre 1893.

Monseigneur,

Ma reconnaissance et celle de tant de mes compatriotes pour vos bonnes œuvres de charité m'ont engagé à écrire au Saint-Père pour le prier de vous accorder un signe visible de sa faveur, et notre évêque Philippe Reiner a appuyé ma requête. Je reçois aujourd'hui la très gracieuse réponse de Sa Sainteté, qui me charge de vous faire parvenir le décret ci-joint.

Je vous adresse mes meilleures félicitations, et prie Dieu du fond du cœur, afin que dans sa bonté infinie il vous conserve à nous et à l'humanité souffrante très longtemps encore fort et bien portant.

Je vous annonce, en outre, qu'après la noce de mon fils je me rendrai, vers le 18 novembre, à Wœrishofen, pour m'y débarrasser sous votre direction du reste de mon ancien mal.

1. *Loc. cit.*, 128.

Avec mes meilleures salutations, je reste, Monseigneur, votre très reconnaissant et tout dévoué.

Archiduc JOSEPH.

Ces multiples témoignages, d'amis et d'ennemis, prouvent assez que Kneipp peut fort bien soutenir un examen sérieux et consciencieux en ce qui touche ses qualités propres.

Pour achever de peindre son caractère, indiquons un trait dominant. Il avait une préférence marquée pour ceux qui vivent obscurément ou qui ont des charges excessives. Les « enfants pauvres », malades et dans de mauvaises conditions lui tenaient de près au cœur. Il est de nombreuses affections qui peuvent s'améliorer par des soins appropriés. Aussi, dès qu'il posséda quelques ressources, voulut-il fonder un établissement où ces malheureux seraient traités. Son vœu ne tarda pas à s'accomplir et la preuve en est le Kinderasyl de Wœrishofen, qui fut sa création préférée. Il y allait presque chaque jour[1].

Puis c'étaient ses confrères en sacerdoce dont il aimait à s'occuper, ainsi que des gens de service, valets de ferme, ouvriers, etc. Il considérait les mères avec sévérité, presque méfiance. Car souvent il avait vu qu'elles observaient à rebours leurs devoirs envers leurs enfants, auxquels elles donnent de mauvaises habitudes, et qu'elles amollissent. Néanmoins, il respectait beaucoup les mères de famille.

Une paysanne se présenta un jour à la consultation et demanda une prescription pour suivre un traitement chez elle. « Pourquoi voulez-vous partir? lui dit Kneipp. Vous pouvez vous améliorer bien davantage. »

1. *Ibid.*, 135 et suiv.

Elle avoua que les ressources lui faisaient défaut, ayant à la maison cinq enfants qu'elle devait soigner. Elle ne pouvait payer plus longtemps une remplaçante et son séjour à Wœrishofen.

« Est-ce tout? lui répondit-il. Écrivez immédiatement chez vous et ne vous faites plus rien envoyer. Voici pour vivre une semaine. Ne faites pas de dépense inutile, mais ne vous laissez manquer de rien, et quand vous n'aurez plus d'argent, revenez. » En même temps, il lui mettait dans la main une pleine poignée d'argent, environ douze marcs.

Un facteur autrichien vint également à la consultation. « Monsieur le curé, dit-il, je viens vous remercier de m'avoir guéri. Je n'y comptais guère en arrivant et je m'en retourne très content. Combien vous dois-je?

— Que faites-vous, demanda Kneipp.

— Je suis facteur.

— Êtes-vous marié?

— Oui.

— Avez-vous des enfants?

— J'en ai quatre.

— Quels sont vos appointements?

— Trente florins par mois.

— Trente florins?

— Trente florins par mois, répète-t-il.

— Mais alors, dit Kneipp, je vous trouve bien osé de vouloir payer. Vous allez en Autriche; voici qui en vient et vous servira peut-être là-bas. Emportez-le et Dieu vous donne bon voyage! »

Puis il tend au facteur interdit trois billets de dix florins.

Pour les pauvres entre les pauvres, ceux qui étaient atteints de lupus, il a toujours voulu s'occuper d'eux, et avait décidé de leur construire une maison. Mais diverses circonstances et certaines réflexions l'en empêchèrent. Toutefois, il a traité en personne ou fait traiter beaucoup de ces malades [1].

Faisons ressortir brièvement son zèle de prêtre et de pasteur d'âmes, afin qu'on voie qu'il n'a pas négligé ces devoirs pour son œuvre philanthropique grandiose. Dans ce but, j'emprunte les passages caractéristiques suivants au tableau intéressant et pieux que M. le directeur Schmid a esquissé dans la *Revue trimestrielle de Linz* [2].

Voici ce qu'il dit sur son rôle de confesseur au couvent [3] : « Tous les dimanches et jours de fête, il faisait des conférences édifiantes pour les religieuses, et chaque année des exercices. Il s'occupait d'une façon particulière des orphelines et des jeunes filles que l'on formait au Couvent à tenir un ménage, leur posant des questions sur les sermons auxquels elles avaient assisté, et dont il leur demandait des résumés. Vers les dernières années, alors qu'il était entouré d'importuns, il leur faisait des conférences particulières les dimanches soirs, en outre des exercices annuels. Dans sa direction spirituelle pratique et bien marquée, il exigeait de tout le couvent un travail manuel en dehors des heures consacrées à la prière et à la contemplation. Il estimait que le corps s'en portait mieux, et que la paix régnerait davantage parmi les habitants de la maison.

1. *Ibid.*, 103.

2. Schmid (Dr André, directeur du Georgianum, professeur à l'Université, conseiller ecclésiastique archiépiscopal, à Munich) : *Monseigneur Sébastien Kneipp au point de vue pastoral.* Tableau tracé par le Dr A. Schmid. Impression à part de la *Revue trimestrielle de théologie pratique*, de Linz. Livraison IV, 1897. Linz. Édité par l'auteur, 1897.

3. *Ibid.*, 4.

La restauration de son église paroissiale lui tenait également au cœur. Schmid dit en effet[1] : « Déjà, sous son prédécesseur Michel Ziegler, on avait construit de nouveaux autels, des confessionnaux, etc., dans la partie du bâtiment qui est en style baroque. Le nouveau curé voulut continuer cette réparation. Il fit, en 1882, avec l'aide du soussigné, assécher et crépir en couleur toute l'église. Lui-même fournit la plus grande partie des frais, bien qu'il fût encore dénué de ressources. Plus tard, cette œuvre fut achevée par la pose d'un nouvel orgue et d'une grande cloche. En 1885, il fit de la même façon restaurer la chapelle du couvent. » Paulus Sergius[2] donne un rapport intéressant et détaillé sur ces travaux.

Schmid continue ainsi[3] : « Cette préoccupation pour les objets extérieurs du culte fut accompagnée d'efforts plus intimes dans la paroisse. Dès le carême de 1882 et deux fois encore dans les années suivantes, Kneipp fit des conférences pendant chaque semaine, successivement pour les hommes, les femmes, les jeunes gens, les jeunes filles. Le vendredi après midi, il invitait un prêtre du voisinage à venir l'aider pour la confession. Le samedi, il faisait exécuter une communion générale. L'impression de ces conférences fut d'autant plus grande que jusqu'alors on avait craint dans la paroisse que l'ancien confesseur du couvent ne devînt curé sévère. Cela n'était point fondé. Car Kneipp, bon lui-même, n'avait que d'excellentes intentions envers tous. »

1. *Ibid.*, 5.

2. Sergius Paulus. *Sébastien Kneipp comme curé de Wœrishofen et rénovateur de son église.* Fleur d'amour déposée sur la tombe récente de Kneipp, au nom de ses paroissiens et de ses partisans. Wœrishofen et Kaufbeuren, Schön (sans date).

3. *Ibid.*, 5 et suiv.

Sur son zèle pour le service divin et pour le ministère, Schmid rapporte[1] : « Bien qu'il n'eût jamais de montre, il était très exact aux offices, qui commençaient à l'heure précise. Il n'employait inutilement aucune minute. Le dimanche, après l'eau bénite et les psaumes, le curé lui-même montait en chaire presque sans exception, quoique parmi ses baigneurs ecclésiastiques beaucoup l'eussent volontiers suppléé..... Le prélat aimait extraordinairement à prêcher. Souvent, les dimanches et les jours de fête, il le faisait deux fois de suite, d'abord à l'église paroissiale, puis à celle du couvent ou dans le réfectoire. De plus, en bien des cas, comme à la confession générale des enfants, aux jours de communion spéciale, il prononçait de courtes allocutions, convaincu qu'on obtenait ainsi davantage, que par des heures de sermon. Mais son zèle dépassait Wœrishofen. Car c'était un prédicateur recherché aux jours de fête. Les gens avisés avaient découvert qu'il ne voyageait pas volontiers pour son traitement, mais qu'en revanche on pouvait l'avoir facilement si on l'invitait à venir prêcher. Ce moyen échouait rarement. Au temps du Culturkampf, les missions des congrégations étant devenues difficiles, Kneipp eut l'idée de réunir des prêtres séculiers pour en organiser. Il trouva bientôt dans P. Koneberg, dans le bénéficiaire Antoine Hauser, dans le doyen Schild, l'intendant Léonard Nagler, le curé Joseph Wiedemann, etc., des associés dont le nombre monta jusqu'à vingt. C'est ainsi que de 1877 à 1885, on put, en outre de celles des ordres, envoyer chaque année environ dix missions ou rénovations de prêtres séculiers. Kneipp avait déjà son propre ministère et des sup-

1. *Ibid.*, 6 et suiv.

pléances dans des paroisses voisines, telles que Schlingen, Dorschhausen, Rammingen. Il lui venait aussi un plus grand nombre de baigneurs. Quoique absorbé ainsi plus que de raison, il prit part, plutôt comme prédicateur spécial, aux missions à Zell, Altusried, Lamerdingen, Grossaitingen, Pfaffenhausen, Rettenbach. Ernsing, Bidingen, Ruderatshofen, Gabelbach, Lauchdorf, Dietkirch, Mindelau, Kirschheim, Sulzberg, etc. Dans les dernières années, il dut se priver de fournir son concours. Mais il procura encore le bienfait d'une mission à sa propre paroisse en 1895.

Mais où puisait-il la force pour suffire à toutes ses fonctions? C'est ce qu'indique également l'auteur cité plus haut[1] : « Il soutint plus de dix ans ce fardeau. La question se pose donc de savoir comment le prélat Kneipp a pu le supporter. Tout le mystère est qu'il employait bien son temps. Il ne pouvait souffrir tout d'abord les moments perdus à l'auberge ou au jeu. Il s'occupait de travaux domestiques pour se délasser et fortifier sa santé. Il faisait remarquer souvent qu'un ecclésiastique pouvait y trouver des joies innocentes et pures. Quand Wœrishofen fut devenu station internationale, il se levait le matin entre quatre et cinq heures, dès que son chien blanc, qui lui servait de réveille-matin, grattait au bois du lit. Il disait ensuite la messe au couvent. Il allait se reposer le soir vers neuf heures, tout au plus dix heures.

La vie d'un homme qui, par son travail, s'est élevé, de simple fils de tisserand, jusqu'à devenir prêtre, et à acquérir enfin en Europe et hors d'Europe la célébrité par l'emploi de l'eau froide, présente en elle-même

1. *Ibid.*, 10.

beaucoup d'intérêt. Faire ressortir chacun de ces éléments d'une façon élogieuse, n'a pas été le but des pages qui précèdent. Mais nous avons voulu, par le simple rapprochement des faits et des jugements, permettre au lecteur d'arriver par lui-même à une opinion concluante sur les traits du caractère de Séb. Kneipp. La qualité nécessaire pour aboutir à ses fins lui appartenait en tous cas. C'était cette énergie silencieuse avec laquelle il surmontait toutes les difficultés, ayant un grand but devant les yeux. Elle l'aidait à persévérer et en définitive, chose donnée à bien peu, lui fit voir son œuvre achevée. Il a eu des partisans fervents par centaines de mille. Il a accompli des guérisons qui excitèrent l'étonnement de toutes parts. Il a possédé le cœur du peuple à un degré que peu ont atteint avant lui. Les circonstances heureuses où il se trouva à la fin de sa vie ne gâtèrent pas son caractère et ne l'empêchèrent pas de mourir en homme simple et pauvre. Sans contredit, il a laissé des traces nettement visibles dans la façon de vivre de notre temps, bien plus, dans le monde médical même.

VIII

Comment Kneipp est arrivé à la cure d'eau.

Le fils du tisserand, ayant obtenu par des peines et des privations infinies de poursuivre des études supérieures, fut victime, presque arrivé au but, d'un triste sort. Dès la seconde classe du gymnase, l'étudiant, âgé déjà de vingt-sept ans, devint maladif[1]. Il eut un catarrhe des sommets pulmonaires avec crachements de sang fréquents. Le médecin militaire Dr Kraus, de Dillingen, le traita et lui fit des visites assidues. Mais vu l'état des choses, il ne pouvait faire beaucoup pour améliorer sa santé[2]. Sébas-

1. Voyez plus haut, VII, p. 107, note 2. C'était en l'année scolaire 1845-1846.

2. Kneipp. *Souvenirs*, *loc. cit.*, 74 : « J'étais content d'étudier. Je me trouvais de jour en jour plus heureux, étant arrivé au bout de deux ans à loger chez le professeur Merkle lui-même. Mais mon bonheur ne devait pas durer de longs mois. J'avais à attendre encore avant de l'avoir complet. Auparavant, quand j'étais habitué à des travaux corporels pénibles, j'avais aussi la nourriture excellente, simple et forte de la campagne. Hiver et été, je faisais beaucoup d'exercice à l'air libre. Maintenant, j'éprouvais un affaissement progressif dans le corps. Je remarquai également un surmenage de mes forces intellectuelles, D'une semaine à l'autre, je me sentais plus fatigué et plus abattu. L'appétit et le sommeil disparaissaient. Les choses allèrent si loin que, dans la troisième classe de gymnase, je dus passer la moitié de mon temps au lit.

J'avais un médecin militaire renommé qui me visita bien une centaine de fois dans l'année; mais, malgré toute sa bonne volonté, il ne pouvait malheureusement me guérir. Quand j'arrivai dans la

tien Kneipp, en été de 1846, était si souffrant qu'il dut s'aliter[1] dans sa petite chambre du vieux collège. Il se remit pendant les vacances jusqu'à pouvoir, traînant une vie pénible, achever ses études et passer son examen de sortie. Néanmoins, à la fin de son séjour au gymnase, son état était tel qu'on le considérait généralement comme un candidat à la mort[2].

Les vacances lui ayant de nouveau procuré quelque amélioration, il continua ses études. Il voulait se rendre à Munich. Or, craignant pour lui l'influence du climat de cette ville, son médecin et le professeur Merkle le lui interdirent tous deux. En conséquence, il resta l'hiver de 1848-1849 à Dillingen pour y étudier la philosophie. Ce n'est qu'en l'été de 1849 qu'il eut la permission d'aller à Munich où il se rendit[3]. Il y trouva, en visitant par hasard la Bibliothèque royale, l'ouvrage de Jean Sigismond Hahn : *Instruction sur la force et l'action de l'eau fraîche*. Le malade feuilleta le petit livre. Il lui en advint comme à bien d'autres : il puisa dans le lan-

classe supérieure, mon état avait plutôt empiré. Le médecin me fit boire de l'eau de Kissingen, source Ragozi, mais sans résultats, puis de l'eau de Sedlitz. Elle agit bien, mais je n'allai pas mieux, au contraire. Mon seul bonheur était que, prêt à quitter le gymnase, j'espérais pouvoir me donner du mouvement en plein air. »

1. Baumgarten, *Séb. Kneipp*, 20.

2. Voyez plus haut, VII, p. 107, note 2.

3. Kneipp. *Souvenirs*, 74 : « Les vacances m'avaient de nouveau fait un peu de bien. Les jeunes gens sont portés à l'espérance, et j'espérais. En l'année 1848, où je quittai le gymnase, parut un décret permettant de faire la philosophie en un an à l'Université, et en deux au lycée. J'aurais donc été volontiers à Munich; mais le médecin me le défendit, ainsi que le professeur Merkle. Il soutenait que le climat de cette ville me serait mortel. C'était à Pâques. Je demandai au docteur si je ne pourrais pas supporter en été ce séjour. Car, j'espérais terminer encore ma philosophie. Je reçus cette permission et me hâtai d'aller à Munich. Je ne souffrais pas, mais, après avoir assisté à une leçon, la plupart du temps, je pouvais à peine raconter ce que j'avais entendu.

gage substantiel et vigoureux de cet auteur un nouveau courage et résolut d'essayer la cure d'eau sur lui-même.

Le point de savoir si Kneipp a trouvé sa première incitation à la cure d'eau dans ce Hahn a été l'occasion d'une controverse. L'instituteur Reinelt, de Neisse, déjà auteur, sous le nom de Philo vom Walde, d'une petite biographie de Priessnitz [1], en a publié une grande à propos du centenaire de celui-ci.

Entre autres choses, il reproche à Kneipp d'avoir copié sa *Cure d'eau* dans un certain Théodore Hahn. C'est un homme que personne en général ne connaît dans le monde scientifique, bien qu'il ait beaucoup écrit. Mais il n'a jamais pu prétendre à une considération sérieuse [2]. Les dates authentiques de la vie de Kneipp permettent facilement d'infirmer cette assertion malheureuse.

Il quitta le gymnase de Dillingen le 26 août 1848 [3].

1. PHILO VOM WALDE. *Vincent Priessnitz, fondateur de l'hydrothérapie et de la méthode thérapeutique naturelle.* Étude. Berlin, Möller. Sans date. D'après la préface, on peut conjecturer que le livre a paru en 1899.

2. PHILO VOM WALDE. *Vincent Priessnitz*, 118. « En l'année 1848, il arriva, cadavre ambulant, à la bibliothèque universitaire de Munich. Il y trouva, sur un catalogue, le *Guide d'hydrothérapie*, de HAHN. Il se fit donner le livre et y lut : « Comment l'eau peut rendre la santé dans toutes les maladies possibles, même les plus grandes ». Il l'acheta immédiatement chez le bouquiniste Zipperer. « Il l'étudia et le mit en pratique sans plus tarder. Puis, faisant de nécessité vertu, il prit dans le Danube ses premiers demi-bains de trois à quatre secondes par 10 à 15 degrés de froid. » Est-il possible d'avoir si peu d'esprit! J'avais lu le livre il y a longtemps et l'avais oublié. Enfin, un éclair a lui dans ma nuit profonde. « C'est le livre de Rausse : *Guide d'hydrothérapie*, publié par THÉODORE HAHN », — me dis-je tout à coup. Je consultai l'ouvrage, je réfléchis, je comparai. — Cela concordait. Kneipp ne se trompe que sur la date. Le livre n'a pas paru en 1848, mais, en mars 1850 seulement, à Buchenthal, près Niedernzwyl, canton de Saint-Gall, où Théodore Hahn séjournait alors. La seconde édition est datée de février 1852. »

3. Comparez le fac-similé de son exeat dans BAUMGARTEN, *Sébastien Kneipp*, 21.

Dans le premier semestre de ses études supérieures, par conséquent dans l'hiver 1848-1849, il resta candidat en philosophie à Dillingen. Cette lettre en fait foi :

Rectorat du lycée royal de Dillingen.

Le 30 mai 1899.

Monsieur,

En réponse à votre lettre du 28 courant, j'ai l'honneur de vous informer que, d'après le rapport annuel et le registre de classement, M. Sébastien Kneipp a appartenu au lycée royal de Dillingen pendant le semestre d'hiver de 1848-1849 [1], en qualité d'étudiant du premier cours de Philosophie. Dans les deux semestres de l'année 1849-1850 [2], il a été élève du premier cours de Théologie au même lycée. Il a suivi, comme candidat en Philosophie, les cours de Psychologie, Logique, Histoire universelle, Philologie, Histoire naturelle et Mathématiques. Comme candidat en Théologie, il a suivi ceux de Dogmatique, Morale, Histoire ecclésiastique, Introduction à l'Ancien Testament, Archéologie et Langue hébraïque. S'il était nécessaire, les résultats de son examen pourraient vous être communiqués.

Conseiller ecclésiastique :

Dr Leistle,

Recteur royal.

C'est dans l'été de 1849 que Kneipp vint pour la première fois comme candidat en philosophie à l'Université de Munich [3]. J'ai en ma possession deux pièces de cette époque qui ne sont pas publiées dans la biographie de Kneipp. L'une d'elles porte le titre de *Certificat d'études philosophiques.* L'autre démontre que Kneipp a passé un semestre à Munich en 1849. Je la cite textuellement :

1. Du 1er octobre 1848 au 1er avril 1849. Comparez aussi plus haut, VII, p. 108, note 2.
2. Du 1er octobre 1849 à fin juillet 1850. Voyez plus haut, VII, p. 109, note 1.
3. Voyez plus haut, VII, p. 108, note 3.

CERTIFICAT DE BONNE VIE ET MŒURS DÉLIVRÉ
A LA SORTIE DE L'UNIVERSITÉ

M. Sébastien Kneipp a été immatriculé le 3 mai 1849 comme candidat en philosophie. Cet élève, né à Stefansried, s'est toujours conduit à l'Université de Munich au point de vue énoncé ci-dessus d'une manière irréprochable. En foi de quoi le présent certificat lui a été délivré avec le sceau universitaire et celui de la Direction de la police universitaire. Signé du recteur temporaire et du Comité de ladite direction.

Munich, le 9 août 1849.

Le recteur de l'Université,
Dr STADLBAUER.

Le Comité directeur de la police universitaire,
Signature illisible.

Kneipp revint ensuite dans le semestre d'hiver 1849-1850 à Dillingen. Il y était également en 1850 pendant le semestre d'été[1]. Dans celui d'hiver 1850-1851, il alla à Munich. Il avait réussi à obtenir de Dillingen une place vacante d'élève au Georgianum de Munich, où il demeura jusqu'à son ordination en août 1852[2].

C'est dans l'été de 1849 qu'il trouva le petit livre de Hahn à la Bibliothèque nationale de Munich. Cet événement a été mis en lumière par M. le Dr André Schmid, directeur du Séminaire, le Georgianum, de cette ville. Il s'est donné la peine de faire des recherches personnelles. Voici exactement ce qui s'est passé :

« Dans la salle de lecture de la Bibliothèque sont déposés quelques volumes des catalogues. Ils sont distribués dans des rayons et permettent au lecteur non admis dans ce qu'on nomme la Salle des catalogues de con-

1. Voyez plus haut, p. 147, note 2.
2. Voyez plus haut, VII, p. 109, note 2 et BAUMGARTEN. *Sébastien Kneipp*, 22.

sulter les nouveaux ouvrages. Un employé de la Bibliothèque appela l'attention de Kneipp, désespéré, sur ce catalogue. Or, il y a sur un exemplaire, ainsi que je l'ai moi-même vu, l'indication suivante : *Etude de la vertu curative de l'eau fraîche*, par le Dr Jean-Sigismond Hahn. Nouvelle édition refondue et mise au courant de la science par le professeur Œrtel, d'Ansbach. Avec une table des matières. Publié aux frais de l'Association hydropathique. Chez Frédéric Campe, à Nuremberg, 1834. » Le fac-similé de la première page se trouve dans mon livre : *Sébastien Kneipp*[1].

Ces faits ont eu lieu dans l'été de 1849[2], ainsi qu'il ressort des dates de la vie de Kneipp indiquées tout à l'heure. C'est dans l'hiver 1849-1850 qu'il a pris les

1. Baumgarten. *Sébastien Kneipp*, 70.

2. Philo von Walde dit dans *La vérité sur Kneipp*, 18 : « Dans sa *Cure d'eau* et ailleurs, Kneipp place toujours cet événement en 1848. Dans mon livre sur Priessnitz, j'ai soutenu que cette date était fausse. Divers kneippistes m'attaquent à ce propos, m'accusant de contester la parole du maître ! Or, voici que son médecin vient démontrer, avec pièces à l'appui, que ce fait n'a pu avoir lieu qu'en été de 1849. D'après mon calcul, il s'agit même de 1850. Bien qu'il eût cessé d'être étudiant à Munich, Kneipp a dû néanmoins y retourner plusieurs fois. Un homme âgé n'a plus, avec la meilleure volonté du monde, une mémoire bien sûre pour les choses qui se sont passées trente ans auparavant. C'est ce que nous démontre la correction faite par le Dr Baumgarten. »

Cette assertion est inexacte. Un écrivain qui veut être pris au sérieux n'eût pas dû la soutenir.

Les passages de *Ma cure d'eau* (1re édition, introduction, 2) dont il est ici question portent : « Pour me distraire, je feuilletais volontiers les livres. Le hasard, j'emploie ce mot très usité, mais très vague et vide de sens, car il n'y a pas de hasard, le hasard donc, me fit trouver un petit livre sans apparence. Je l'ouvre : c'est un *Traité d'hydrothérapie*... Cet ouvrage, qui traite de la vertu curative de l'eau fraîche, est sorti de la plume d'un médecin ; le traitement lui-même est rude et sévère dans la plupart de ses applications. Je l'essayai pendant trois, puis six mois. Je n'en ressentis aucune sérieuse amélioration, mais non plus le moindre inconvénient. C'était encourageant. Vint l'hiver de 1849 ; je me trouvais de nouveau à Dillingen.

bains dans le Danube, à Dillingen, et non dans un hiver

Deux ou trois fois par semaine, je gagnais un endroit solitaire et me baignais quelques instants dans les eaux du Danube. Pressé pour y aller, je me pressais encore davantage au retour pour revenir au plus tôt dans une chambre chauffée. Ce traitement au froid, s'il ne me fit aucun tort, ne me fit guère de bien, je le croyais du moins. En 1850, j'entrai au Georgianum de Munich. »

Au début de ce passage, Kneipp n'indique aucune date; plus loin, il montre assez clairement qu'il a trouvé le petit livre en question dans l'été de 1849 : « Je l'essayai pendant trois, puis six mois... Vint l'hiver de 1849, etc. »

Il désigne clairement dans ses *Souvenirs de ma vie*, 74 et suiv., l'année où il a rencontré le livre de Hahn. Voici ce qu'il dit : « En 1848, où je passai mon absolutorium, parut un décret, en vertu duquel on pouvait se présenter à l'examen de philosophie au bout d'un an à l'Université et de deux au lycée. J'aurais volontiers été à Munich, mais ni mon médecin ni le professeur Merkle ne me le permirent, prétendant que le climat de cette ville me serait funeste. Comme on était à Pâques, je demandai au médecin si je ne pourrais pas supporter ce séjour en été. Car j'espérais terminer ma philosophie dans l'année. J'obtins une réponse favorable et je m'empressai d'aller à Munich... Un jour, je me rendis tristement, en compagnie d'un autre étudiant à la bibliothèque royale, plutôt pour me distraire; car je pouvais à peine lire; l'effort était déjà trop grand. On me demanda quel livre je désirais. Je répondis que je n'en savais rien. On me présenta le catalogue, où je vis un ouvrage portant ce titre : *Instruction de l'hydrothérapie*, par Hahn. Je me fis remettre l'opuscule et j'y vis que l'on pouvait guérir par l'eau toutes les maladies, même les plus désespérées. Il fut pour moi l'étoile du matin d'un avenir meilleur. Je l'achetai immédiatement chez le bouquiniste Zipperer. N'ayant rien à faire de bien important à Munich et le semestre étant déjà écoulé en partie, j'étudiai ce traité pendant les vacances. Je passai mon absolutorium de philosophie, puis je m'en revins tout heureux à Dillingen auprès de mon bienfaiteur. Je continuai à m'instruire dans ce livre et le mis en pratique.

Quand je parlais de ces méditations silencieuses et de mes applications d'eau, on se moquait de moi et personne ne me fournissait le moyen d'entreprendre ce traitement. Je n'osais importuner de mes confidences le seul homme qui me faisait du bien. J'allai donc en hiver trois fois par semaine au Danube, quelle que fût la température, et j'y pris des demi-bains de trois à quatre secondes par 10 à 15° de froid. Fatigué en sortant de la maison, j'y rentrais rafraîchi et fortifié. J'acquis la conviction que s'il existait un remède pour moi, que rien n'avait pu guérir, ce devait être l'eau. Mon esprit devint plus actif, mon appétit s'améliora. Je pus assister régulièrement aux leçons, surtout à celles de théologie, où il y a plus à réflé-

postérieur[1]. En conséquence, il n'a pu trouver à la Bibliothèque nationale le livre de Rausse, publié par Théodore Hahn[2], vu qu'il n'avait pas encore paru. Car la première édition porte cette remarque de l'auteur : « Buchenthal par Niederntzwyll, canton de Saint-Gall, mars 1850. » Or, Kneipp avait quitté Munich le 9 août 1849.

Comment est-il arrivé à la cure d'eau? Il l'a lui-même raconté clairement dans beaucoup de conférences et dans l'introduction du livre *Ma cure d'eau*. J'en possède la première édition de l'année 1886, et voici ce qu'on y trouve[3] : « Pour me distraire, je feuilletais volontiers les livres. Le hasard (j'emploie ce mot très usité, mais vague et vide de sens, car il n'y a pas de hasard), me fit trouver un

chir et moins à apprendre par cœur. Je satisfis donc pleinement à mon examen. »

Ainsi, Kneipp déclare formellement qu'il a subi son absolutorium en 1848 et qu'il est resté à Munich pendant le second semestre de l'année scolaire 1848-1849, c'est-à-dire en été, qu'il y a trouvé le livre en question et pris les bains au Danube à Dillingen dans l'hiver suivant, de 1849-1850. Durant les années subséquentes, il n'en aurait pas eu le temps; car il passa à Munich les scolarités de 1850-1851 et 1851-1852 (voyez BAUMGARTEN. *Sébastien Kneipp*), et fut ordonné prêtre le 6 août 1852, à Augsbourg.

En présence de ce témoignage de Kneipp lui-même, on s'étonnera de l'audace avec laquelle Philo vom Walde dit dans le passage cité plus haut : « Dans sa *Cure d'eau* et ailleurs, Kneipp place constamment ce fait en 1848. » Il suppose ainsi une erreur qui n'a jamais été commise et bâtit là-dessus de vastes conclusions.

Tout cela prouve également que ses assertions indiquées p. 146, note 2 ne reposent sur rien.

1. Voyez la note précédente.

2. RAUSSE (J.-H.). *Instruction d'hydrothérapie pratique*, pour tous ceux qui savent lire, par J.-H. Rausse, publié par Théod. Hahn, Leipsick, Keil et Cie, 1re partie, 1850; 2e partie, *Traitement des maladies aiguës*, 1851; 3e partie, *Traitement des maladies chroniques*, 1852.

3. KNEIPP (Sébastien, curé de Wœrishofen, Bavière). *Ma cure d'eau*, pour la guérison des maladies et la conservation de la santé, ouvrage composé après trente années d'expériences, Kempten, Kösel, 1886, p. 2.

petit livre sans apparence. Je l'ouvre : c'est un traité d'hydrothérapie. Je le parcours de-ci, de-là ; j'y vois des choses incroyables. Un trait de lumière me traverse l'esprit : « Si tu y trouvais ton cas? » Je feuillette encore : « Oui, c'est cela, c'est mon cas, c'est frappé au plus juste ! » Quelle joie, quelle consolation ! Un nouvel espoir raviva mon corps et mon âme. Le petit livre fut d'abord le brin de paille auquel je me cramponnai. Bientôt ce fut la canne qui soutient le malade. Aujourd'hui, c'est la planche de salut que la Providence miséricordieuse m'a envoyée à point au moment de l'extrême détresse. Cet opuscule qui traite de la vertu curative de l'eau fraîche, est sortie de la plume d'un médecin. Le traitement lui-même est rude et sévère dans la plupart de ses applications. Je l'essayai pendant trois, puis six mois. Je n'en ressentis aucune amélioration sérieuse, mais non plus le moindre dommage. C'était encourageant. Vint l'hiver de 1849. Je me trouvais de nouveau à Dillingen. Deux ou trois fois par semaine, je gagnais un endroit solitaire et je me baignais quelques instants dans le Danube. J'y allais d'un pas rapide et revenais plus vite encore dans une chambre chaude. Ce traitement au froid, s'il ne me fit jamais de mal, ne me fit guère de bien, je le croyais du moins. »

Kneipp indique dans ce passage qu'il a trouvé la description de son cas dans la brochure. Or, la première partie de l'ouvrage de Rausse-Hahn, parue en 1850, ne contient précisément aucune description de maladie. La seconde partie, qui concerne le traitement symptomatique des affections aiguës, n'a été publiée qu'en avril 1851. Au contraire, le vieux Sigismond Hahn, tant l'original que l'édition revue par le professeur Œrtel, montre des exemples disséminés de guérison de maladies du poumon.

Il a donc pu faire entrevoir à Kneipp qu'il était capable de se rétablir et l'encourager à se traiter par l'eau fraîche, même sous la forme la plus rude, c'est-à-dire par des bains dans le Danube en hiver! Mais Rausse-Hahn (1re partie, Appareils d'hydrothérapie, mars 1850) interdit formellement, à plusieurs reprises, les bains froids aux personnes faibles de la poitrine[1].

Si Kneipp n'a pas indiqué l'auteur de ce livre de salut, il n'y a rien d'étonnant à cela, car il écrivait surtout pour les gens simples et afin de secourir les malades pauvres. En ce cas, les noms importent peu. Or, il donne presque textuellement le titre de l'édition d'Œrtel tel qu'on le voit en fac-similé dans *Sébastien Kneipp*[2]. Le voici : *Instruction sur la vertu curative merveilleuse de l'eau fraîche*. Et Kneipp dit : « Cet opuscule, qui traite de la vertu curative de l'eau fraîche, est sorti de la plume d'un médecin. » Et ailleurs[3] : « Mon premier conseiller en hydrothérapie, le petit livre si connu, mérite ma reconnaissance profonde pour m'avoir guidé par son Instruction. »

Il est donc démontré que Kneipp a été amené à la cure d'eau par son état souffrant, car il n'y avait plus rien d'autre à lui prescrire.

Secondement, il est certain que l'ouvrage de Sigismond Kahn l'a déterminé à se traiter ainsi. C'est bien l'édition revue par le professeur Œrtel qu'il a eue en mains.

Enfin, c'est après avoir lu le mémoire de Hahn qu'il a tenté quelques applications d'eau. De lui-même, sans

1. *Loc. cit.*, 55, 62.
2. BAUMGARTEN. *Sébastien Kneipp*, 70.
3. KNEIPP. *Ma cure d'eau*, 4. D'ailleurs, il dit dans le passage du même ouvrage cité à la page 149, note 2, que ce petit livre « a été écrit par un médecin », ce qui ne peut non plus s'appliquer au traité de Rausse-Hahn.

aide étrangère, sans conseil de personne, il a fait ce traitement et l'a développé jusqu'au moment où, ayant lu les œuvres d'Œrtel et d'autres publications d'hydrothérapie, il eut de nouvelles incitations.

Telle est l'histoire en détail, et il n'y a que cela. Car il n'existe aucune légende qui, du reste, n'eût pu qu'y ajouter une teinte mystique. Kneipp lui-même n'a jamais varié dans ses réponses sur ce point. Il ne peut donc y avoir divergence dans les récits. Il en sera toujours de même : Kneipp, abandonné, gravement malade, tente un dernier essai en se traitant par l'eau froide, qui lui donne un résultat à peu près inespéré. Alors, il se croit appelé à guérir les autres, du mieux qu'il peut. Convaincu qu'il a trouvé un bon remède, il conseille, il guide selon son savoir, tous ceux qui s'adressent à lui. C'étaient surtout les soi-disant incurables et les malades abandonnés dont il s'occupait de préférence. La philanthropie qui dirigeait la plupart de ses actes l'obligea souvent à innover quand l'ancien était insuffisant ou mauvais. Aussi les nombreux grains de vérité semés en ses quarante années d'études d'hydrothérapie ont-ils germé. Ils sont devenus de magnifiques découvertes, bien appuyées sur la physiologie. Les éléments qu'il reçut, travaillés par son génie, furent fécondés par lui. Kneipp, doué d'aptitude naturelle à l'observation et à l'expérimentation, homme pratique en même temps, pressé par le danger, développa de lui-même et suivant les occasions, la technique d'un élément qu'il aimait et qu'il connut de plus en plus. Il l'a poussée à ce degré élevé où elle excite notre admiration à la contempler attentivement. Ce sont les types multiples de ses applications d'hydrothérapie.

IX

Comment a été connue la méthode Kneipp.

Sébastien Kneipp fit ses premières cures étant élève au Georgianum de Munich, où il s'est lui-même traité par l'eau.

Il était déjà arrivé à la maturité ; aussi existait-il entre lui et ses condisciples une différence d'âge assez grande. Son caractère bon et pacifique lui fit donner le nom de « père Kneipp », qu'il conserva jusqu'à sa mort. S'élevait-il quelque différend entre les élèves, ils s'en rapportaient volontiers à lui. Plus d'un dans l'embarras allait lui demander conseil.

Dans les soucis quotidiens, mais aussi pour la santé, on cherchait avis vers lui. Dès le séminaire, il accomplit deux chefs-d'œuvre d'hydrothérapie. Son condisciple Pfluger était phtisique ; il le guérit si bien, que celui-ci lui a survécu[1]. Un autre, nommé Langmeyer, également atteint de la poitrine, se rétablit par ses soins

1. M. le directeur Dr Schmid, de Munich, m'a donné sur lui ces renseignements intéressants : « P. Grones écrit au sujet de P. Mathias Pfluger, curé de San-Salvador (Brésil), à la date du 20 mai 1900 : « Il « prenait soin des âmes de ses paroissiens et aussi de leurs corps. « Car à l'exemple de son ami le prélat † Kneipp, il a fait de grandes « cures par l'hydrothérapie, tout à la louange de Dieu. » Pfluger, qui a soixante-quinze ans, vit encore (1900).

au point qu'il obtint son certificat de santé[1] et vécut longtemps encore. Ces essais lui avaient déjà fait donner à Dillingen, quand il prit ses bains dans le Danube, le surnom de « Docteur Hydrophilos ». On dessina sur sa porte un homme qui s'arrose d'eau, avec cette inscription : « Docteur Hydrophilos[2] ».

Plus tard, étant vicaire, Kneipp exerça son traitement en plusieurs endroits. Il alla d'abord à Biberbach, puis, à partir du 20 janvier 1853, dans la paroisse de Boos[3], au moment du choléra. On l'appela « le vicaire au choléra ». Là aussi il eut occasion de donner de bons conseils avec sa cure d'eau. Médecins et pharmaciens firent des plaintes réitérées contre lui et il fut souvent traqué par des poursuites judiciaires[4]. L'une d'elles est caractéristique. On en trouve cet amusant récit dans les *Souvenirs de ma vie*[5] : « Je fus un jour cité à comparaître devant la justice cantonale pour répondre d'avoir tant exercé la médecine. Les médecins déposaient des plaintes continuelles. Un pharmacien me poursuivait pour préjudice à son commerce. Arrivé devant le

1. Le titre à la pension (Tischtitel) est un certificat qui donne droit à un traitement plus fort aux ecclésiastiques que l'on élève à une dignité supérieure.

2. Dr Wasserfreund (ami de l'eau). *Souvenirs de ma vie*, 86 : « J'avais essayé de me guérir en allant deux ou trois fois par semaine au Danube. Je prenais aussi tantôt un demi-bain, tantôt une affusion chaque fois que je pouvais aller à la buanderie. Trois étudiants seulement à qui je l'avais raconté le savaient et me plaisantaient à ce propos. C'est ainsi qu'un beau jour je vis sur ma porte un dessin qui représentait un homme s'arrosant avec ces mots : « Le docteur Hydrophilos. » L'auteur en était M. le Dr Julius, actuellement à Irrsee. M. Beitelrock, aujourd'hui curé de Donauwerth, peut en témoigner. »

3. Voyez Baumgarten. *Sébastien Kneipp*, 6 et suiv.

4. En 1854 et en 1860. Voyez Baumgarten. *Sébastien Kneipp*, 74 et suiv., 78 et suiv.

5. *Souvenirs de ma vie*, 108. Il décrit une autre citation en justice dans le même ouvrage, p. 118 et suiv.

tribunal, je posai ces deux questions : « Quand un malade sans secours a déjà eu plusieurs docteurs, doit-on l'abandonner? Ou s'il a dépensé tout son argent chez le médecin et le pharmacien, lorsqu'ils disent : « Nous nous « retirons, il n'y a plus d'argent, il est inutile de lui « continuer nos soins », doit-on l'abandonner? A cette question, M. le juge Bacherle de Babenhausen répondit par cette autre : « Voilà six semaines que je souffre d'un rhumatisme très douloureux à la nuque. Aucun docteur ne peut me soulager. Connaissez-vous un remède pour me délivrer de ce mal? j'ai fait apporter ici trois livres d'hydrothérapie pour vous les faire voir. » Naturellement, je dus indiquer à M. le juge un remède qui le rétablît en peu de temps. Il me dit alors : « Guérissez ceux qui sont sans secours ou sans argent pour en avoir. Soyez celui qui aide dans le besoin. »

Kneipp étant devenu le 24 novembre 1854 vicaire de Saint-Georges à Augsbourg, n'y abandonna pas son goût pour la médecine. On s'adressait souvent à lui. J'ai relaté l'histoire de sa première malade en cette ville dans mon étude biographique [1].

En 1855, il vint au couvent des dominicaines de Wœrishofen en qualité de confesseur. Sa réputation d'hydropathe n'était pas encore très grande. Elle ne dépassait pas un petit cercle d'amis et de partisans. Ses collègues avaient une grande confiance en lui sous ce rapport.

Sa clientèle s'accrut un peu les années suivantes. Mais il n'était pas précisément question d'une foule de malades. Au début, il venait annuellement environ 40 à 50 étrangers à Wœrishofen se soumettre à son traite-

1. Voyez Baumgarten. *Sébastien Kneipp*, 77.

ment. Mais ce nombre augmenta dès 1880, au point qu'il fut surchargé de travail. Toutefois, sa cure ne fut guère connue universellement que par son livre : *Ma cure d'eau*, publié en 1886 chez Kösel à Kempten.

On l'avait engagé plusieurs fois à ne pas garder pour lui son expérience en hydrothérapie et à la transmettre à la postérité. Il avait toujours rejeté cette idée, disant qu'il ne valait rien pour écrire des livres. Enfin, l'Abbé Maurus de Beuron le pressa tant, qu'il le décida à écrire des notes. Il facilita beaucoup cette tâche au vieux curé en lui envoyant le père Ildefonse Schober, aujourd'hui abbé à Seckau, en Styrie. Celui-ci servit de secrétaire et de rédacteur pour composer le livre *Ma cure d'eau*, tandis que Kneipp dictait ce qu'il savait.

Bientôt parut la première édition en 1886, tirée à 500 exemplaires par prudence, de crainte d'insuccès. Elle s'épuisa en quelques semaines. Ce livre se vendit si rapidement, qu'en 1899 se fit la 66e édition [1]. Déjà il avait été répandu à plus de 400.000 exemplaires.

Les chiffres de l'affluence à Wœrishofen sont également fort intéressants.

Des premières années il n'y a pas de statistique. Mais dès 1880 et un peu avant, les étrangers ont dû arriver en nombre fortement croissant. C'est ce qu'indique le fait que l'administration des postes dut créer à partir du 1er janvier 1881 à Wœrishofen un bureau d'expéditions. En même temps, il lui fallut assurer la jonction de Turckheim à cette localité par des cabriolets faisant le service deux fois par jour. Le 1er janvier 1883, pour répondre

1. List (W., médecin praticien et médecin-major royal bavarois d. L. à Munich). *Ce qu'est essentiellement la cure Kneipp*, 24e édition, Kempten, Kösel, 1899, p. 12.

aux nouveaux besoins, elle y substitua un omnibus à quarante places [1].

Au couvent de Wœrishofen, comme on hébergeait constamment des prêtres étrangers venus pour la cure, on tint pour eux, à partir du 1er janvier 1884, un livre spécial. Ces inscriptions ne peuvent avoir aucune prétention à l'exactitude, ni alors, ni plus tard; car ce ne fut jamais une obligation d'y apposer son nom. Cependant, ces anciens registres mentionnent, en 1884, quarante prêtres des contrées voisines et de Saint-Gall (Suisse), de Prague, Maredsous, du diocèse de Namur (Belgique), et d'Erdington, en Angleterre. Parmi les soixante de l'année 1885, il y en eut de Spire, Cologne, Munster, de Carinthie, de Bohême, d'Angleterre et d'Italie (mont Cassin). Il en fut de même en 1886. Or, s'il y a eu dans ces années plus de cinquante ecclésiastiques, on peut affirmer en toute certitude que plusieurs centaines de laïques vinrent chercher la santé auprès de Kneipp. Mais, en 1886, *Ma cure d'eau* ayant répandu son nom dans le monde entier, il arriva cent cinquante-six prêtres à Wœrishofen l'année suivante. En 1888, il en vint trois cent vingt-cinq. Le nombre des autres visiteurs monta à des milliers. Car le registre des étrangers leur ayant été ouvert également à volonté dès 1889, on y trouve deux mille six cent vingt-six noms pour cette année. Aussi le conseiller sanitaire Dr Bilfinger, en son article d'octobre 1889 dans le journal *Ueber Land und Meer*, put-il déjà parler d'une petite invasion à Wœrishofen.

C'est une excellente et méritoire étude sur Kneipp et son œuvre. Sans doute il s'y trouve bien des inexacti-

1. Voyez BAUMGARTEN. *Sébastien Kneipp*, 63.

tudes, mais peu importantes, et qui ne diminuent en rien l'impression favorable que laisse ce travail d'un écrivain célèbre. Je crois utile de l'imprimer ici[1] :

« Un sauveur des âmes et des corps, un prêtre et un médecin béni de Dieu réunis, tel est le curé Kneipp, de Wœrishofen, riante paroisse entre Memmingen et Augsbourg. Sa philanthropie vraie l'y fait révérer comme le père de la commune, de façon touchante. Au milieu du village s'élève le presbytère, avec la buanderie historique, assiégée des malades tout le long du jour. A côté est l'église, simple à l'extérieur, décorée avec goût à l'intérieur, et entourée du cimetière. Au sommet du bourg, se dresse le beau couvent où de pauvres enfants malades sont soignés par des sœurs de charité. De là on découvre au loin toute la chaîne des Alpes bavaroises, puis des forêts et des prairies qui entourent le village sans l'étouffer.

« Au voisinage immédiat du couvent, il existe, donnant sur les champs et la plaine, deux bâtiments neufs divisés en plusieurs parties. Des conduites y amènent l'eau de source. Ce sont des bains, d'agencement simple, et qui, avec la buanderie du presbytère, constituent tout le matériel au moyen duquel ont été faites des cures sensationnelles.

« Mais allons voir M. le curé ! Le voici justement qui sort du couvent avec sa longue soutane simple et une petite calotte sur la tête. Une troupe le suit comme un professeur d'Université accompagné de ses élèves à sa clinique.

« Il a dépassé la soixantaine. Gros et d'un bel aspect, il est remarquablement vif d'esprit et alerte. Les yeux

1. *Ueber Land und Meer*, 63e vol., 32e année, nº 2, octobre, 1889-1890, p. 30.

ont le regard pénétrant et sont surmontés de sourcils noirs très développés, décelant une énergie et une force de volonté peu communes. Les traits du visage, un peu épais, avec une expression idéaliste, trahissent l'homme du peuple. Né le 17 mai 1821 à Stefansried, près d'Ottobeuren, il était fils d'un pauvre tisserand. Se sentant une vocation irrésistible pour l'état ecclésiastique, il déserta à vingt et un ans le métier à tisser. Il s'en alla de presbytère en presbytère jusqu'au moment où le curé Merkle, de Gronenbach, eut enfin pitié du jeune homme plein de talent. Il lui apprit le latin et l'envoya plus tard au gymnase. Mais il y devint poitrinaire par suite de travail excessif. Son médecin, le professeur Pezold, de Munich, en dépit de son bon vouloir et de tous ses soins, ne put le guérir. Dans cette détresse, le hasard lui fit trouver la brochure du Dr Georges Hahn, publiée par Hufeland. C'est le premier médecin allemand qui se soit occupé d'hydrothérapie. Kneipp se mit aussitôt à prendre des bains dans le Danube, et sa maladie fut enrayée, de sorte qu'il put devenir prêtre.

« Toutefois, il resta fidèle à l'eau toute sa vie. Ayant recouvré la santé, dans son élan philanthropique il conseilla à d'autres son traitement. Observateur et homme pratique, puisqu'il est même éleveur d'abeilles estimé, il imagina peu à peu, de façon autonome et indépendante des autres tentatives du même genre, une méthode hydrothérapique exposée dans son livre devenu rapidement célèbre : *Ma cure d'eau*. Il l'avait expérimentée plus de trente ans. « Elle guérit les maladies et conserve la santé. » Son langage est intelligible pour tous. Cet ouvrage original, écrit de façon captivante et parsemé de nombreuses histoires de malades, atteignit en deux ans sa neuvième édition. A la suite de sa publication, il se fit peu à peu une petite invasion à Wœrishofen, où les malades de toutes conditions et de tous pays accoururent. Beaucoup y trouvèrent la guérison désirée.

« Ainsi, un ecclésiastique des Provinces Rhénanes m'a conté là-bas qu'il souffrait depuis plusieurs années d'une névralgie du nerf trijumeau. Elle lui causait les plus vives tortures à la face. Malgré de nombreux traitements prescrits par de célèbres médecins, il n'avait pu obtenir que des soulagements passagers. Au bout de deux semaines de séjour à Wœrishofen, il est devenu un autre homme. Les douleurs ont à peu près complètement disparu, il a repris plaisir à vivre et goût au travail. Un vieil administrateur de district wurtembergeois, atteint d'asthme à un degré élevé, m'a assuré que ses accès avaient diminué par trois semaines de cure, plus que par aucun autre moyen.

« Il va de soi que tous les malades ne sont pas guéris à Wœrishofen. Néanmoins, je puis certifier que beaucoup d'entre eux, traités inutilement auparavant par leurs médecins, ont été sensiblement améliorés en peu de temps par cette hydrothérapie. Les vues générales de Kneipp sur les maladies et la façon de les soigner sont, dans leur ensemble, les mêmes que celles de l'homéopathie. En effet, il ne considère jamais la partie atteinte seule, mais toujours le corps entier avec elle.

« Ce qui lui est spécial, c'est qu'il n'emploie l'eau chaude que par exception et pour les individus trop faibles. Dans tous les autres cas, il l'administre froide, mais, par contre, d'une façon très courte, sous une forme adoucie. Après les applications, il défend de s'essuyer, et les malades, pour se réchauffer, doivent se donner du mouvement de manière convenable, ou, s'ils ne le peuvent, se mettre au lit. Ne pas s'essuyer, vu la chaleur agréable et la distribution uniforme du sang qui en résultent, a ses avantages indéniables.

« Il est facile de voir que ce traitement a pour but de débarrasser le corps des substances morbides qui l'encombrent. Ce sont les ptomaïnes et les leucomaïnes de l'école scientifique. En second lieu, Kneipp vise à améliorer la circulation du sang et surtout, grâce à l'action électrique de l'eau froide, à fortifier et à endurcir le corps entier. On conçoit combien cette cure peut être bienfaisante pour nous, race amollie et qui a horreur de l'eau. On ne peut que souhaiter pour la civilisation qu'elle adoptât l'usage régulier de ce traitement.

« C'est dans ce sens que je considère Kneipp, selon moi, génie et médecin-né, comme un vrai bienfaiteur de l'humanité. Les succès indéniables de sa nouvelle méthode nous amènent à désirer que la science mît à l'épreuve ses idées et s'appropriât ce qu'elles ont d'utile au profit des malades et des gens bien portants, cela au plus tôt.

« Espérons, en terminant, que le curé plein de mérite et infatigable pourra mener à bonne fin son ouvrage principal qui va paraître : *Vivez ainsi*. Qu'il demeure ici-bas longtemps encore pour son œuvre, pour la bénédiction de sa commune et la guérison de ses malades ![1] »

1. Il est certain que l'attention de plus d'une personne qui ne connaissait pas Kneipp, fut attirée sur lui et sa cure par la lecture de cette communication pleine d'intérêt et d'agrément dans un journal aussi prisé qu'*Ueber Land und Meer*. Mais, comme nous l'avons indiqué plus haut, le développement de Wœrishofen et la diffusion du traitement qu'on y fait avaient déjà eu lieu auparavant. L'année même où Bilfinger publia cette étude, il vint 2.626 baigneurs. Celle-ci n'a donc fait que contribuer à ce mouvement, que d'autres raisons ont créé. L'écrivain que nous citons parle déjà d'une « petite invasion à Wœrishofen » et de *Ma cure d'eau*, devenue rapidemen

Tel est l'exposé de Bilfinger. Cependant le mouvement se propageait, le nombre des baigneurs devenait considérable[1]. Il devint nécessaire de créer une organisation à Wœrishofen pour maintenir l'ordre parmi eux. Ce fut le Kneippverein, qui se fonda le 14 décembre 1890. Sur son modèle il s'en constitua beaucoup d'autres secondaires dans la suite en Allemagne et ailleurs. Actuellement, il y en a 85, comprenant 14.000 membres. Ces associations, qui ont pour but de répandre la méthode Kneipp, intéressent de plus en plus le monde à cette réforme hygiénique.

Dans les changements de cet ordre, les plus petites choses ont souvent une importance. Je dois indiquer que la réclame du café de malt elle-même a beaucoup contribué à la diffusion de la cure. La maison Kathreiner de Munich demanda à Kneipp de placer un de ses produits, le café de malt, pour ainsi dire sous sa sauvegarde hygiénique, en usant de son portrait et de sa signature comme recommandation. Elle s'engagea à lui abandonner une part des bénéfices et comme il y consentit, elle déploya sa réclame dans le monde entier. On vit en tous pays l'image de Kneipp. Il est incontestable qu'il fut

célèbre et qui en est à sa neuvième édition. Il dit : « A la suite de la publication de ce livre original écrit d'une façon saisissante et parsemé de nombreuses histoires de malades, il s'est fait peu à peu une petite invasion à Wœrishofen. » Neuf éditions représentent certainement 40 à 50.000 exemplaires. Le lecteur pourra donc facilement juger si cet auteur peut être désigné comme « le vrai héraut de la célébrité de Kneipp ». PHILO VOM WALDE, *Vincent Priessnitz*, 114; ou si c'est *Ma cure d'eau* qui a remué l'humanité. Bilfinger fut de ceux que ce mouvement émut, qui vinrent ensuite en curieux et partirent pleins d'étonnement et d'admiration. Il est arrivé le 27 août 1889 à Woerishofen et y resté jusqu'au 1er septembre suivant. Son nom est inscrit sur le registre des étrangers sous le n° 1566.

1. Le registre des étrangers de 1890 porte 5.057 noms; mais il ne va que jusqu'au 14 novembre de cette année.

ainsi connu, lui et sa cure, de bien des gens qui n'y auraient pas pris garde autrement.

Toujours est-il qu'on doit faire ressortir ceci : c'est principalement lui-même qui fut le héraut et le propagateur de sa méthode.

La sensation produite par ses livres dans l'univers augmenta lorsqu'il parut en personne devant le public, attiré puissamment par ses conférences de Wœrishofen. On marqua le désir d'en avoir en dehors de cette localité. Les sociétés l'invitèrent, ainsi que des personnalités influentes par leurs richesses. Il eut ainsi occasion de voyager et fit des conférences dans les grandes villes, en Allemagne et ailleurs [1].

Tous ont encore présent à l'esprit combien le peuple accourait pour voir, pour écouter cet homme. Partout les salles, trop petites quelque grandes qu'on les eût choisies, voyaient se presser des auditeurs par milliers. Des applaudissements frénétiques éclataient et l'on ne peut s'en faire une idée que si l'on a assisté à l'une de ces conférences. C'est un événement dans la vie. Elles ont été un des principaux moyens de diffusion de la méthode.

On connaissait peu à peu le désintéressement de Kneipp qui guérissait les pauvres pour rien, et qui, de plus, leur donnait souvent. A mon avis, cela et son esprit de bienfaisance ont extrêmement contribué à populariser sa cure.

Néanmoins, les adversaires mêmes de notre hydrothérapeute en cheveux gris ont pris soin d'assurer la propagation de celle-ci. D'une façon plus ou moins habile, ils

1. Le curé Stückle fut l'organisateur de ces voyages, dont il a rassemblé trente-deux des principaux, écrits de la main même de son ami Kneipp.

se sont efforcés de combattre les nouveautés qu'il présentait. Il lui advint ce qui est ordinaire en pareil cas : peu importe que les critiques louent ou blâment, pourvu qu'ils parlent de lui ! L'impression désagréable que produisirent les succès de la cure Kneipp dans le monde médical fut suivie de jalousie manifeste. Ce sont là, semble-t-il, des facteurs essentiels qui le firent connaître, lui et son système.

Mais ce qui y contribua le plus fut que cet homme eut pour lui la raison psychologique vraie, à savoir les succès thérapeutiques.

C'est de toutes les réclames la meilleure et la plus importante, celle qui avec le temps fait forcément adopter une méthode. Faute de cet appui unique, aucune innovation, tant originale soit-elle, ne peut se maintenir dans aucun domaine de la médecine. Songez au bruit que fit la tuberculine. Elle avait saisi le monde médical en pleine époque de l'influenza. En dehors de quelques observateurs doués de sang-froid, tout ce qui était docteur avait subi la contagion. Mais quel prompt désenchantement ! C'est ce que nous n'avons pas éprouvé dans la méthode Kneipp ; au contraire, plus elle a été connue, plus elle a été aimée.

La profession du curé Kneipp, pour bien des médecins diplômés, a été un obstacle certain à la reconnaissance officielle et à l'adoption de son système en thérapeutique. Mais il est à prévoir dès à présent que la majeure partie de ses applications sera très prochainement l'instrument indispensable de tout praticien.

X

La méthode Kneipp.

Les idées de Sébastien Kneipp, sa théorie des maladies, ses innovations thérapeutiques, ses prescriptions hygiéniques ont provoqué des appréciations aussi nombreuses que diverses. Aussi paraît-il indiqué de faire voir les sources authentiques où il a puisé, d'après quels principes il a travaillé et quels points de vue l'ont dirigé dans ses considérations et ses prescriptions.

Comme il a formulé ses idées en paroles et en écrits et qu'il les a défendues, notre commencement sera facile.

Ensuite, nous définirons ce qu'on nomme communément sa méthode. Autant que possible, je m'abstiendrai de remarques personnelles. Au moyen de citations, j'essaierai de faire ressortir les idées de Kneipp.

Cet exposé a pour but, sur des matériaux irrécusables, de faciliter le jugement sur son système, puis de déterminer jusqu'où il a été original en hydrothérapie, c'est-à-dire ce qu'il y a inventé d'utile.

Il a composé 19 livres ou traités[1] et de nombreux

1. Voici ces ouvrages :

1° « *Ma cure d'eau*, fondée sur plus de trente années d'expériences et destiné à guérir les maladies et à maintenir la santé, Kempten, Kösel, 1re édition, 1887. Il est indiqué en haut du contexte que le livre a paru en 1886, ayant été publié en octobre 1886, avec la date

articles pour les journaux. Il a fait 2 à 3.000 conférences dont 7 volumes ont paru.

de 1887. Il a eu jusqu'à présent 67 éditions et a été répandu à plus de 400.000 exemplaires. On l'a traduit en beaucoup de langues, en français, en anglais (4 éditions), en espagnol (8 éditions), en portugais, en italien (4 éditions), en hollandais, en danois, en suédois, en russe, en polonais (10 éditions), en ruthène, en tchèque (7 éditions), en hongrois et en slovaque.

2° *Vivez ainsi*, indications aux gens bien portants pour mener un genre de vie simple, rationnel, et conseils aux malades pour se guérir par une méthode naturelle, Kempten, Kösel, 1re édition, 1889. On en a publié jusqu'à présent 25 éditions, comprenant 150.000 exemplaires. Voici les traductions qui en ont été faites : française (8 éditions), anglaise (2 éditions), espagnole (3 éditions), italienne (2 éditions), polonaise (5 éditions), hollandaise, hongroise et tchèque (4 éditions).

3° « *Soins à donner aux enfants bien portants et malades*. Conseils de Mgr S.-K. Donauwerth, Auer, 1re édition, 1890 (14 éditions).

4° *Le conseiller des gens bien portants et des malades*. Donauwerth, Auer, 1re édition, 1891 (5 éditions).

5° *Mon testament*, pour les gens bien portants et les malades. Kempten, Kösel, 1re édition, 1894, 15 éditions et 70.000 exemplaires jusqu'à présent. Traductions en français (4 éditions), en anglais, en italien (2 éditions), en espagnol (2 éditions), en portugais, en hollandais (2 éditions), en tchèque (2 éditions), et en polonais (2 éditions).

6° *Codicille à Mon testament*. Kempten, Kösel, 1re édition, 1896, 5 éditions. On l'a traduit en français, en anglais, en espagnol, en italien, en hollandais, en polonais et en bohémien.

7° *Un mot sur le choléra*, par le curé Kneipp. Imprimerie académique de l'Union de la presse à Linz, sans date.

8°-14° *Calendrier Kneipp de Wœrishofen*. Kempten, Kösel, années 1891, 1892, 1893, 1894, 1895, 1896, 1897. Les années postérieures portent le titre de : *Calendrier Kneipp illustré, de Wœrishofen*.

15° *Frédéric ou le bon cultivateur*, améliorations agricoles d'après une expérience de vingt ans. Instruction simple pour ceux qui veulent perfectionner l'exploitation de leurs champs, Augsbourg, Schmid, 2e édition, 1876 (4 éditions).

16° *Frédéric ou le bon cultivateur de fourrages*. Instruction sur la façon d'améliorer les prés et les prairies artificielles, avec des indications avantageuses pour préparer les fumiers. Fondé sur bien des années d'expériences, Augsbourg, Schmid (3 éditions).

17° *Frédéric ou le bon éleveur de bétail*, d'après les expériences multiples de S. K., confesseur au couvent des religieuses de Wœrishofen. Augsbourg, Schmid, 1877 (3 édition).

18° *La manière d'élever les abeilles*. Simple instruction pour bien

Ses ouvrages ne répondent pas aux exigences d'une systématisation scientifique stricte. Le médecin habitué à la sévère critique technique sera frappé des obscurités

élever les abeilles en ruches et en caisses, particulièrement pour ceux qui commencent. Augsbourg, Schmid, 4e édition, 1892 (5 éditions).

19° *L'élevage des lapins.* Instruction pratique, par S.-K. Kempten, Feuerlein, sans date.

Kneipp a fait paraître en outre les mémoires suivants :

Dans le *Centralblatt für das Kneipp'sche Heilverfahren*, organe officiel de l'Association internationale des médecins kneippistes, publié aux frais de cette Association, rédacteur en chef : Dr Baumgarten, médecin directeur des bains: Wœrishofen, Kaufbeuren, Borchert et Schmid; 1re année, 1894-1895, n° 1 : *Sur la saignée;* nos 3 et 5 : *Du développement de la voix humaine avec quelques conseils pratiques pour les orateurs;* n° 6, *De la réaction;* n° 7 : *De l'usage des plantes;* nos 9 et 10 : *Sur la digestion et les troubles digestifs. Conseils pour y remédier;* nos 13 et 14 : *Débuts et perfectionnement de la méthode Kneipp;* nos 19, 23 et 24 : *De la durée des applications.*

2e année 1895-1896 : *De la respiration*; n° 9 : *L'absinthe;* nos 10, 11, 12 : *De l'habillement;* n° 12 : *Stellaria media alsine;* n° 13 : *Le diabète;* n° 17 : *L'acne rosacea*, n° 17 : *Le perizona.*

3e année 1896-1897 : n° 1 : *Durée des applications;* n° 16 : *La neige.*

Dans les *Kneipp-Blättern :*

1re année 1891, p. 1 : Avis au lecteur, pour présenter le journal; p. 4 : *Paralysies chez les enfants;* p. 17 : *Incurvations de la colonne vertébrale chez les enfants;* p. 25, 43, 57, 74, 86, 107, 118, 139 : *Souvenirs de ma vie;* p. 49 : *De la conservation des forces dans la vieillesse;* p. 66 : *Nourriture et habillement défectueux;* p. 81, 97, 113, 145, 161 : *Auto-intoxication;* p. 249, 305, 346, 367, 387 : *Extrait du calendrier de Sainte-Monique de 1878; plantes précieuses de toutes sortes pour les personnes bien portantes et les malades.* — 2e année, 1892, p. 35 : *Soins à donner aux organes vocaux;* p. 98 : *Les plantes comme moyens adjuvants de ma méthode;* p. 113 : *Du massage;* p. 118 : *Histoire de malade;* p. 130 : *L'électrisation.* — 3e année, 1893, p. 3 : *Que devons-nous manger?* p. 18 : *Refroidissements;* 4e année, 1894, p. 113 : *Épidémie de maux de gorge.* — 5e année, 1895, p. 2 : *Carie des os chez les enfants;* p. 49 : *Maladie de Basedow.* — 6e année, 1896, p. 114 : *Les fenêtres ouvertes pendant le sommeil;* p. 177 : *Quelques mots sur le massage;* p. 194 : *L'endurcissement;* p. 210 : *De l'éducation des enfants*; p. 225 : *Sur l'électricité.*

Voici les conférences de Kneipp qui ont été publiées :

1° *Trente-deux conférences de M. le curé Sébastien Kneipp sur les maladies et les plantes médicinales, avec sa biographie détaillée.* Publication faite à l'occasion du soixante-dixième anniversaire de sa naissance, pour les bien portants et ceux qui ne le sont pas, par P. Frédéric Mayer, qui a recueilli ces discours et les a fait paraître avec la

et des défauts dans le traitement du sujet et dans la distinction et la description des maladies, où il y a parfois du désordre et même des erreurs nettes par endroits.

Ceux qui jugent impartialement feront abstraction de ces défauts inévitables; Kneipp n'étant pas médecin, il ne faut pas les lui trop compter. Ses écrits nous découvrent en abondance des idées originales, d'excellentes et

permission de l'auteur. Linz, Union de la Presse catholique, 3e édit. La traduction française porte ce titre : *Trente-deux conférences de M. l'abbé Sébastien Kneipp sur les maladies et les plantes médicinales*, recueillies et publiées en allemand, par Frédéric Mayer, à l'occasion du soixante-dixième anniversaire de la naissance de M. l'abbé Kneipp. Conseils pour les malades et les bien portants. Seule traduction française autorisée par l'auteur, augmentée et corrigée d'après la troisième édition, par MM. les abbés X. et Z., et précédée d'une biographie. Kaufbeuren et Wœrishofen, Mayr (Schön), 1893.

2° *Conférences publiques*, faites devant les baigneurs sur la Promenade de Wœrishofen par Mgr Sébastien Kneipp, camérier secret du pape, curé de Wœrishofen, Premier volume : Conférences de 1892, publiées d'après les comptes rendus sténographiques, par le prêtre Joh. Gruber, secrétaire de Kneipp depuis plusieurs années. Avec un dessin en tête de l'ouvrage. Kempten, Kösel, 1894, 2e éd.

3° *Conférences publiques*, etc., 2e volume. Conférences de l'année 1894 (d'avril à septembre), recueillies et publiées par les soins de Louise-Marie Schweitzer, directrice du Bureau statistique de la méthode Kneipp. Avec une gravure en tête. Kempten, Kösel, 1895.

4° *Conférences publiques*, etc. 3e volume. Conférences de 1890 et 1891, composées et publiées d'après des comptes rendus sténographiques, par le prieur Fr. Boniface Reile, secrétaire de M. le prélat Kneipp, et par H. Hartmann. Avec une gravure en tête, 2e éd. Kempten, Kösel, 1898.

5° *Conférences publiques*, etc., 4e volume. Depuis septembre 1894. Composé d'après des comptes rendus sténographiques et publié par le prieur Fr. Boniface Reile, secrétaire de † M. le prélat Kneipp. Avec une gravure en tête. Kempten, Kösel, 1898.

6° *Conférences publiques*, faites sur la Promenade, par Mgr Sébastien Kneipp, de juillet à décembre 1896. Impression à part de la *Wörishofer Kur-und Badeblatt*, Wörishofen. Édité par Julius Lang-Weissenbach.

7° *Conférences publiques*, faites sur la Promenade de Wœrishofen, par Mgr le prélat Kneipp. De janvier à juin 1897. Impression à part de la *Wörishofer Kur-und Badeblatt*. Wörishofen, éditeur Julius Lang-Weissenbach.

heureuses innovations qui nous donnent une large compensation.

On reconnaîtra de même dans l'édification de cette hydrothérapie, et dans la façon dont son auteur développe et fonde ses prescriptions diététiques et hygiéniques, un plan et une exécution systématiques et autonomes.

Le titre de la première édition de *Ma cure d'eau* porte cette notation : « éprouvée par une expérience de plus de trente ans ». Ce n'est donc qu'au bout de ce temps qu'il a osé affronter la publicité. Ses vues hygiéniques, ses tentatives thérapeutiques et ses conseils relatifs au régime ont bien eu pour point de départ la lecture de l'Instruction de Hahn. Mais ils ont été en partie tirés d'études comparatives sur les animaux. Il avait aussi fait sur eux des observations et des expériences[1]. Il a

1. *Conférences publiques*, I, 90, 249, 283 : « On mange de cette espèce de bouillie de sureau pendant quinze jours ou trois semaines auparavant. On le fait cuire dans du lait, on y ajoute des poires blettes ou des prunes, et cela donne une excellente marmelade. C'est non seulement un bon aliment, mais encore un remède d'un effet extraordinaire. Car rien ne purifie mieux. Il nettoie l'estomac et les intestins, le foie et les reins, en somme, tous les organes internes. Un bon observateur peut constater que les oiseaux, avant de prendre leur essor au moment de leur migration, se perchent de préférence sur le sureau, qui les déterge activement. Admirez la sollicitude du Créateur. Il donne à ces animaux l'instinct de faire cette cure, afin qu'ils puissent entreprendre leur long voyage. Si l'homme voulait observer et ne faire jamais que ce qui convient à sa nature, il s'éviterait bien des désagréments et sa vie serait douce. »

Conférences publiques, III, 307 : « Les œufs sont un aliment excitant. C'est vrai à deux points de vue. Quand j'étais journalier au moulin d'Ottobeuren, il y avait là quatre chevaux. J'avais un gros charroi à faire avec deux de ces animaux, fort paisibles, et qui tiraient au palonnier comme s'ils eussent été vieux. Un valet qui les mena, me dit : « Ils n'ont ni feu ni vie, bien qu'ils soient entiers. Donne-leur « des œufs, trois à quatre par jour, tu verras comme ils profiteront « et deviendront vifs ! » Il fit chercher des œufs au poulailler par le petit domestique et en donna deux ou trois à chaque cheval. Au bout de six semaines, ces bêtes devinrent très pétulantes. Elles

encore pris pour base la simple observation de la nature[1] et de vieux remèdes en usage dans son pays de Souabe[2]. Enfin il a fait des essais sur son propre corps ou sur d'autres[3]. Son hydrothérapie présente à l'analyse les groupes suivants d'applications types :

Les lotions, les compresses et maillots, les bains, les affusions, les bains de vapeur[4].

Tous ces genres ont été mis en usage par Kneipp dès le temps où il a commencé à s'occuper de ce traitement. Sur une de ses ordonnances autographes, datant de l'époque où il était vicaire à Boos, par conséquent de l'année 1853-1854, on trouve prescrits des : lotions totales, des demi-bains, avec cette explication : « se plonger dans l'eau jusqu'à la poitrine », avec et sans lotion de la partie supérieure du corps, des bains de pieds, des compresses, des maillots et des affusions. Pour celles-ci, sa biographie nous apprend qu'au Georgianum il avait déjà traité par elles son condisciple Langmayer[5]. Il emprunta directement à la thérapeutique populaire les bains chauds aux plantes. Car en Souabe, les fleurs de foin, la prêle, la paille d'avoine et les branches de pin jouent un rôle assez important employées de cette façon[6]. Il apprit à connaître les bains

hennissaient à les entendre au loin sur la route. Elles devinrent si indomptables, qu'on pouvait à peine les maîtriser. Ces aliments sont donc des stimulants au même titre que la bière, le vin et les autres boissons spiritueuses. » *Conférences publiques*, IV, 28, 112; 197; *Mon testament*, 261; *Vivez ainsi*, 107, 109.

1. *Vivez ainsi*, 4.

2. *Mon testament*, 49, 50; *Conférences publiques*, I, 250; III, 53, 109, 127; IV, 47.

3. *Conférences publiques*, II, 190; *Centralblatt für das Kneipp'sche Heilverfahren*, 1re année 1894-95, no 13, p. 2 et suiv.

4. Voyez le tableau qui est à la fin de ce volume.

5. Baumgarten, « Séb. Kneipp », 72 et suiv.

6. *Ma cure d'eau*, 60 : « Dans mon pays, maint ami de l'eau se

de vapeur dans la ville voisine, à Mindelheim[1]. Kneipp a perfectionné ces applications et les a pour ainsi dire systématisées. Car il a déterminé leur durée et relativement à la technique et aux indications, il a fixé les points indispensables.

L'usage de la terre glaise en médecine a été emprunté à l'art vétérinaire[2]. Ainsi il a élevé ces soi-disants pro-

promène dans les rues du village, exhalant le parfum des fleurs de foin. »

1. Voici ce que raconte Kneipp relativement à l'introduction des bains de vapeur dans son système : « Il y avait à Mindelheim, vers 1850, un médecin homéopathe nommé Ott. Il faisait aussi de l'hydrothérapie et ses applications consistaient en maillots et quelques rares demi-bains. Il avait aussi une étuve dont il se servait beaucoup. Elle ressemblait à une caisse ordinaire. On s'y asseyait, on fermait la porte, et la tête seule dépassait par une ouverture pratiquée exprès. Lorsque j'eus connaissance de ce dispositif, je crus que ce mode de transpiration agissait d'une manière avantageuse sur l'organisme, d'autant plus qu'il était déjà employé en médecine. Je fis donc construire une étuve semblable, qui coûta au plus 10 marcs. On plaçait au bas un vase rempli d'eau bouillante, dont la vapeur ne tardait pas à remplir toute la caisse. Au bout de cinq à six minutes, le patient entrait en pleine transpiration. Ce docteur faisait durer habituellement ce bain de vapeur vingt-cinq à trente minutes. Mais je me bornai à dix-huit ou vingt. Le même médecin prescrivait deux à trois de ces applications par semaine, et les faisait suivre d'une lotion ou d'un bain froids. Avec le temps, j'obtins de très beaux résultats; mais je me convainquis que ce moyen ne convenait pas aux personnes faibles. Car ce qui fait du bien à un gros brasseur peut nuire à un tailleur. Cette sudation violente ne me plaisait pas, et je réfléchis qu'il pourrait être avantageux de faire transpirer telle ou telle partie du corps. J'essayai donc les bains de vapeur de pieds et de tête. Mais, j'abandonnai ceux qui intéressent le corps entier, ayant trouvé que les affusions et un petit nombre de maillots donnaient de meilleurs résultats. »

2. *Conférences publiques*, III, 291 : « J'avais déjà remarqué, étant enfant, l'action de l'argile. J'en faisais un onguent fin, en y mêlant quatre à cinq cuillerées de vinaigre, et cela s'employait contre la fièvre de lait des vaches. Je suis convaincu qu'on ne perdrait aucune de ces bêtes si ce remède était administré à temps et convenablement. Je me dis alors : Ce qui fait du bien aux animaux peut aussi profiter aux hommes. J'essayai donc ce procédé dans les écrasements, les coups, et j'obtins les mêmes résultats. Lorsqu'on fait

létaires parmi les remèdes à un rang supérieur, avec grand succès.

Tous ses types d'applications se trouvant déjà dans ses premières ordonnances, sa méthode s'est développée au cours des ans moins par l'augmentation des moyens thérapeutiques que par la réforme de la technique. Elle s'est faite principalement dans le sens de l'adoucissement et du raccourcissement des applications[1]. En outre, on peut constater que l'eau chaude, les compresses, les maillots et spécialement les bains de vapeur ont cédé de plus en plus le pas aux bains et aux affusions[2]. Les lotions ont conservé la place caractéristique et considérable, mais toujours secondaire, qui leur avait été assignée au début. Ainsi les affusions et la brève durée des applications constituent les traits les plus saillants de la cure Kneipp.

1. — CONCEPTION DE KNEIPP SUR LES MALADIES.

Cette conception est en partie celle de la théorie humorale[3] : « Toutes ces maladies, quel que soit leur nom, ont, à mon avis, leur principe, leur origine, leur racine,

beaucoup d'expériences, on acquiert un grand nombre d'idées, dont on finit par ne garder qu'une. Je puis donc dire que l'argile s'est montrée cent fois un excellent remède. »

1. *Ma cure d'eau*, 5 et suiv. « J'ai expérimenté pendant trente ans, et essayé sur moi-même toutes les applications. J'ai dû changer trois fois mes procédés hydrothérapiques, je le déclare hautement. J'ai détendu les cordes, j'ai adouci les applications à trois reprises. Depuis dix-sept ans, j'ai adopté des formes définitives, et d'innombrables guérisons m'ont convaincu que c'est l'emploi de l'eau le plus simple, le plus léger et le plus inoffensif qui donne les résultats les meilleurs et les plus sûrs. »

2. *Centralblatt*, année 1894-95, n° 14, p. 2 et suiv.; *Mon testament*, 106 et suiv.

3. *Ma cure d'eau*, 6 et suiv.

leur germe dans le sang ou plutôt dans des troubles du sang. Or, celui-ci peut être atteint dans sa circulation. Ou bien il peut être vicié dans sa composition par des sucs étrangers et nuisibles. »

Les premières de ces perturbations occupent, d'après Kneipp, un rang principal parmi les causes pathologiques. En second lieu, il invoque de mauvaises humeurs qui corrompent le sang. Puis il incrimine encore spécialement le défaut d'endurcissement du corps[1] : « D'où vient la délicatesse de la génération actuelle et la prédisposition étonnante à toutes les maladies possibles, dont quelques-unes n'étaient jadis pas même connues de nom? Bien des gens sans doute me dispenseraient de soulever cette question. Cependant j'y attache une grande importance et je n'hésite pas à dire que ces fâcheux inconvénients dérivent surtout du défaut d'endurcissement corporel. La mollesse de nos contemporains va très loin. »

Les maladies nerveuses, par exemple, sont déterminées pour la plupart, selon lui, par l'amollissement et la mauvaise façon de vivre[2].

Ce sont spécialement les soi-disant stimulants : le café, l'alcool et les épices, auxquels il attribue une influence délétère sur l'organisme des hommes d'aujourd'hui[3]. Il

1. *Ibid.*, 9.

2. *Codicille*, 139 et suiv. : « C'est la façon dont nous vivons aujourd'hui qui fait germer en nous la « maladie de notre époque », le nervosisme. Pour combattre les troubles du système nerveux, il ne faut qu'un endurcissement approprié, une nourriture simple, et s'abstenir des passions qui dominent notre vie. » Comparez aussi : *Codicille*, 285; *Conférences publiques*, IV, 104.

3. *Vivez ainsi*, 78 et suiv.; *Ibid.*, 80 : « Ah! puissé-je présenter à une jeune amie du café, toutes ces pauvres créatures qui m'ont demandé de les guérir de leur inappétence, de leur irritabilité nerveuse, de leurs misères morales! Je crois qu'elle perdrait l'envie de sacrifier à son idole. Il me semble que la vue de toutes ces infirmités mettrait

n'est personne, médecin ou non, qui le lui contestera.

Voici en peu de mots les principaux points de la théorie de Kneipp sur les maladies, dont les causes sont :

1° Des troubles de la circulation du sang.

2° Une formation de principes morbifiques dans celui-ci, provoquée par des fautes de régime et des nuisances de toute espèce.

3° Un genre de vie déraisonnable, c'est-à-dire l'amollissement.

4° L'absorption de stimulants : de café, de thé, d'alcool et de mets épicés.

Kneipp a résumé ses vues fondamentales sur le rôle de la thérapeutique en ces termes[1] : « Résoudre, éliminer, pour ainsi dire nettoyer, puis fortifier. Voilà trois propriétés qui nous suffisent pour poser ce principe : L'eau, et spécialement (en particulier) notre manière de l'employer, guérit toutes[2] les maladies, qui en somme, sont guérissables. Car toutes nos applications tendent à extirper leurs racines, parce qu'elles sont aptes :

a) A résoudre les principes morbifiques du sang.

b) A les éliminer.

c) A rendre au sang ainsi purifié une circulation régulière.

à la raison toutes les folles qui vont prendre le café chez l'une et chez l'autre.

« J'ai la conviction la plus profonde que cette substance est la principale cause de l'anémie si générale chez les personnes de ce sexe. Où en arrivera-t-on si on n'arrête le mal? » et *Ibid.*, p. 81 : « Après le café, parlons aussi du thé et du chocolat. Je pourrais dire de tous deux presque la même chose, qu'ils sont des boissons échauffantes, ne renferment pas d'azote, irritent les nerfs et fournissent peu d'éléments nutritifs. »

1. *Ma cure d'eau*, 8 et suiv.

2. Il va de soi qu'aucun des médecins partisans de la méthode Kneipp ne peut admettre cette opinion exagérée.

d) Enfin à retremper l'organisme affaibli, c'est-à-dire à le raviver. »

Kneipp veut guérir en assainissant le sang, puis en le faisant circuler au moyen des applications d'eau, et enfin en réglant la nourriture, le vêtement et l'habitation.

Notons encore ceci : il insiste partout dans ses œuvres sur la nécessité de traiter avant tout le corps entier pour n'arriver qu'ensuite à la partie souffrante. C'est là une idée ancienne que notre médecine moderne paraît avoir oubliée.

Certains critiques indiquent la conception pathologique de Kneipp comme n'étant qu'une sorte de théorie humorale naïve. Mais qu'on se souvienne des paroles de Buchner dans sa conférence d'un si haut intérêt sur : « les moyens de défense naturels de l'organisme et leur rôle dans sa résistance aux processus infectieux. » (71e Congrès des naturalistes et médecins allemands, à Munich). Voici le compte-rendu officiel[1] :

« La base de l'intervention pratique gît dans une conception exacte des fonctions du sang, qui réunit en lui chez les animaux à sang chaud toute une série d'actions diverses. Outre l'apport de principes nutritifs assimilables dans les tissus, rôle qu'on met d'ordinaire en avant, il agit également par les enzymes protéolytiques qu'il contient[2], et qui proviennent des leucocytes[3]. Ils tendent à résorber surtout les corps étrangers cellulaires,

1. *Therapeutische Monatshefte*, 13e année, 18.9, livraison 11, p. 608 et suiv.

2. Les enzymes protéolytiques sont des ferments solubles dans l'eau et contenus dans le sang des animaux à sang chaud. Ils ont la propriété de résorber, c'est-à-dire de dissoudre et d'anéantir les corps étrangers, tels que les substances morbides du sang et des humeurs et les tissus celluleux qui ne font pas partie de l'organisme.

3. Les globules blancs du sang.

puis les néoformations d'utilité passagère telles qu'un cal[1] consécutif à une fracture osseuse. J'ai indiqué autrefois le sang comme constituant le grand moyen de défense et le grand remède dans le corps contre les bacilles. Aujourd'hui encore, je n'ai pas changé d'avis. Mais je suis loin de vouloir considérer les substances actives du liquide hématique comme des remèdes spéciaux contre les microbes. Je dirais plutôt qu'il a la propriété de dissoudre les tissus morbides dont la formation est provoquée par des agents infectieux bactériens, en même temps que ces agents eux-mêmes. Il les résorbe et de cette façon aplanit la voie pour la *restitutio ad integrum*[2].

« Quelle que soit du reste la conception qu'il peut y avoir au fond, je suis convaincu que la thérapeutique pratique a tiré trop peu parti des vertus du sang. On a trop fait attention à son rôle de nourricier des tissus et pas assez à sa fonction résorbante. Je ne connais qu'une série de recherches instituées à cet égard jusqu'ici d'une façon systématique. Le professeur Aug. Bier a étudié l'action curative de cette substance sur les processus infectieux. Ses recherches ont donné les plus remarquables résultats et ont suffisamment démontré qu'il y a là pour la médecine pratique un domaine considérable à conquérir.

« En général, nous ordonnons, dans le but de faire affluer le sang, toute une série de remèdes dont l'effet ne peut naturellement être de même valeur. Il n'est pas besoin de démontrer davantage que l'hyperémie artérielle doit agir sous bien des rapports autrement

1. Ce sont des néoformations osseuses qui se produisent dans les fractures et qui réunissent les deux extrémités brisées. Elles se résorbent en partie.

2. Rétablissement dans l'état antérieur.

que l'hyperémie veineuse. Ce qu'il faut, au point de vue théorique pour amener la résorption[1] et la guérison, ce n'est pas la stase du sang proprement dite, bien que dans certains cas l'expérience nous montre qu'elle a une vertu curative. Mais il faut, avant tout, qu'affluant davantage, il irrigue mieux la partie du corps considérée et qu'il se renouvelle plus souvent afin de mettre en contact avec lui les tissus en plus grande quantité par unité de temps. »

Ainsi Buchner se plaint que la thérapeutique pratique attribue une trop faible valeur à la propriété ou faculté dissolvante, bactéricide du sang, c'est-à-dire à son pouvoir de tuer les germes morbides. D'expériences faites par lui et par d'autres, il tire la conclusion que cette propriété est réelle et qu'il faut lui assigner un rôle important dans le phénomène de la guérison. Or, ce que demande aujourd'hui cet auteur comme une chose très importante pour les progrès de la médecine pratique, Kneipp l'a fait pendant plus de trente ans et a démontré qu'on pouvait s'en servir.

Ainsi, les vues de Buchner, le savant au courant des dernières découvertes et les principes résultant d'expériences pratiques et accompagnés de succès remarquables du non-médecin Kneipp, constituent un pas très considérable fait vers un avenir plein de lumière.

2. — PRÉCEPTES GÉNÉRAUX.

Les règles générales prescrites par Kneipp à ses baigneurs pour l'emploi de sa cure sont, pour la plupart, aussi caractéristiques qu'originales. Elles sont, en tout

1. Résorption ou anéantissement.

cas, irréfutables en bonne hydrothérapie, quoiqu'elles ne soient pas encore admises par beaucoup de ceux qui s'occupent de cet art.

Les applications froides se font, en général, avec de l'eau naturelle. « La plupart d'entre elles (les applications) s'effectuent avec de l'eau à basse température, de puits, de source ou de rivière. Dans tous les cas où l'on ne prescrit pas la chaude, c'est toujours de la première qu'il s'agit. En cela, je me tiens au principe expérimental : plus ce liquide est froid, mieux cela vaut. En hiver, j'y mélange même de la neige pour les affusions des personnes bien portantes. Qu'on ne me reproche pas de la rudesse; songez plutôt à la durée si minime de mes applications d'eau froide. Quiconque ose faire un essai aura jeu gagné et abandonnera tous ses préjugés. Néanmoins, je ne suis pas inexorable[1]. »

Il faut avoir chaud dans ces circonstances.

« La première et la plus nécessaire des conditions est que le corps ait tout son calorique naturel, c'est-à-dire qu'il ne doit y avoir ni froid ni frissons. On peut obtenir cela soit par un séjour dans un local chauffé, soit par le mouvement et le travail[2] ». « En déposant et en reprenant ses vêtements, il ne faut pas perdre de temps[3] ». Kneipp n'admet pas ce qu'on nomme : le refroidissement avant les applications. Mais, après l'affusion supérieure et surtout la dorsale, il recommande de lotionner rapidement la poitrine et le ventre, les bras et les jambes. Néanmoins, il dit : « Si vous êtes en transpiration quand vous le prenez (le bain froid), asseyez-

1. *Ma cure d'eau*, 17.
2. *Mon testament*, 17.
3. *Ma cure d'eau*, 18. *Ibid.* : « Ne faites jamais d'application froide si vous êtes sous l'impression du froid, si vous frissonnez. »

vous dans la baignoire, c'est-à-dire ne vous plongez dans l'eau que jusqu'à l'épigastre et lavez-vous avec diligence et vigueur le haut du corps. Puis faites une immersion momentanée jusqu'au cou, sortez de l'eau sans retard et sans vous essuyer, habillez-vous en toute hâte[1] ».

Ensuite, on doit se vêtir rapidement et se réchauffer en se donnant du mouvement, au moins pendant un quart d'heure, ou en se mettant au lit : « Il est nécessaire d'avoir bien chaud avant le bain si vous voulez obtenir un bon résultat et après il faut être de même aussi vite que possible. C'est là une des questions les plus importantes pour l'hydropathe[2] ». « La règle générale qui peut compter pour tout le monde, est que le mouvement succédant à une application dure au moins un quart d'heure strict[3] ». « Si vous ne pouvez, le matin, vous mettre tout de suite à un vigoureux travail manuel, ni vous donner beaucoup de mouvement, recouchez-vous pendant un quart d'heure, jusqu'à ce que vous ayez le corps sec et chaud[4] ».

Pendant l'administration de l'eau froide, on doit éviter de parler : « Un bon doucheur ne permet pas de conversation et veille à ce qu'on arrive promptement se soumettre à son office[5] ».

1. *Ibid.*, 51.
2. *Mon testament*, 21.
3. *Ma cure d'eau*, 19. Comparez : *Conférences publiques*, II, 235.
4. *Ibid.*, 52 et suiv. Comparez : *Ibid.*, 90.
5. *Conférences publiques*, I, 248, *Ibid.* : « S'attarder longtemps, bavarder, tenir de longs discours, raconter sa maladie, etc., au moment de prendre les affusions et les bains, tout cela ne vaut rien. Beaucoup de personnes oublient qu'elles ont déjà ôté leurs vêtements. Elles ne penseraient même plus à prendre leur application, si on ne la leur remettait en mémoire. D'autres regardent et observent s'ils se rhabillent comme la mode l'exige. Ils ont des vêtements composés

Les frictions et toute espèce de massage sont rejetés : « Les opérations qui consistent à frotter, à brosser ou à exercer une autre action violente sur la peau ne trouvent point place dans ma méthode »[1].

Au lieu d'elles, Kneipp recommande de ne pas s'essuyer et d'employer une lingerie grossière : « Leur premier but, celui de réchauffer, est atteint chez moi d'une façon plus égale et plus uniforme par le fait de ne pas s'essuyer. Quant au second, celui d'ouvrir les pores et de stimuler la peau, etc., la chemise de grosse toile y pourvoit, et cela avec l'avantage qu'elle n'agit pas durant quelques minutes, mais jour et nuit, sans perte de temps, sans efforts[2] ».

En général, il est prescrit d'attendre au moins deux heures après un repas principal pour faire une application d'eau[3]. Or, Kneipp lui-même prenait immédiatement, avant son dîner et même pendant celui-ci, un demi-bain. Il le permet également, dans certains cas, tout de suite après avoir mangé[4].

Là où il emploie des linges, c'est-à-dire pour des

de pièces nombreuses et ont le temps de prendre un refroidissement avant de les avoir toutes ajustées. Souvent, la seule raison pour laquelle on s'est refroidi dans le bain est qu'on a mis longtemps à se dépouiller de ses habits et à les remettre. Voilà pourquoi il faut tenir un silence rigoureux quand on prend une affusion. Car il y a des gens qui, lorsqu'ils entendent parler, ne peuvent s'empêcher de causer aussi ou d'écouter. »

1. *Ma cure d'eau*, 20.

2. *Ibid.*, 20. Voici la suite de ce passage : « Quand, de fois à autres, je parle de lotion énergique, j'entends simplement une ablution rapide de toute la portion du corps à traiter. L'essentiel n'est pas d'être frotté, mais d'être mouillé. » Comparez : *Ibid.*, 18 et suiv.

3. *Conférences publiques*, II, 229 : « Comme nous l'avons déjà dit, il faut attendre deux heures après avoir mangé pour prendre une application. »

4. *Conférences publiques*, II, 227 ; III, 333.

lotions, des compresses et des maillots, il n'use que du gros lin, mais pas trop dur : « S'agit-il d'employer du linge, je n'entends jamais par là celui qui est fin, tout au contraire. Si les gens simples et pauvres n'ont que du coutil usé ou même qu'un « vieux sac », par exemple, sous la main, ils n'y perdront rien. Pour les lotions, qui reviennent souvent, on peut se servir très bien d'un morceau de grosse toile de lin ou de chanvre[1]. »

Les compresses et les maillots ne sont pas suivis d'ablutions[2]. Mais c'est le contraire pour les bains de vapeur, à l'exception de celui de siège : les parties du corps chauffées sont lavées à l'eau froide, ou immergées dans celle-ci, ou encore on donne une affusion[3].

Il est en général déconseillé d'opérer à une heure tardive : « Encore un point. Le traitement fait le soir, avant le coucher, ne convient pas à la plupart des personnes. Il les excite, il chasse le sommeil prêt à s'approcher. Chez d'autres, au contraire, employé avec douceur vers ce moment, il procure un sommeil tranquille. Je ne recommande pas en général cette pratique[4]. »

L'uniformité constante ne vaut rien : « Si vous prenez toujours les mêmes applications, le corps s'y habitue, et elles n'ont plus d'effet[5]. »

Voici les prescriptions générales diététiques de Kneipp, plus utiles encore pour aider au succès de sa

1. *Ma cure d'eau*, 19.

2. *Mon testament*, 95 : « Il ne faut donc jamais prendre de demi-bain ou de lotion totale après un maillot. » Comparez : *Ibid.*, 92 et 100. Cependant, il conseille une lotion après le maillot de tête. (*Ma cure d'eau*, 94) et après la bande abdominale, lorsqu'il y a une forte chaleur (*Conférences publiques*, II, 97).

3. *Mon testament*, 109, 110, 112 et fréquemment.

4. *Ma cure d'eau*, 20.

5. *Conférences publiques*, I, 317.

cure : vêtement proportionné, large et léger, marche nu-pieds et nourriture mixte, simple, non irritante [1].

3. — LOTIONS.

Ce mot a dans le langage ordinaire un sens très net. Il est encore certain que les lotions d'eau ont été employées dans un but thérapeutique depuis que celle-ci a été utilisée pour guérir.

La technique de Kneipp est ici très perfectionnée. Plusieurs fois par année il en faisait une démonstration publique.

a) Il s'est servi de l'éponge, de la main nue, mais de préférence du linge entortillé dans les règles autour de celle-ci : « On peut lotionner au moyen d'une grande éponge. Mais une grosse serviette fait tout aussi bien [2]. » « Elle s'effectue (la lotion partielle) à l'aide de la main ou d'une grosse serviette et de l'eau fraîche [3]. » « On prend une serviette rude et grossière (la petite éponge des baigneurs marche trop lentement), on la trempe dans l'eau froide et on commence l'opération [4]. »

Ce passage nous indique également que Kneipp emploie en ce cas une basse température, comme toujours ou à peu près.

« Qu'il soit bien entendu ici que l'eau la plus froide est la meilleure, pour quelque lotion que ce soit. Donc, toujours cela [5]. »

De temps en temps il y fait ajouter du vinaigre.

1. *Ma cure d'eau*, 10, 21, etc.
2. *Mon testament*, 40.
3. *Ma cure d'eau*, 93.
4. *Ibid.*, 90.
5. *Mon testament*, 41 ; *Calendrier*, 1895, p. 74 : « Plus l'eau est froide et la lotion rapide, mieux cela vaut. »

« Chez les natures débiles, j'emploie très souvent du vinaigre étendu d'eau. Celui-ci, outre qu'il fortifie, déterge mieux la peau et ouvre davantage les pores[1]. »

Kneipp n'utilise ni vin, ni eau-de-vie de marc, ni substances analogues[2]. Toutefois, dans quelques cas, il préconise une sorte de lavage avec des décoctions de végétaux, par exemple de prêle, ce qui peut remplacer une compresse.

« Cette plante s'emploie en décoction pour les lotions, les emmaillotements et les compresses, ou bien en cataplasmes, en tant qu'on la met ainsi sur les parties souffrantes, ou enfin sous forme de bains de vapeur[3]. »

Il faut mouiller de façon uniforme le corps, de même, du reste, que dans les autres applications. Kneipp attache à cela une importance particulière : « Dans chaque lotion il est essentiel que le corps entier ou les parties déterminées reçoivent l'eau d'une manière égale[4]. »

En ce qui concerne le degré d'humectation de la peau, voici ce qu'il dit : « Il faut passer trois ou quatre fois l'éponge ou la serviette sur le même endroit. Celle-ci doit être bien mouillée, sans toutefois dégoutter[5]. »

Les frictions sont rejetées d'une manière générale, ici comme ailleurs[6] ; toutefois il admet qu'on exerce

1. *Ma cure d'eau*, 93 ; *Mon testament*, 41 : « On peut aussi mélanger à l'eau froide un peu de vinaigre, lorsqu'il est nécessaire d'exercer une irritation particulière, ou bien pour que la chaleur se développe plus rapidement, ce à quoi du vinaigre fort contribue beaucoup. »

2. *Ma cure d'eau*, 93.

3. *Ibid.*, 156.

4. *Ma cure d'eau*, 89.

5. *Mon testament*, 40.

6. Voyez plus haut, p. 184, note 1.

une pression suffisante pour faire pénétrer le liquide dans les pores : « Il s'agit seulement de mouiller le corps tout entier et d'imbiber doucement d'eau les pores [1]. »

La lotion ne doit pas durer trop longtemps.

Kneipp considère la rapidité comme un avantage particulier dans ces applications : « La meilleure ablution, totale ou partielle, est celle qui s'effectue de la façon la plus uniforme et dans le moins de temps possible. Dans aucun cas elle ne doit dépasser une, ou tout au plus deux minutes [2]. »

Elle doit s'effectuer dans un local fermé : « En outre, gardez-vous bien de la faire dans un endroit où le corps serait exposé à l'air libre. Ce serait une imprudence coupable [3]. »

Ensuite, il faut s'habiller rapidement et se procurer la chaleur indispensable en faisant du mouvement ou bien en se recouchant : « L'application doit se faire le plus vite possible, mais sans peur ni précipitation. Ne perdez pas de temps en déposant et en reprenant vos vêtements. On les noue et boutonne seulement quand le corps tout entier sera convenablement couvert [4]. » « Sans s'essuyer, on remet ses habits en toute hâte et on fait du travail manuel, ou bien on se donne du mouvement jusqu'à ce que la peau soit entièrement séchée et réchauffée... Les personnes qui après la lotion totale ne peuvent faire de l'exercice ou un travail manuel, ont tort d'alléguer cette excuse. Qu'elles se lavent tranquil-

1. *Mon testament*, 40.

2. *Ma cure d'eau*, 89. Comparez : *Ibid.*, 90 ; *Conférences publiques*, I, 150 ; *Calendrier*, 1895, p. 74.

3. *Ma cure d'eau*, 90.

4. *Ma cure d'eau*, 18.

lement et se remettent alors au lit pour un quart d'heure ou une demi-heure[1]. »

C'est seulement pour l'ablution de la tête que Kneipp, vu le principe qui exige que les endroits non recouverts soient essuyés, prescrit directement et par exception, d'enlever l'eau après l'application : « Pour cette lotion uniquement, je ferai remarquer tout particulièrement qu'après l'opération, la tête et les cheveux doivent être fortement essuyés ; sans cela, vu que ceux-ci ne sèchent pas facilement, cette partie du corps resterait trop longtemps humide, ce qui lui serait très préjudiciable, et amènerait bientôt la céphalalgie, des rhumatismes de la tête et d'autres états morbides[2]. »

Kneipp admet également le vieux principe : « Quand le corps est froid, quand on frissonne, il ne faut jamais prendre d'ablution, totale surtout[3]. »

b) Ces applications comprennent des totales et des partielles.

Les premières se subdivisent en totales des gens bien portants et des malades[4].

« La lotion complète (pour les personnes en bonne santé) s'étend, comme son nom l'indique, au corps entier, la tête exceptée : on lave d'un seul trait, de haut en bas. Elle s'effectue le plus facilement de la manière suivante : on prend une serviette rude et grossière, la petite éponge des baigneurs allant trop lentement, on la trempe dans l'eau froide et on commence par lotionner la poitrine et le ventre[5]. »

1. *Ibid.*, 90.
2. *Mon testament*, 41.
3. *Ma cure d'eau*, 89. Comparez plus haut, p. 182, note 3.
4. *Ibid.*, 90 et suiv.
5. *Ibid.*, 90.

En ce qui touche la technique de cette application, Kneipp entre dans des développements assez étendus : « On commence par la poitrine et le ventre, puis on humecte le dos, qui est moins accessible... on termine par les bras et les jambes (pieds)[1]. »

« Pour l'ablution totale, on peut commencer indifféremment par le haut ou par le bas et se mouiller aussi rapidement que possible de bas en haut ou de haut en bas[2]. »

Quand et combien de fois les personnes bien portantes peuvent-elles user de celle-ci? Kneipp répond ainsi à cette question : « Chacun se lave, au matin, la figure et les mains. C'est à cette même heure, immédiatement après le lever, que la lotion totale serait bien placée... Si l'on ne trouve pas pour cela un moment libre au saut du lit, on pourra le faire à une heure quelconque de la journée... Le soir, avant le coucher, chacun ne peut pas faire une application d'eau froide, puisqu'elle agite beaucoup de personnes. Si vous la supportez, vous perdrez, précisément à cette heure, le moins de temps possible et vous dormirez d'un sommeil d'autant plus profond et plus tranquille. Au lieu du bain entier, j'ai recommandé avec succès à bon nombre d'individus souffrant d'insomnie l'ablution totale, qui est plus aisée.

« En hiver, je conseille toujours de se coucher d'abord pendant dix minutes et de pratiquer le lavage entier alors total seulement, quand le corps sera devenu chaud[3]. »

Pour les gens bien portants, il doit se faire pendant un certain temps court une fois par jour, et ensuite

1. *Ibid.*, 90.
2. *Mon testament*, 40.
3. *Ma cure d'eau*, 90 et suiv.

environ d'une à trois fois par semaine : « Si l'on peut arriver, cela coûte si peu d'efforts, à rendre pendant un certain temps d'une façon quotidienne, ou au moins tous les deux ou trois jours, ce service à son corps, on fera certainement une bonne action, qui sera récompensée au centuple[1]. »

Toujours fidèle à ses principes généraux, Kneipp nous met également en garde ici contre l'uniformité : « Il est mauvais de faire une lotion totale chaque jour. Le corps s'y habituerait trop et elle ne produirait plus son effet excellent, parce qu'elle serait devenue un besoin pour lui[2]. »

Qu'on ne la donne pas trop souvent aux enfants : « Écoutez-moi bien! Ne lavez pas tous les jours les enfants! Vous produiriez sur eux une action trop violente et vous les affaibliriez. Il suffit toujours de les plonger simplement dans l'eau[3]. »

Pour les malades, il faut de même que le corps soit lotionné uniformément partout, et, dans ces cas, une attention plus grande encore est nécessaire. Voici les prescriptions particulières : « C'est surtout auprès de ces patients que j'ai remarqué combien non seulement les frictions et les frottements profitent peu, mais souvent sont préjudiciables par suite du réchauffement non uniforme, de l'agitation qu'elles causent, etc. Dans la lotion totale chez eux, je demande avec insistance que tout le corps, le dessous des pieds inclusivement, soit humecté, et cela d'une manière uniforme, tant par rapport à la quantité d'eau employée à toutes les parties du corps que pour la friction inséparable de

1. *Ibid.*, 91. Comparez : *Conseiller*, 108.
2. *Mon testament*, 45. Comparez : *Conférences publiques*, I, 317.
3. *Conférences publiques*, I, 301 et suiv.

tout le lavage, quel qu'il soit... Le malade se met sur son séant, ou bien, s'il est trop faible, on le maintient dans cette position ; on lui mouille alors rapidement le dos, en passant plusieurs fois le long de la colonne vertébrale. C'est l'affaire d'une demi-minute, et il se couchera de nouveau. Après cela, on attaquera la poitrine et le ventre, besogne que les personnes qui ne sont pas trop débilitées feront elles-mêmes et pour laquelle il ne faut pas une minute. Vient alors le tour des bras, enfin celui des jambes. Au bout de trois ou quatre minutes, tout est fini, et le malade se sentira à son aise, comme rajeuni... S'il était réellement trop pénible pour un patient très fatigué de se faire laver le corps tout ensemble, on pourrait distribuer la lotion totale en deux ou trois partielles : le matin, on prendra la poitrine, le ventre et les bras, et vers le soir, le dos et les pieds; ou bien, dans la matinée, la poitrine et le ventre, vers midi le dos, et, dans la soirée, les bras et les jambes[1]. »

C'est là une application si légère, qu'on ne saurait différer d'avis avec Kneipp, lorsqu'il dit : « Une ablution prudente et rapide ne fera jamais de tort, lors même que l'eau est très froide, ce qui vaut mieux du reste[2]. »

A quel moment, quand et combien de fois doit-elle être administrée? Il ne donne là-dessus aucune prescription générale : « Quand et combien de fois la lotion totale est-elle à pratiquer? Ce point sera traité à propos de chaque maladie... Dans des cas de fièvre, le degré élevé de la chaleur et l'anxiété qui en est la suite

1. *Ma cure d'eau*, 91 et suiv.
2. *Ibid.*, 92.

indiquent, chaque fois, le moment de répéter l'ablution. Celle-ci peut, dans certaines circonstances, avoir lieu toutes les demi-heures[1]. »

Quelles sont les affections dans lesquelles il faut l'employer? Kneipp répond ainsi à cette question : « Je fais seulement observer en cet endroit que, surtout dans les fièvres aiguës, dans toutes les maladies qui en sont accompagnées, principalement dans la fièvre typhoïde et la variole, les lotions entières jouent un rôle essentiel et remplacent toujours les bains froids complets, si ceux-ci, pour une raison ou pour une autre, ne peuvent pas être pris[2]. »

La technique des ablutions partielles est la même que celle qui a déjà été mentionnée à propos des totales. En ce qui concerne spécialement la supérieure, voici ce que dit Kneipp : « Elle est ainsi appelée de ce qu'on lave toute la partie supérieure du corps jusqu'aux hanches ; mais ici, comme dans le lavage entier, il ne faut pas mouiller les cheveux, parce que celui qui en a a beaucoup ne pourrait les sécher que difficilement, et serait exposé à contracter un rhumatisme[3]. »

La lotion inférieure est ainsi décrite : « Elle va des pieds jusqu'au haut des cuisses[4]. »

Kneipp connaît encore d'autres ablutions partielles, sans qu'il veuille les exposer avec plus de détails : « De même qu'on distingue trois lavages principaux, il y a encore plusieurs sous-divisions, par exemple ceux des mains, de la tête et des pieds[5]. »

1. *Ibid.*, 92.
2. *Ibid.*, 92.
3. *Mon testament*, 39.
4. *Ibid.*, 39.
5. *Ibid.*, 41.

De plus, il existe diverses applications qu'il recommande en certains cas déterminés, par exemple pour assurer la réaction dans l'affusion supérieure : « Il y a des personnes, notamment celles qui jouissent d'un parfait embonpoint ou qui sont disposées à en prendre, chez qui la réaction se fait attendre longtemps. On reconnaît cette circonstance à la peau, qui reste blanche, incolore comme avant l'affusion, et que ne rougit pas le sang réveillé, stimulé, affluant vers les parties douchées. Je remédie à cette anomalie par le moyen suivant : après l'épanchement du premier arrosoir, je frictionne un peu de la main le dos mouillé, et par là j'excite la peau. Après le troisième ou le quatrième de ces instruments, la réaction existe dans son plein, du moins en règle générale [1]. »

« Avant et après l'affusion (supérieure), il faut se laver rapidement la poitrine, essuyer les mains et la figure, et rien au delà, s'habiller en toute hâte et se donner du mouvement ou faire du travail manuel [2]. »

Voici maintenant ce qu'on fait après l'affusion dorsale, que : « l'ablution rapide de la poitrine, de l'abdomen et des bras doit toujours accompagner ou clore [3]. »

De même, après les bains de vapeur, on use de lavages ou d'autres applications d'eau froide [4].

Le demi-bain peut se prendre avec ou sans lotion supérieure [5].

Quant à l'effet de ces applications, Kneipp déclare en général sur ce point très important, qu'elles augmen-

1. *Ma cure d'eau*, 87.
2. *Ibid.*, 87.
3. *Ibid.*, 83.
4. *Ibid.*, 74, 77, 79.
5. *Ibid.*, 44; *Mon testament*, 55 -57; *Conférences publiques*, IV, 21.

tent la chaleur naturelle, résolvent, éliminent et fortifient : « Quand on s'est lotionné, puis couvert convenablement, l'eau s'est insinuée à travers les pores de la peau. En raison de cette pénétration et suivant la proportion même où elle s'est faite, les substances brutes, inutilisables, déjà employées, entrent en dissolution et sont éliminées par la chaleur produite. Voilà pourquoi un malade qui se lave souvent et qui augmente ainsi à plusieurs reprises son calorique agit de plus en plus profondément sur son corps, résoud et élimine. Le corps est comme la toile de lin écru : il se débarrasse progressivement des matières morbides, il devient mieux portant. On peut donc faire cette comparaison : de même que le lin le plus rude et le plus brut peut être complètement nettoyé par des lavages successifs et par l'exposition au soleil, de même la maladie la plus grave peut guérir au moyen de lotions qui produisent la chaleur nécessaire[1]. »

En outre, Kneipp nous dit que ce sont les applications à préférer pour les enfants, les affaiblis, les malades gravement atteints et les personnes âgées :

« Cet emploi bien simple de l'eau froide sous forme de lotions, convient admirablement aux enfants. Quel est celui d'entre eux qui ne peut les supporter? Quel effet n'en éprouvent-ils pas ! Leur chaleur augmente et fait éliminer les principes nuisibles ou les déchets ![2] »

« Autant qu'eux, les gens faibles s'en trouvent fort bien. Ils ont en effet peu de chaleur corporelle, et c'est pourquoi ils ont une horreur instinctive de l'eau, qu'ils ne supportent pas facilement. On peut tout aussi bien

1. *Vivez ainsi*, 346. Comparez : *Mon testament*, 41 et suiv. ; *Ma cure d'eau*, 91.
2. *Vivez ainsi*, 347. Comparez : *Conférences publiques*, IV, 322.

prendre une ablution totale qu'une du visage qu'on fait tous les matins, et nul n'en devient malade ou n'en meurt »... « De même que les personnes débiles de tout âge en retirent de bons effets pour augmenter la chaleur naturelle et pour nettoyer le corps des substances morbifiques, de même dans la vieillesse, tant avancée soit-elle, une lotion à l'eau froide produit un excellent résultat[1]. »

Pour les enfants, Kneipp préfère du reste l'immersion : « Quand on lave le corps avec un linge, on le frictionne. Les pores s'ouvrent, on le comprend, et l'évaporation se produit facilement. Beaucoup d'eau s'en va, les sucs diminuent et se raréfient[2]. »

« Les lotions enlèvent trop de chaleur et la peau se trouve toute frottée... Mais il y a d'autres raisons pour ne pas traiter ainsi les enfants. Cela les amène facilement à l'immoralité. Ils perdent tout d'abord la pudeur, ensuite ces frictions exercent une excitation sensuelle sur leur corps[3]. »

Lorsque Kneipp fait remarquer que ces applications à elles seules peuvent guérir, tout médecin qui connaît sa méthode sera de son avis; de nombreux passages de ses livres démontrent la justesse de cette assertion.

« L'influenza, si redoutée de nos jours, qui se répand de plus en plus, qui cause tant d'effroi aux hommes et en a fait périr des milliers, disparaît très facilement par de simples lotions... On guérit encore le catarrhe de la même manière. Une mère de famille avait la goutte métastatique, mais à un degré bénin. Je lui conseillai

1. *Vivez ainsi*, 347. Comparez : *Ibid.*, 166, 348; *Conseiller*, 113.
2. *Conférences publiques*, I, 301 et suiv.
3. *Ibid.*, 318.

le faire chaque nuit une ablution totale et de se recoucher ensuite. Bientôt elle y trouva du plaisir et continua cette pratique pendant plus d'une année. Non seulement elle fut délivrée de son mal, mais son état général s'améliora à vue d'œil; elle n'était plus si sensible au froid et se sentait plus forte; aussi ne pouvait-elle louer assez les lotions faites au sortir du lit[1]. »

« Des milliers de gens sont affligés de stases sanguines. Le sang progresse mal dans les veines. Celui qui se lavera trois ou quatre fois par semaine avec de l'eau froide fera beaucoup pour maintenir la régularité de la circulation ou, s'il s'y est déjà produit des troubles, pour la rétablir[2]. »

La place assignée aux lotions dans l'hydrothérapie kneippiste est bien plus importante et forme un tout bien plus indépendant que dans aucun autre système. Remarquons également que notre auteur a appelé l'attention sur l'importance des ablutions totales et partielles. De plus, il a perfectionné leur technique et il a étendu leur sphère d'action en s'appuyant sur des résultats.

La première est restée telle qu'il l'a fixée dans la première édition de *Ma cure d'eau*, tandis que d'autres applications ont subi des changements, c'est-à-dire se sont développées sous l'influence des expériences.

A toutes les époques de sa carrière hydrothérapique, Kneipp a prescrit souvent et volontiers les lotions; par conséquent elles ont toujours conservé dans son idée la même importance.

1. *Mon testament*, 43.
2. *Ibid.*, 44.

4. — Compresses et maillots.

Ce ne sont pas là des applications nouvelles. Elles comptent parmi celles que l'on préférait dans l'hydrothérapie antérieure à Kneipp. On connaissait les maillots entiers[1] et partiels[2], les épithèmes[3], les tampons[4], les serviettes[5] et les compresses proprement dites[6].

Sous le nom d'épithèmes ou de compresses, on entend une application dans laquelle un linge est coupé de façon à s'adapter au corps et mouillé. Plié en plusieurs doubles, on le place à la partie soit antérieure soit postérieure de celui-ci. On le recouvre suffisamment. Dans un maillot la région malade ou le corps entier sont entourés d'un linge humide, puis d'une couverture de laine de même dimension.

Le matériel des compresses et des maillots ne comprend dans Kneipp, comme il est indiqué ailleurs[7], que des tissus rudes, poreux, mais mous, tels que du lin grossier, du coutil usé ou même un vieux sac à farine.

a) En ce qui concerne la technique en général, voici comment on procède : on plie un morceau de linge en plusieurs doubles, on le mouille, on le tord, jusqu'à ce qu'il ne dégoutte plus ; on le met sur la peau nue du malade, puis par-dessus on adapte complètement du drap sec, et enfin une couverture.

Très souvent les linges sont simplement trempés dans

1. Hahn, *loc. cit.*, 179, 243.
2. *Ibid.*, 243, 251, 268.
3. *Ibid.*, 95, 104, 105, 114, 115, 117, 121, 122, 146, 151, 171, 262, 268, 270.
4. *Ibid.*, 116, 232, 260.
5. *Ibid.*, 229, 262, 263, 270.
6. *Ibid.*, 142.
7. *Ma cure d'eau*, 20 ; *Mon testament*, 90.

l'eau froide et tordus[1]. En hiver, on peut se servir de celle-ci chaude. « Le tissu ainsi préparé est plongé dans l'eau, qu'en hiver on peut aussi employer à température élevée. « On le tord comme il faut, c'est-à-dire complètement. Puis on l'applique de la manière décrite plus haut sur le malade au lit. On place par-dessus une couverture de laine ou des linges pliés en deux ou trois doubles. Ceci a pour but de mettre la compresse à l'abri de l'air, pour en empêcher complètement l'accès. Enfin, on place directement l'édredon[2]. »

Les vessies de glace et les linges glacés sont nettement rejetés par Kneipp : « De tout temps j'ai compté les applications de cette substance, notamment sur les parties nobles (tête, yeux, oreilles, etc.), parmi les pratiques les plus rudes et les plus violentes qu'on puisse employer... La glace enfermée dans un linge ou dans une vessie, est et restera toujours étrangère à mon laboratoire[3]. »

Néanmoins il en use : « D'ailleurs à moi aussi elle rend d'excellents services, mais indirectement : elle rafraîchit l'eau en été quand elle va devenir tiède[4]. »

En certaines occasions, il recommande de suspendre à l'air les linges humides destinés aux maillots ou aux épithèmes, afin d'abaisser leur température[5].

Toutes les compresses peuvent également se faire avec de la neige[6].

Cependant il emploie aussi l'eau chaude. « Les personnes qui ne peuvent vaincre leur répugnance pour ce liquide froid, celles qui ont peu de calorique naturel,

1. *Conférences publiques*, II, 41 et suiv.
2. *Ibid.*, 89.
3. *Ma cure d'eau*, 35.
4. *Ibid.*, 36.
5. *Conférences publiques*, IV, 217.
6. *Dernières conférences*, 1896, décembre, 36.

les nerfs faibles, etc., tremperont tranquillement le maillot dans l'eau chaude. Les gens sans forces, débiles, anémiques, en particulier ceux qui sont âgés, ne verront pas là une prescription absolue, mais préférable[1]. »

Il ajoute très souvent à l'eau froide du vinaigre, principalement pour aviver la réaction de la peau. « Si ce procédé ne vous convient pas, trempez un morceau de linge grossier ou une bande de toile dans un liquide moitié eau et moitié vinaigre, enveloppez-en les pieds jusqu'au-dessus de la cheville, mettez par-dessus un bandeau sec de laine ou de flanelle, et couvrez-vous bien au lit[2]. »

Je dois encore mentionner une forme de compresse qui n'a jamais été employée dans la pratique, et qui n'a qu'un intérêt historique : « Il existe aussi des personnes qui ne peuvent sentir l'odeur du vinaigre. Qu'elles se lavent alors rapidement avec celui-ci, puis qu'elles prennent ensuite le linge trempé dans l'eau. Ou bien encore elles peuvent plonger un petit linge dans de l'eau et du vinaigre, le placer en dessous et par-dessus le tissu plié en quatre trempé dans l'eau, enfin les bandeaux[3]. »

« On se sert de ce mélange pour obtenir un développement de chaleur plus rapide chez les gens faibles et chez ceux qui n'ont presque plus de sang[4]. »

Les compresses de ce genre ont été enseignées à Kneipp dans sa jeunesse par la thérapeutique populaire de son pays[5].

1. *Ma cure d'eau*, 101.
2. *Ma cure d'eau*, 34 et suiv., 93, 96, 102.
3. *Ma cure d'eau*, 35; *Conférences publiques*, II, 99.
4. *Mon testament*, 93 et suiv.
5. *Vivez ainsi*, 167; *Conférences publiques*, IV, 224.

Il fait également tremper les linges dans de l'eau salée [1]. Il recommande souvent aussi des compresses et des maillots à la terre glaise diluée [2]. Les décoctions de plantes [3] sont très fréquemment employées dans ces mêmes applications. Ce sont, de préférence, les fleurs de foin, la prêle, la paille d'avoine et les branches de pin [4] qu'il considère comme particulièrement efficaces.

Pour être complet, mentionnons encore des cataplasmes de fenugrec [5], de choux [6], de fromage blanc [7], de jus de choucroute [8], de pommes de terre râpées, de terre glaise diluée : celle-ci sert aussi à faire des emplâtres [9].

Les compresses aux décoctions de plantes se donnent chaudes [10], contrairement à celles d'eau, d'eau vinaigrée, d'argile diluée, de fromage blanc, de jus de choucroute, qui sont d'ordinaire employées froides.

En général, Kneipp veut que les épithèmes et les maillots soient faits au malade par une autre personne. Cependant, celui-ci peut s'appliquer debout le demi-maillot ou le maillot inférieur; mais ensuite il faut, de toutes façons, qu'il se mette au lit [11]. Ce n'est que par exception et en certaines occasions [12] qu'il admet le port

1. *Ma cure d'eau*, 102.
2. *Conférences publiques*, IV, 223 et suiv.; *Mon testament*, 227.
3. *Ma cure d'eau*, 35, 100, 105; *Mon testament*, 92 et suiv., 160, et fréq.
4. *Mon testament*, 92 et suiv.
5. *Ma cure d'eau*, 129; *Mon testament*, 221, 268, 291; *Conseiller*, 195.
6. *Codicille*, 132.
7. *Ma cure d'eau*, 211, 277; *Mon testament*, 127, 232, 291; *Conseiller*, 193; *Codicille*, 193.
8. *Codicille*, 331.
9. *Ibid.*, 347, et fréq.
10. *Mon testament*, 102.
11. *Ma cure d'eau*, 99; *Mon testament*, 95.
12. *Conférences publiques*, II, 42. Comparez aussi : *Conférences publiques*, III, 331.

de certaines compresses comme la bande, sans se coucher.

Parler ou se remuer pendant qu'on a sur soi un épithème ou un maillot est mauvais, d'après lui : « Puis on reste au lit bien tranquille sans faire aucun mouvement, afin que le linge ne glisse pas le long du corps. Autrement, il ne tarderait pas à se produire du froid, et l'effet serait manqué. Il ne faut pas non plus qu'il y ait de monde dans la chambre du malade, afin que celui-ci ne soit pas engagé à trop parler[1] ».

Le maillot ne devra ni trop réchauffer, ni refroidir jusqu'à faire frissonner : « Le patient ainsi enveloppé et bien couvert, son corps devra se réchauffer en l'espace de deux à quatre minutes. A partir de ce moment, l'épithème commence à agir. Plus la température s'élève, mieux cela vaut. Néanmoins, ne croyez pas qu'il faille aller jusqu'à la transpiration. Mais, par contre, on ne doit pas frissonner, ce qui arriverait en tout cas si le maillot était mal fait[2]. »

Ces applications ont une durée ordinaire de trois quarts d'heure à deux heures. Lorsqu'elles sont mises pendant plus de trois quarts d'heure à une heure, elles doivent être renouvelées[3]. Bien qu'il ait fixé exactement en général le temps pendant lequel on les garde, Kneipp a indiqué toutefois que l'on peut s'endormir dans la plupart d'entre elles, et que, par suite, il n'est pas nuisible de les conserver longtemps sur soi[4].

1. *Ibid.*, IV, 210, 225.
2. *Ibid.*, 210 et suiv.
3. *Ma cure d'eau*, 33, 96; *Conseiller*, 240; *Conférences publiques*, I, 137; IV, 216, 223.
4. *Ma cure d'eau*, 19, 101, 104; *Mon testament*, 98; *Conférences publiques*, I, 325; III, 29; IV, 209. Comparez : *Ma cure d'eau*, 95; *Mon testament*, 92; *Conférences publiques*, IV, 212.

Il fait une exception nette pour le maillot du cou.

Comment se comporter après une de ces opérations? Voici ce qu'il dit entre autres choses : « Dès que le temps prescrit est écoulé, on enlève les linges mouillés, on s'habille et on se donne du mouvement, ou bien l'on reste encore un peu de temps au lit[1]. »

Kneipp, en principe, n'ordonne ensuite aucune ablution : « Vous ne prendrez jamais de demi-bain ou de lavage total après un maillot[2]. »

« La plupart des gens s'imaginent devoir après se lotionner ou même prendre un bain. Je le défends sévèrement, car le corps a été trop saisi[3]. »

C'est seulement pour le maillot de tête et la bande, c'est-à-dire les compresses que l'on peut porter sans se coucher, qu'il admet cette pratique comme nécessaire ou permise[4].

Dans les autres cas, on reste simplement encore un quart d'heure au lit.

Relativement au moment du jour le plus favorable, Kneipp dit : « A quel moment faut-il donner cette application? A n'importe quelle heure. Les gens le font plus volontiers le soir parce qu'ils pensent qu'il vaut mieux le laisser en place la nuit. C'est ce que je ne conseille cependant à personne[5]. »

« Mais quand on se réveille vers deux ou trois heures du matin ou une heure avant de se lever, on peut fort bien alors prendre le maillot[6]. »

1. *Ma cure d'eau*, 33. Comparez : *Mon testament*, 94 et suiv.

2. *Mon testament*, 95. Comparez : *Ibid.*, 92, 100 ; *Conférences publiques* ; IV, 213, 218.

3. *Conférences publiques*, IV, 212, 13.

4. *Ma cure d'eau*, 94 ; *Conférences publiques*, II, 89.

5. *Conférences publiques*, IV, 212.

6. *Conférences publiques*, IV, 212.

b) Kneipp indique pour ses épithèmes cette division :

1° Compresse supérieure; 2° compresse inférieure; 3° compresse supérieure et inférieure administrées ensemble ; 4° compresse abdominale. Il en mentionne encore une des yeux. Enfin, on peut y ajouter : s'asseoir sur un linge mouillé [1].

Dans ses conférences, Kneipp a recommandé, dans certains cas, un épithème que l'on peut porter en allant et venant, c'est-à dire la bande.

« A côté des lotions, elle forme une très importante application. Elle a environ deux mètres de long et, suivant les personnes, un demi-mètre ou moins en largeur. Les deux extrémités forment pointe. Elle est munie de liens d'une longueur suffisante. Le linge sera aussi rude que possible. On commence par en tremper un de grandeur moyenne, en lin également, dans de l'eau vinaigrée ou dans une décoction de plantes. On le tord légèrement, et on l'applique à nu sur le ventre sans faire de plis. On place au-dessus la bande et on la lie, mais de telle façon que le tissu humide ne se voie plus en aucun endroit. Elle doit couvrir entièrement et entourer deux fois au moins l'abdomen. On peut sortir sans crainte ainsi quand on ne veut pas se coucher [2]. »

« La bande ne sera pas mouillée; elle ne servira qu'à emmailloter [3]. »

Pour la technique des diverses espèces de compresses, il paraît inutile de s'étendre en des détails, vu que ces applications, simples d'exécution, ont été suffisamment exposées en traitant des généralités.

Kneipp indique huit maillots différents dans *Ma Cure*

1. *Conférences publiques*, I, 90.
2. *Conférences publiques*, II, 41 et suiv.
3. *Ibid.*, 97.

d'eau. Ce sont : 1° celui de la tête, 2° celui du cou, 3° le châle, 4° le maillot de pied, 5° le maillot inférieur, 6° le demi-maillot, 7° la chemise mouillée, et 8° le manteau espagnol[1]. Dans *Mon Testament*, il décrit sous le titre de : « Maillot de jambe » quatre genres d'applications désignées d'après les parties du corps qu'elles enveloppent : « maillots du pied, du mollet, du genou et de la jambe[2]. »

Dans le même ouvrage il est fait mention de maillots des mains et des bras[3]. Le manteau espagnol ou grand maillot est aussi appelé dans *Mon Testament* total ou complet. A un autre endroit, Kneipp parle également de ceux des doigts[4] et du front[5].

Maillot de tête. — Sa technique est la suivante : « On lave toute la tête, la face et la partie pileuse, jusqu'à ce qu'elles soient tout humides. L'eau doit atteindre à la peau, mais sans dégoutter des cheveux, ce qui serait exagérer les bonnes choses.

Par-dessus, couvrant toute la tête, on adapte un linge sec de façon à ce qu'il empêche l'accès de l'air et ne laisse voir que la moitié du front avec les yeux. Au bout d'une demi-heure, rarement d'une heure, les cheveux sont secs. Ensuite on peut recommencer la lotion et l'enveloppement, une, deux, jusqu'à trois fois. Il n'y a qu'à prendre garde que le linge recouvrant la tête mouillée et formant maillot soit bien sec. Chaque opération durera environ une demi-heure : la grande précaution à prendre est que les cheveux soient complètement secs au moment d'une nouvelle application.

1. *Ma cure d'eau*, 93 et suiv.
2. *Mon testament*, p. 96 et suiv.
3. *Ibid.*, 105, 331.
4. *Conférences publiques*, III, 25.
5. *Ibid.*, 23.

« A la fin de la dernière, qu'on prenne l'habitude de lotionner légèrement le cou et la tête rapidement à l'eau froide, et de les essuyer comme on fait pour la toilette du matin.

« L'emmaillotement de la tête se pratique le mieux de la façon suivante, surtout dans les cas où l'on veut obtenir de fortes sécrétions : on lave cette partie du corps comme ci-dessus; puis on fait un double enveloppement; d'abord celui du premier mode, où l'accès de l'air est interdit, puis un second plus léger constitué par une étoffe de laine également bien adaptée partout. Si la chaleur de la tête est trop forte, l'on peut mouiller non seulement les cheveux, mais aussi la première enveloppe, c'est-à-dire celle qui est recouverte de molleton de laine. L'application doit-elle durer un certain temps, il ne faut pas négliger le renouvellement, qui ne sera jamais retardé plus de vingt-cinq à trente minutes. Ce second procédé se termine comme le premier[1]. »

Ce maillot se prend froid de préférence, et pas trop souvent. Sur son action, voici ce que dit Kneipp : « Les maux de tête, principalement ceux qui sont de nature rhumatismale et proviennent d'un refroidissement quelconque, d'un changement subit de température, seront traités avec succès par ce moyen. De même aussi les pellicules trop nombreuses, les éruptions sèches, les boutons du cuir chevelu[2]. »

Nous avons deux descriptions du maillot de cou.

La première a trait à une forme adoucie, qui consiste à « mouiller, à l'aide de la main ou d'une serviette, cette partie du corps tout entière et à l'envelopper soi-

1. *Ma cure d'eau*, 94.
2. *Ibid.*, 94.

gneusement, mais sans trop serrer, de trois à quatre tours d'un morceau de gros linge taillé en bande et bien sec; car il faut soustraire la région humectée, au contact de l'air.

La seconde forme est la suivante : on trempe un linge souple dans l'eau fraîche et on l'enroule autour du cou; par-dessus s'applique un linge sec, et le tout est enveloppé d'un bandeau de laine ou de flanelle. Si vous n'avez pas celui-ci, servez-vous tout simplement d'une étoffe quelconque, pourvu que l'air n'ait pas d'accès [1]. »

Une particularité remarquable est qu'il faut renouveler souvent ce maillot. Quant à son action, voici ce qu'en dit Kneipp : « Son effet est de résoudre et d'attirer au dehors soit les matières renfermées dans le cou, soit un excès de calorique. Mais il ne faut jamais le laisser en place longtemps sans le renouveler, parce qu'autrement la chaleur se développerait rapidement, et quand celle-ci devient trop grande elle fait plus de mal que de bien [2]. »

Le châle est une application qui, à proprement parler, appartient moins aux maillots qu'aux compresses. Sa technique, du reste souvent difficile à cause de la forme diverse des corps, est la suivante : « Le châle, comme appareil hydrothérapique, se compose d'un grand morceau de linge grossier, ayant la forme d'un carré dont les côtés mesurent un mètre à un mètre et demi. Plié en forme de triangle isocèle, comme l'indique la figure ci-dessus, on l'étend sur les épaules, de façon à ce que son plus grand angle, qui est droit, soit placé sur le dos et

1. *Ma cure d'eau*, 94 et suiv.
2. *Mon testament*, 87.

descende jusqu'aux lombes. Les deux angles aigus pendent sur la poitrine. On les réunit dès le cou, et ils se croisent sur elle[1]. »

« L'application du châle peut être d'une demi-heure, une heure ou une heure et demie, voire même deux heures dans des cas rares, lorsqu'on désire produire une forte dérivation. Quand la durée se prolonge, il ne faut pas oublier de renouveler le maillot, c'est-à-dire de le tremper à nouveau dans l'eau. C'est ce qu'il faut faire au bout d'une demi-heure à trois quarts d'heure environ, en règle générale, lorsque la température devient forte, que le châle est chaud et brûlant.

« Lorsqu'il existe des chaleurs, des congestions et des commencements d'inflammations à la tête, dans les catarrhes fiévreux, les mucosités de la gorge, des bronches et de la poitrine, notre application inoffensive a une action résolutive et éliminatoire[2]. »

Le maillot du membre inférieur a quatre subdivisions. Pour bien faire, il faudrait en fournir des descriptions séparées, au lieu d'une générale.

« 1° Le maillot le plus inférieur et qui entoure le pied jusqu'au-dessus de la cheville s'appelle celui du pied; 2° celui du mollet commence au-dessus de la cheville et va jusqu'au genou; 3° celui de la jambe part du bas et va jusqu'au genou, comprenant les pieds; 4° le maillot du membre inférieur embrasse celui-ci en entier, et va jusqu'au bassin[3]. »

« Cette application dure ordinairement d'une à deux heures. Mais elle doit être renouvelée après la première heure; son efficacité est d'autant plus grande...

1. *Ma cure d'eau*, 96. Comparez : *Mon testament*, 105.
2. *Ma cure d'eau*, 96 et suiv. Comparez : *Mon testament*, 105.
3. *Mon testament*, 96.

« On peut remplacer le maillot des pieds par des chaussettes de fil, qu'on trempe dans l'eau ou dans une décoction de fleurs de foin avant de les adapter. Mais il faut toujours en mettre de non mouillées par-dessus celles qui le sont, ou tout au moins envelopper celles-ci d'une serviette sèche ou d'une étoffe de laine[1]. »

Le maillot inférieur est une des premières applications que Kneipp ait données, ce qui se voit facilement à cause de l'emploi du sac de blé. Voici sa technique : « Il commence à la hauteur des mamelons et va jusqu'à l'extrémité du corps, embrassant les jambes et le ventre... Les membres inférieurs eux-mêmes s'enveloppent séparément. »

« Le patient reste ainsi d'une heure à une heure et demie, dans certains cas rares deux heures, ce qui d'ailleurs est la règle pour toutes les opérations de ce genre[2]. »

« L'effet de cette application, qu'on associe toujours à d'autres, est multiple. Outre qu'elle réchauffe, elle a une action résolutive et éliminatrice, qu'elle exerce notamment, comme nous l'avons déjà dit, sur le ventre. On y a ordinairement recours dans les enflures des jambes, les états goutteux, dans les affections des reins, la flatulence, les crampes, etc.

Au lieu d'eau pure froide ou chaude, j'emploie fréquemment, pour y tremper le linge, une décoction de fleurs de foin, de foin aigre, de paille d'avoine, de pousses de pin[3]. »

N'oublions pas de mentionner que Kneipp a recommandé, en remplacement de l'application que nous ve-

1. *Mon testament*, 97.
2. *Ibid*,, 94.
3. *Ma cure d'eau*, 100.

nons d'étudier, un caleçon trempé dans l'eau. C'est un procédé qui, vu sa simplicité, mérite en tous cas d'appeler l'attention et peut souvent être très pratique[1]. Il lui a donné le nom de maillot-caleçon[2].

Le demi-maillot est de tous ceux de l'hydrothérapie Kneipp celui qu'il emploie de préférence. Voici quelle est sa technique : « Il commence aux aisselles comme l'inférieur et se termine au-dessus des genoux. Une grosse toile est pliée en quatre ou six, de manière qu'elle ait la largeur voulue pour s'enrouler autour du corps ; on la trempe dans l'eau, on la tord et on l'applique bien à plat. Puis, au moyen d'une couverture de laine, on le soustrait à l'air et le lit de plume fournit la chaleur nécessaire.

Les personnes faibles et d'un certain âge, en un mot les anémiques, dont le calorique propre reste à un degré relativement bas, peuvent ou même doivent prendre cette application à chaud... Sa durée varie suivant la prescription, d'une heure à une heure et demie, parfois deux heures[3]. »

Ici aussi le sac à blé, enroulé selon sa largeur autour du corps, a été la première forme employée[4].

Les effets du demi-maillot d'après Kneipp sont extrêmement variés. Car il dit : « Il constitue à lui seul un traitement complet, c'est-à-dire il agit sur tout le corps, sans qu'on ait recours à d'autres applications. S'il augmente la chaleur naturelle, il attire aussi au dehors le calorique superflu, suivant qu'on le garde plus ou moins longtemps[5]. »

1. *Mon testament*, 95.
2. *Conférences publiques*, III, 28.
3. *Ma cure d'eau*, 101.
4. *Ibid.*, 101.
5. *Ibid.*, 100.

Dans les catarrhes stomacaux, les affections du cœur et celles des poumons, dans les maladies les plus diverses de la tête et du cou, il remplit les emplois les plus variés[1].

Le maillot complet ou total[2], ou manteau espagnol, indique déjà par son nom qu'il est destiné à traiter tout le corps ensemble. Voici ce que nous lisons à propos de sa technique : « Le manteau espagnol est comme une chemise entièrement ouverte par devant. On pourrait encore le comparer très justement à une robe de chambre, s'il n'allait pas jusqu'à la pointe des pieds. On le passe comme ce vêtement et on rabat soigneusement, par devant, les deux côtés l'un sur l'autre, de façon qu'il s'applique exactement sur tout le corps. Ici encore il faut commencer par étendre sur le lit une couverture de laine; puis le malade revêtu du manteau espagnol s'étend sur celle-ci, qu'on ramène avec soin sur lui, à droite et à gauche, de façon à bien l'emmailloter. Plus il s'applique exactement sur le corps, et plus le patient est soigneusement enveloppé, meilleur est le résultat. D'ordinaire, une heure à une heure et demie suffisent[3]. »

Son action est naturellement considérable. Elle l'est même trop pour les individus faibles.

« Il agit à la manière d'un vésicatoire sur le corps entier; il ouvre les pores et produit rapidement de la chaleur. Il élimine par conséquent beaucoup de substancesmorbides. Mais il ne faut pas le prendre trop souvent, sauf dans des cas tout à fait particuliers...

« Une fois tous les huit ou quinze jours suffit parfai-

1. *Ma cure d'eau*, 101.
2. Comparez : *Mon testament*, 85.
3. *Ibid.*, 99.

tement et je ne recommande pas une application plus fréquente[1]. »

La chemise mouillée est traitée à part, bien qu'elle puisse être considérée comme ayant une action analogue à celle du maillot total. Voici ce qu'en dit Kneipp : « Une chemise ordinaire de toile est trempée dans l'eau, puis convenablement tordue et passée, comme d'habitude, sur le corps. L'on se couche ensuite sur une couverture déployée, dont on s'enveloppe soigneusement, et l'on se couvre chaudement de l'édredon... On garde cette application pendant une heure ou une heure et demie, même deux heures. Quant à son action, l'expérience m'a appris qu'elle ouvre les pores et fait sortir au dehors les humeurs à la façon d'un vésicatoire anodin ; elle calme, fait disparaître les congestions et les spasmes, produit une chaleur uniforme et, par suite de son influence marquée sur la peau, améliore beaucoup l'état de la santé[2]. »

Comme applications analogues employées plus ou moins fréquemment par Kneipp, nous avons à signaler : les chemises au sel[3], à l'argile[4], aux fleurs de foin[5], au vinaigre[6], à la neige[7].

Il semble indiqué de réserver une mention particulière pour la médecine infantile à la première et à la troisième.

Nommons en général celle-ci un remède calmant et qui fait éliminer[8]. Le chemise salée joue un grand rôle

1. Comparez : *Mon testament*, 99.
2. *Ma cure d'eau*, 102.
3. *Ibid.*, 102.
4. *Conférences publiques*, III, 292.
5. *Mon testament*, 227.
6. *Ma cure d'eau*, 102.
7. *Dernières conférences*. Décembre 1896, 37.
8. *Soins à donner aux enfants*, 151, 155, 160, 175.

dans les affections exanthématiques, la rougeole, la scarlatine, chez les enfants[1].

c) A propos de :

L'effet des compresses et maillots en général, voici ce que dit Kneipp : « Celui qui connaît l'action de l'eau et s'entend bien à faire les applications, peut, au moyen des maillots et des compresses, atteindre le même but qu'avec les affusions. A la vérité, cette méthode est un peu plus compliquée et plus lente... De même que chaque maillot porte un nom particulier, il a également son action propre; et de même qu'ils sont tout à fait distincts les uns des autres, leurs effets, eux aussi, sont différents. Cependant ils se ressemblent tous en ce qu'ils résolvent, absorbent et éliminent les substances morbides et exercent ainsi une action bienfaisante sur l'organisme. Ils dissolvent et attirent au dehors les principes morbides ; ils entraînent aussi la chaleur, en dissipent l'excès, ou en communiquent au contraire au corps une artificielle, suivant ce qu'exige son état. Ils éloignent celle de la fièvre et procurent du calorique à ceux qui ont froid[2]. »

Kneipp considère les maillots comme le remède hydrothérapique principal pour faire éliminer les substances morbifiques. Il en donne comme preuve le fait que des linges auparavant tout à fait propres, fournissent de l'eau trouble après avoir été employés en maillots[3].

Dans les premiers temps où il s'est occupé de médecine, il prescrivait très volontiers ces applications. Sur le manuscrit autographe auquel il est fait allusion à la

1. *Ibid.*, 162, 172.
2. *Mon testament*, 85.
3. *Ibid.*, 91.

page 172, et qui date de 1853-1854, on trouve 24 lotions totales et partielles, 5 affusions et 30 demi-bains, 10 maillots et 71 compresses.

En résumé, pour conclure au sujet de ce qui distingue les compresses et les maillots dans l'hydrothérapie de Kneipp, on peut dire qu'ils sont caractérisés par leur courte durée. Ce fait constitue une différence essentielle souvent proclamée par lui entre ses enveloppements et ceux de ces prédécesseurs. La sudation devient impossible de cette façon. Ce n'est plus qu'un procédé qui excite légèrement l'activité de la peau et qui convient même aux individus ayant peu de calorique naturel et faibles de nerfs.

C'est ainsi, par exemple, que Kneipp établit une différence assez grande dans ces applications, suivant l'âge et l'état des forces [1].

En outre, comme il interdit en principe toute lotion consécutive, l'augmentation d'activité de la peau produite par la chaleur humide n'est pas arrêtée dans son travail lent et bienfaisant d'excrétion.

Comme innovation, en ce qui concerne les maillots et compresses, Kneipp a introduit les mélanges avec des plantes. Le vinaigre n'était pas non plus employé avant lui à cet effet, pas plus que l'eau d'argile ni le fromage blanc.

Parmi tous ces procédés, il établit une distinction entre ceux qui produisent l'élimination et ceux qui régularisent la température, c'est-à-dire entre celles de ces applications qui enlèvent de la chaleur et celles qui en fournissent. Enfin, il est incontestable que vers la fin de sa carrière hydrothérapique, Kneipp prescrivit

1. *Conférences publiques*, I, 138.

moins de compresses, et surtout de maillots, et les remplaça par les affusions et les bains.

5. — BAINS.

C'est immerger le corps entier ou en partie dans un fluide qui est, pour l'hydrothérapie Kneipp, l'eau pure ou additionnée de substances diverses.

Il emploie les bains complets et partiels. Parmi ceux-ci, on trouve décrits dans ses ouvrages ceux de pieds, de siège, de mains, de bras, de tête, d'yeux et des demi-bains[1]. Il en mentionne encore de genoux et de cuisses[2]. Tous sont donnés froids ou non, à l'exception du demi-bain, toujours appliqué à basse température[3].

En ce qui concerne le liquide dont on se sert pour ceux qui ne sont pas chauds, Kneipp dit : « ... Je donne la préférence à ceux qui sont pris à l'air libre, pourvu que l'eau soit froide. Lorsqu'elle ne l'est pas, l'action désirée n'aura conséquemment plus lieu. Voilà pourquoi nous devons préférer un bain d'eau de source très fraîche administré en chambre à un chaud pris en plein air. Plus le liquide est à basse température, plus est forte la réaction et plus active également la transpiration[4]. »

Il permet d'y ajouter de la neige. « Il peut paraître singulier que ceux qui ont mis de celle-ci dans leur

1. *Ma cure d'eau*, 39 et suiv.
2. *Vivez ainsi*, 353.
3. *Ma cure d'eau*, 42.
4. *Conférences publiques*, III, 4.

baignoire en hiver, après avoir crié très fort, finissent par se taire et pousser un « ah ! » de satisfaction. Par conséquent, ce mélange les réchauffe bien plus vite et accroît davantage leur résistance[1]. » Plus tard, il a recommandé lui-même en certains cas cette pratique[2].

Les bains de mer et d'eaux minérales ne produisent pas plus d'effet selon lui que ceux d'eau de source, ou bien il les rejette complètement[3].

Les chauds se donnent en principe, non pas avec de l'eau pure, mais avec des décoctions de plantes.

« Je n'ordonne jamais de bains de pieds simples chauds, sans y ajouter un mélange[4]. »

« Dans chauffée à 25 ou 26° R., on met une pleine poignée de sel et deux fois autant de cendres de bois[5]. »

« Pour les pédiluves à température élevée, au lieu de cendres et de sel, on emploie également des fleurs de foin, de la paille d'avoine et d'autres remèdes semblables[6]. »

« J'administre toujours les bains de siège chauds en y additionnant des décoctions de prêle, de paille d'avoine ou de pousses de pin, ou encore du sel[7]. »

Voici comment Kneipp décrit la préparation de ces applications :

a) Bain aux fleurs de foin : « On introduit un sachet rempli de celles-ci dans une chaudière d'eau à température élevée et l'on fait bouillir au moins un quart d'heure. La décoction est versée alors dans la baignoire

1. *Conférences publiques*, III, 4.
2. *Dernières conférences*. 1896, XII, 36.
3. *Ma cure d'eau*, 62 et suiv.; *Conférences publiques*, III, 6.
4. *Ma cure d'eau*, 42.
5. *Ibid.*, 39.
6. *Mon testament*, 52.
7. *Mon testament*, 55.

renfermant déjà une quantité d'eau chaude, puis on achève de la remplir du même liquide chaud ou froid, de façon à obtenir la température voulue[1]. »

b) Bain à la paille d'avoine. « On fait bouillir dans une chaudière une forte poignée de paille d'avoine pendant une demi-heure, et l'on se sert de la décoction comme ci-dessus[2]. »

c) Bain aux pousses de pin (pin aux aiguilles). « On prend de ces aiguilles aussi fraîches que possible, et de même de petites branches (pousses) hachées du même arbre, très résineuses, ainsi que des pommes de pin coupées également en petits morceaux. On laisse bouillir toute la masse bien mélangée pendant une demi-heure dans l'eau. On utilise ensuite la décoction comme ci-dessus[3]. »

d) Bains mixtes : « J'appelle ainsi ceux dans lesquels je mets, lorsque la quantité nécessaire de l'une de ces plantes destinées à la guérison fait défaut, une décoction de plusieurs d'entre elles prises ensemble. Le plus souvent j'emploie de cette façon celle de fleurs de foin et de paille d'avoine, en les réunissant déjà avant de les faire cuire. La seconde devient plus odoriférante de cette manière[4]. »

Ces applications dans la méthode Kneipp se font en général à 25 ou 26° R. Les bains de siège et les complets peuvent dans certains cas être à 30 et 35 degrés[5].

Toute balnéation chaude se termine par une administration d'eau à basse température, immersion ou

1. *Ma cure d'eau*, 60.
2. *Ibid.*, 60.
3. *Ma cure d'eau*, 60.
4. *Ibid.*, 61.
5. *Ibid.*, 40, 42, 46, 57.

lotion[1]. « Je n'ordonne jamais ces prescriptions exclusivement, c'est-à-dire sans y faire succéder des ablutions ou des bains froids. La chaleur élevée, surtout si elle agit un certain temps, ne fortifie pas, elle affaiblit et amollit tout l'organisme. Elle n'endurcit pas, et rend au contraire la peau plus sensible au froid. Elle ne protège pas, elle est au contraire dangereuse. L'eau chaude ayant dilaté les pores, l'air frais y pénètre, et les suites se montrent déjà quelques heures plus tard. Tous ces inconvénients disparaissent complètement si l'on fait suivre la balnéation à haute température de lotions ou de bains froids. Je ne connais du reste aucune application chaude qui ne soit ainsi. L'eau fraîche fortifie en atténuant le calorique élevé, rafraîchit en faisant disparaître celui qui est superflu, garantit en refermant les pores et en affermissant la peau[2]. »

Les immersions froides sont plus courtes, c'est ce qui les caractérise. Les autres n'ont qu'une durée modérée. Au commencement, Kneipp faisait prendre les premières depuis une demi-minute jusqu'à trois. Plus tard, il les réduisit à deux ou trois secondes[3]. Il n'y a que le pédiluve froid qu'il prescrit pendant deux à trois minutes[4].

Les bains chauds durent en général douze à quinze minutes, le complet va jusqu'à une demi-heure[5]. Il existe également de ces applications plus courtes, de quatre à cinq minutes[6].

1. *Ma cure d'eau*, 58, 59.
2. *Ibid.*, 58.
3. *Ibid.*, 39 et suiv.; *Mon testament*, 18.
4. *Mon testament*, 51.
5. *Ma cure d'eau*, 1re éd., 40, 46, 57; *Ibid.*, 62, 2e éd., 39, 46, 56; *Mon testament*, 52.
6. *Mon testament*, 54.

La fréquence des immersions, le moment de la journée où il convient de les prendre, sont des points sur lesquels les vues de Kneipp sont assez caractéristiques.

« Le moment est choisi à volonté. Ceux qui sont déjà un peu endurcis peuvent se les administrer le matin. Quand on a des bains à proximité, on peut y aller de bonne heure, immédiatement après s'être levé. Mais il faut ensuite faire du mouvement[1]. »

« Cependant, je désire mettre en garde contre les applications prises le soir. Quand on est bien endurci, elles conviennent. Or, je dois faire remarquer que l'organisme commence à baisser l'après-dînée et se fatigue arrivé quatre heures. A partir de quatre ou cinq heures, on n'a plus toute sa chaleur et toute la force corporelle. L'une et l'autre sont déjà consommées. La nature va du côté du sommeil. Ne l'éveillez pas trop, autrement, il arrive à bien des personnes de ne pouvoir dormir. D'après cela, il faut donner la préférence à la balnéation faite le matin, vu que le corps est plus fort et a le plus de chaleur à ce moment[2]. »

Le bain de siège et le demi-bain peuvent également être pris la nuit[3].

Kneipp attache beaucoup d'importance à ce que les applications soient données dans l'état convenable, c'est-à-dire après une bonne préparation du corps. Les passages suivants le démontrent :

« Afin d'être dans les dispositions voulues pour un bain froid, il faut avant tout que le corps entier soit complètement chaud. Si donc vous avez obtenu cela,

1. *Conférences publiques*, III, 333.
2. *Ibid.*, III, 334.
3. *Ma cure d'eau*, 45.

soit auprès du poêle, soit en faisant un travail manuel, soit en marchant, vous vous trouvez dans l'état prescrit. Quand, au contraire, vous vous sentez froid, que vos pieds le sont, que vous frissonnez, ne faites jamais une de ces applications avant de vous être convenablement réchauffé par l'exercice. Si, par contre, vous transpirez, que vous soyez même tout en nage, ne craignez rien, pourvu, toutefois, que vous soyez bien portant, et prenez tranquillement votre immersion complète froide[1]. »

« Quand on a très chaud, un bain à basse température pris avec précaution est toujours à recommander[2]. »

Après, il faut se préoccuper de se réchauffer à fond : « L'ouvrier des champs et le manœuvre peuvent se remettre immédiatement au travail. Les autres se donneront du mouvement, au moins pendant un quart d'heure, jusqu'à ce que le corps soit complètement séché et ait récupéré son calorique normal. Il est indifférent de le faire à maison ou à l'air libre. Pour moi personnellement, je préfère, même en automne et en hiver, la promenade ou l'exercice en pleine atmosphère[3]. »

« Si vous ne pouvez le matin vous mettre à un vigoureux travail manuel ni vous donner beaucoup d'exercice, recouchez-vous pendant un quart d'heure, jusqu'à entier réchauffement et séchage du corps[4]. »

« De même qu'il ne faut se baigner que lorsqu'on a tout à fait chaud, de même il faut, après cette application, faire assez de mouvement pour recouvrer entière-

1. *Ibid.*, 49 et suiv.
2. *Conférences publiques*, I, 249.
3. *Ma cure d'eau*, 51.
4. *Ibid.*, 52 et suiv.

ment son calorique naturel. Lorsqu'on sort d'un demi-bain, cela se produit vite ; aussi croit-on d'ordinaire que tout est dit et qu'il n'y a plus à s'en préoccuper. Il n'en est pas ainsi. La température qui se développe immédiatement après est la première réaction, qui est suivie par plusieurs autres. Il faut que la personne qui a pris un bain sache que, dès qu'elle éprouve la moindre sensation de froid, elle doit se remettre en mouvement[1]. »

Ces prescriptions sur la conduite à tenir après l'immersion indiquent aux bien portants comme à ceux qui sont faibles et aux malades, la voie à suivre pour obtenir la réaction nécessaire.

Les bains froids, suivant Kneipp, agissent surtout comme dérivatifs et moyens d'endurcissement[2]. Les chauds, au contraire, résolvent, éliminent et augmentent le calorique[3]. Pour éviter que ceux-ci n'amollissent, il faut les faire suivre d'applications à basse température[5], et leur emploi trop fréquent est nettement déconseillé[4].

La place assignée à la balnéation dans l'hydrothérapie Kneipp est de première importance, tout aussi bien comme moyen d'endurcissement que comme remède. Eu égard à sa variété, il dit : « ... De même, les diverses sortes de bains peuvent agir de mille manières sur le corps, et chaque procédé, je le répète, peut être comparé à un flacon de médicament qui porte inscrit le nom de son contenu[6]. »

1. *Mon testament*, 56.
2. *Ma cure d'eau*, 28, 39, 42, 45, 49.
3. *Ibid.*, 40, 47, 60.
4. *Ibid* , 59.
5. *Mon testament*, 60.
6. *Mon testament*, 46.

On ne se trompe pas si l'on admet que Kneipp a emprunté ses bains aux plantes à la pharmacopée domestique héréditaire du peuple dont il était originaire[1].

Relativement aux froids, ce remède, le plus naturel de tous, surtout sous la forme de pédiluves, lui a été enseigné dans son pays natal[2]. La vertu curative et les propriétés thérapeutiques particulières des immersions à basse température ont attiré son attention pour la première fois lorsqu'il lut l'instruction de Hahn et qu'il eut fait des expériences sur son propre corps. En tous cas, Kneipp a eu le talent rare de recueillir ces indices, de les dégager et de leur donner une forme.

a) *Les bains complets.* — Le bain complet froid peut être pris de deux façons :

« Tout le corps, à l'exception de la tête, est plongé dans l'eau. On entre lentement dans celle-ci, de manière à n'y être tout à fait qu'au bout de quatre ou cinq secondes. La durée de l'application est d'ordinaire d'une ou deux ou encore de quatre ou cinq secondes[3].

« Ou bien, pour éviter la pression si sensible du liquide sur les poumons, ce qui, du reste, n'offre jamais de danger, on entre dans l'eau jusqu'aux aisselles, de manière que les sommets pulmonaires restent libres. On se lave lestement le haut du corps avec la main ou une serviette de grosse toile[4]. »

Les personnes bien portantes devront se préparer par

1. *Ma cure d'eau*, 40; *Mon testament*, 49; *Conférences publiques*, I, 323. Voyez plus haut, p. 172, note 6.

2. *Mon testament*, 49; *Conférences publiques*, I, 323.

3. *Mon testament*, 58.

4. *Ma cure d'eau*, 47.

des lotions et en général de légers moyens d'endurcissement à cette application plus forte[1].

« Ce bain trouve son usage principal dans les maladies inflammatoires, c'est-à-dire dans celles qui sont précédées et accompagnées de fièvre violente[2]. »

Néanmoins : « Tous les malades ne sont pas en état de l'utiliser[3]. » Voilà pourquoi, en général, il n'est pas trop fréquemment employé, en somme, dans les ordonnances de Kneipp. Il est plutôt remplacé par la lotion totale et le demi-bain, auxquels il donne la préférence parce qu'ils agissent d'une façon plus douce.

Les immersions entières chaudes se prennent de même sous deux formes d'après la méthode Kneipp. Suivant la première, le malade reste pendant 25 à 30 minutes dans un bain de 26 à 28° R., et les personnes âgées en un de 28 à 30° R. Ensuite, il se plonge dans l'eau froide ou bien il fait une lotion totale avec le même liquide. Puis, il s'habille rapidement et fait du mouvement[4].

Pour la seconde manière, la température est plus élevée. Elle va jusqu'à 33 degrés R. ; en moyenne, elle est de 31 à 35 degrés R. On reste environ dix minutes dans le bain chaud et une minute dans le froid. On renouvelle trois fois cette manœuvre. Toute l'application prend le nom de : « bain complet à triple alternative[5] ». Aux personnes bien portantes, Kneipp ne la recommande que pour « se préparer peu à peu aux immersions froides et devenir susceptibles de les prendre[6] ».

Parmi les malades, il signale les anémiques, les ner-

1. *Ma cure d'eau*, 52, 53.
2. *Ibid.*, 54.
3. *Ibid.*, 55.
4. *Ibid.*, 56.
5. *Ibid.*, 59.
6. *Ibid.*, 59.

veux, surtout ceux qui présentent des prédispositions aux crampes, au rhumatisme et à des infirmités analogues. Il indique encore : « les mères de famille, qui, souvent, sont exténuées très tôt par toutes les souffrances possibles », et enfin les personnes affaiblies par l'âge, en vue de la propreté, pour se rafraîchir et se fortifier [1].

L'action des grands bains à haute température est celle-ci, selon lui : « Employés suivant le premier mode, ils augmentent la chaleur du corps par un apport de calorique, tandis que d'après le second procédé ils aident à résoudre et à éliminer les éléments que le corps malade n'est plus en état d'expulser lui-même [2]. »

En traitant des diverses additions qu'il y fait, Kneipp dit tout d'abord, à propos des fleurs de foin : « Le liquide brunâtre ouvre énergiquement les pores et résoud les engorgements. »

Le bain à la paille d'avoine « agit plus fortement que le précédent et rend d'excellents services dans les affections des reins et de la vessie, dans les cas de gravelle, de calcul et de goutte ».

Celui qui se fait aux branches et aux aiguilles de pin « a une action favorable, quoique plus faible que la paille d'avoine, sur les maladies des reins et de la vessie. Son effet principal est de stimuler les fonctions de la peau et de fortifier les vaisseaux internes. Ce bain odorant et réconfortant est, à proprement parler, celui des vieilles gens, dont il est question plus haut [3]. »

b) *Bains partiels.* — Ce qu'il y a d'essentiel à dire sur

1. *Ma cure d'eau*, 59.
2. *Ibid.*, 60.
3. *Ibid.*, 60 et suiv.

les pédiluves est relaté dans les propositions suivantes : « Froids, ils consistent à immerger, pendant une à trois minutes, les pieds dans l'eau jusqu'aux mollets, ou jusque par-dessus ceux-ci.

« Dans les maladies, ils servent principalement à détourner le sang de la tête et de la poitrine vers le bas. Généralement, on les combine avec d'autres applications ; parfois on les emploie dans les cas où le malade, pour une raison ou une autre, ne supporte pas les bains entiers ou les demi-bains.

« Chez les personnes bien portantes, ils reposent, c'est-à-dire enlèvent la fatigue et fortifient. Il sont à conseiller aux gens de la campagne, particulièrement en été quand, après une journée pleine d'efforts et de fatigue, ils ne peuvent s'endormir. Ils délivrent de la lassitude et procurent un doux et paisible sommeil.[1] »

Il est encore une série d'applications que Kneipp décrit et ordonne comme moyens d'endurcissement et qui, d'après leur nature, doivent être rapprochés des bains de pieds froids. Ce sont : la marche dans l'eau, sur des pierres mouillées, dans le gazon humide, la rosée, la gelée, la neige qui vient de tomber ou fondante (bouillie de neige).

La marche dans l'eau et dans la neige se fait pendant deux, trois, jusqu'à quatre et même quinze minutes[2]. La course dans le gazon dure, en règle générale, d'un à trois quarts d'heure[3].

Celle-ci, ainsi que celle qui s'exécute dans la neige, est suivie de la marche avec des chaussures sèches[4].

1. *Ma cure d'eau*, 39.
2. *Conférences publiques*, I, 178 ; IV, 312 ; *Ma cure d'eau*, 28 ; *Mon testament*, 35.
3. *Ma cure d'eau*, 25.
4. *Ibid.*, 25 ; *Conférences publiques*, IV, 72.

Kneipp décrit l'effet de ces applications comme fortifiant [1], dérivatif [2] et régulateur de la circulation [3].

Les pédiluves chauds peuvent être pris de plusieurs façons : il y a tout d'abord le bain de pieds aux cendres et au sel : « Dans de l'eau chauffée à 25 ou 26 degrés R., on met une poignée de sel et une quantité double de cendres de bois. Après mélange convenable, on immerge les pieds pendant environ douze à quinze minutes... [4] »

« Ces bains conviennent aux personnes faibles, anémiques, nerveuses, très jeunes ou très âgées, principalement aux femmes, et ils sont bien efficaces dans les troubles de la circulation du sang, les congestions, les maux de tête et de gorge, les crampes, etc. Ils attirent le sang aux pieds et ont un effet sédatif. Je ne les conseille pas aux personnes qui transpirent beaucoup dans cette partie du corps [5]. »

Puis Kneipp signale particulièrement les pédiluves aux fleurs de foin, qu'il recommande vivement dans bien des maladies. Il en est de même pour ceux qui se font à la paille d'avoine. Il parle également de bains de pieds à triple alternative [6].

Les restrictions sont à faire ressortir :

« Pour les personnes atteintes de varices, et qui ne doivent faire remonter l'application que jusqu'à l'origine des mollets, jamais plus haut, non plus qu'augmenter la température au delà de 25 degrés R. [7]. »

Les bains de siège sont prescrits par Kneipp sous une

1. *Ma cure d'eau*, 26; *Conférences publiques*, II, 157, 254.
2. *Conférences publiques*, III, 18.
3. *Ibid.*, IV, 312; *Vivez ainsi*, 23.
4. *Ma cure d'eau*, 39.
5. *Ibid.*, 40.
6. *Ibid.*, 41.
7. *Ibid.*, 42.

forme toute semblable à celle qui est usitée en général.

« Ils sont à eau froide ou chaude. Les premiers se prennent de la façon suivante : ils sont administrés dans une baignoire spéciale ou à son défaut dans un cuveau en bois, en fer-blanc ou en zinc, large, mais peu élevé. On y met une quantité de liquide suffisante pour que le niveau monte au quart ou au cinquième de la hauteur. Mis à nu, on s'assied dans la baignoire, comme sur un siège, de manière à immerger la moitié du ventre jusqu'à la région des reins, ainsi que la partie supérieure des cuisses. La moitié inférieure de celles-ci, les jambes et les pieds restent en dehors de l'eau. Avec quelque pratique, il n'est pas nécessaire de se déshabiller complètement[1]. »

Dans ses *Conférences*, Kneipp a recommandé une fois le bain de siège dans la neige fondante (bouillie de neige), contre les hémorroïdes et la constipation chronique[2].

En ce qui concerne la durée de ces applications, nous ne parlons ici que des froides. Voici ce qu'il faut noter : Dans la première comme dans la soixante-deuxième édition de *Ma Cure d'eau*, Kneipp dit : « La limite d'un bain va d'une demi-minute à trois minutes[3]. » Dans *Mon testament*[4], il déclare nettement qu'il rejette ceux qui sont prolongés. En pratique, surtout dans les derniers temps, la durée moyenne d'une minute, dont il avait fait usage jusqu'alors, lui a paru trop longue. Il ordonna alors les bains de siège froids de quinze à vingt secondes.

Ils se prescrivent dans divers cas : « Ils comptent, avec

1. *Ibid.*, 43.
2. *Dernières conférences.* 1896, XII, 37.
3. *Ma cure d'eau*, 45.
4. *Mon testament*, 55.

les demi-bains, parmi les applications hydrothérapiques les plus importantes et les plus efficaces, spécialement pour le ventre. Ils expulsent les gaz, facilitent la digestion laborieuse, de même que les selles, règlent la circulation du sang et fortifient. Par conséquent, on ne peut assez les recommander dans la chlorose, les pertes de sang et les états analogues, dans les affections de l'abdomen les plus délicates[1]. »

De plus, ils s'emploient encore comme moyen d'endurcissement en général[2], contre les refroidissements[3], puis pour combattre l'insomnie[4], l'embarras de la tête le matin[5], les hémorroïdes et la constipation[6]. En tous cas ils ne doivent pas être pris trop souvent. « Je suis partisan de ces bains, mais peu fréquents et de courte durée. Si la chaleur prédomine dans le ventre, je donne une de ces applications froides, une ou deux par semaine, et dans des cas rares, trois fois, jamais davantage. Si cela ne suffisait pas, il vaudrait mieux la remplacer par un demi-bain[7] ».

Et dans un autre passage il dit : « Je fus peu à peu conduit à voir clairement qu'il ne faut pas en prendre beaucoup, soit à basse, soit à haute température[8]. »

La préparation de ceux-ci est assez simple. Voici ce que dit Kneipp à ce propos :

« Pour les bains de siège chauds, je ne me sers jamais d'eau pure : j'y mêle toujours :

1. *Ma cure d'eau*, 45.
2. *Ibid.*, 45.
3. *Mon testament*, 54.
4. *Ma cure d'eau*, 45.
5. *Ibid.*, 46.
6. *Mon testament*, 54.
7. *Mon testament*, 54 et suiv.
8. *Ibid.*, 53.

a) soit de la prêle,

b) soit de la paille d'avoine,

c) soit des fleurs de foin.

« Ces trois genres se font de la même manière : on répand de l'eau bouillante sur la plante et on laisse le mélange mitonner un certain temps. Puis on écarte le vase du feu, on laisse refroidir jusqu'à 24 ou 26 degrés, rarement à 30 degrés R. Enfin on verse le tout dans la baignoire toute prête. On s'y assied pendant un quart d'heure, et comme il serait dommage de jeter ensuite la décoction, je l'utilise pour deux autres bains, dont l'un se prend trois ou quatre heures plus tard, et le troisième une heure après le second, mais ces deux derniers dans le liquide refroidi, chacun pendant une ou deux minutes[1]. »

Kneipp ordonnait les chauds et les froids, surtout dans les affections de l'abdomen.

« *a*) Le bain de siège à la prêle s'emploie spécialement dans les états spasmodiques et rhumatismaux des reins et de la vessie, dans la gravelle et les calculs, et dans les troubles des voies urinaires.

« *b*) Celui qui se fait à la paille d'avoine est excellent pour toutes les affections goutteuses.

« *c*) Le bain de siège aux fleurs de foin a une action plus générale, et à défaut des deux plantes que nous venons d'indiquer, on l'emploie, sans doute avec moins de profit, dans toutes les affections abdominales citées plus haut. Il m'a toujours rendu de bons services comme agent résolutif des engorgements du ventre, dans le traitement des tumeurs externes, dans les abcès herpétiformes (zona), la constipation, les hémorroïdes, les

1. *Ma cure d'eau*, 46.

phénomènes convulsifs et coliquatifs (coliques venteuses)[1]. »

Quoique les bains de siège chauds soient décrits d'une façon assez détaillée dans les livres de Kneipp, en pratique il a en ordonné bien plus de froids, et il a réduit considérablement leur durée.

Il préférait aussi le demi-bain à cause de son action plus générale. Car il craignait avec raison, surtout si on les emploie trop souvent, que les bains de siège n'amènent de trop fortes congestions dans l'abdomen.

Ainsi, il les prescrivit peu dans les derniers temps de sa carrière hydrothérapique. Il en donnait très rarement de chauds, parce qu'il avait peu d'enthousiasme en général pour les immersions à température élevée, et, particulièrement, pour celles-là. Il dit, en effet : « Les bains chauds trop répétés affaiblissent nécessairement[2]. »

Il déclare dans un autre passage : « Si parfois des applications de ce genre sont nécessaires pour rétablir le calorique naturel trop diminué, il vaut mieux employer des compresses que des bains chauds prolongés[3]. » Ces paroles ont trait en première ligne à ceux dont nous parlons.

Ils n'occupent pas une place saillante dans l'hydrothérapie Kneipp. Ce sont des procédés doux, employés dans quelques cas rares pour l'endurcissement et comme moyen soporifique. On s'en sert plutôt, mais non trop souvent, pour faire disparaître les engorgements du ventre[4].

1. *Ibid.*, 46.
2. *Mon testament*, 60.
3. *Ibid.*, 61.
4. *Ma cure d'eau*, 45.

Notre auteur a réduit à quelques secondes leur durée, qu'on prolongeait des heures entières avant lui. Il a introduit l'usage de les donner chauds aux plantes. Mais surtout, il a posé ce principe extrêmement important que des bains de siège trop fréquents peuvent affaiblir l'organisme[1].

La technique de ceux de mains et de bras est tout uniment celle de ses bains en général : « Ceux de bras peuvent aussi se diviser en chauds et froids[2]. » La durée des premiers va dans certains cas, par exemple dans l'empoisonnement du sang, jusqu'à une heure. Il faut les alterner avec les seconds. « J'insiste encore une fois sur la nécessité d'intercaler toujours un bain froid des bras entre deux chauds, si toutefois il ne suit pas immédiatement celui qui est à haute température[3]. »

« Cette opération (le bain de bras froid) exige que le corps possède son degré ordinaire de calorique, qu'il n'éprouve aucunement la sensation contraire. Cependant si les pieds ne sont froids que jusqu'à la cheville et non jusqu'au-dessus des mollets, ou si les bras ne le sont que jusqu'au coude, ce n'est pas une raison pour renoncer à l'opération[4]. » Relativement à leur action, Kneipp dit : « A basse température ils sont de beaucoup plus importants. Ils fortifient, développent plus de chaleur naturelle et en diminuent l'excès ; bref, ils ont sur les membres supérieurs la même action que les pédiluves sur les pieds[5]. » Il les prescrit pour fortifier, pour endurcir[6], et les bains de bras chauds dans les empoisonnements

1. *Conférences publiques*, I, 325.
2. *Mon testament*, 48.
3. *Ibid.*, 49.
4. *Ma cure d'eau*, 30.
5. *Mon testament*, 48.
6. *Ma cure d'eau*, 30.

du sang, la goutte, les abcès, les paralysies infantiles et même dans l'attaque d'apoplexie[1].

Le bain de tête peut se prendre froid ou chaud. Le premier dure environ une minute, le second de cinq à sept. Après, les cheveux seront essuyés avec soin, et il est bon de rester dans la chambre ou de mettre un bonnet couvrant toute leur surface, jusqu'à ce qu'ils soient redevenus complètement secs. Beaucoup de gens plongent la tête dans l'auge de la fontaine ou la tiennent sous le tuyau de celle-ci. Il ne faut pas le faire trop longtemps ni trop souvent[2].

« Cette application est avantageuse pour ceux qui portent les cheveux courts. Quand, au contraire, ils sont longs, l'eau arrive difficilement jusqu'à la peau, ce qui pourtant est ce qu'on cherche, et le dessèchement marche plus lentement. Je conseille de préférence le bain chaud de la tête à ces personnes, parce qu'il dure davantage. Je prescris quelquefois le court et froid contre la céphalalgie ; mais la vraie application de ce genre est pour les personnes dont le cuir chevelu est un rendez-vous de tous les abcès grands et petits, d'éruptions dartreuses et sèches, une mine de croûtes, de pellicules, de poussière et d'autres choses encore. Les mêmes malades prendront parfois des bains de tête chauds de longue durée, terminant par une affusion ou une ablution froides[3]. »

« Celui des yeux est à haute ou basse température. Dans les deux cas on l'administre de la manière suivante : on immerge la figure dans l'eau, en ouvrant les paupières. On reste ainsi quinze secondes, et on peut

1. *Mon testament*, 49.
2. *Ma cure d'eau*, 65 et suiv.
3. *Ibid.*, 66.

répéter quatre ou cinq fois. Le bain ophtalmique chaud (24 à 26° R.) se termine toujours par le froid, soit que la dernière immersion se fasse à basse température, soit qu'à la fin on se lave les yeux. Le liquide employé ne doit pas être simplement de l'eau, mais une décoction d'herbes médicinales. Une demi-cuillerée de fenouil moulu ou une infusion d'eufraise m'ont toujours rendu de bons services [1]. »

Kneipp parle ici de bains d'yeux chauds. Il dit à un autre endroit : « Ceux-ci n'ont aucune valeur. Ils ne font qu'amollir et souvent même provoquent l'inflammation [2]. » « On peut aussi les préparer en y mêlant diverses herbes ; par exemple, une légère décoction de prêle, d'absinthe, de fenouil, d'eufraise, ou d'écorce interne verte de sureau [3]. »

De plus, on emploie encore des bains de ce genre additionnés d'alun [4], ou avec une décoction de sauge, de romarin ou d'aloès [5].

« L'immersion froide agit excellemment sur les yeux sains, mais faibles. Il fortifie et rafraîchit tout l'appareil de la vision dans ses parties externes et internes. Le chaud se donne à l'eau tiède, comme émollient des tumeurs de l'œil externe et pour résoudre et attirer au dehors des collections malsaines, c'est-à-dire épaisses, purulentes, de l'œil interne [6]. »

« Ceux qui prennent ces bains aux intervalles convenables, par exemple trois à quatre fois par semaine, et continuent cette pratique toute leur vie, n'auront guère

1. *Ma cure d'eau*, 67.
2. *Conférences publiques*, II, 25.
3. *Mon testament*, 48.
4. *Ibid.*, 48.
5. *Conférences publiques*, II, 25 et suiv.
6. *Ma cure d'eau*, 67.

à se plaindre de ces organes et conserveront leur vue jusqu'à un âge avancé[1]. »

La technique du demi-bain se voit dans les propositions suivantes de Kneipp : « En général, je comprends sous cette dénomination les immersions du corps tout au plus jusqu'au milieu du ventre, à peu près jusqu'à la région stomacale. Très souvent elles vont à une hauteur moindre[2]. »

« Le mode opératoire est triple :

1° Se tenir debout dans l'eau remontant au-dessus des mollets ou des genoux; 2° s'y agenouiller, de manière que les jambes et les cuisses y soient plongées. 3° S'y asseoir. Ce troisième mode seul mérite proprement le nom de demi-bain ; le niveau du liquide s'élève jusqu'à la région ombilicale[3]. »

« Il atteint jusqu'à la poitrine. On y entre posément; on y reste debout ou bien on s'agenouille, ou encore on s'asseoit, selon que cela est nécessaire pour avoir de l'eau jusqu'à la hauteur voulue[4]. » « Le demi-bain ne se donne que froid[5]. » « On peut encore le prendre d'une autre manière : pendant qu'on y est, on se lave rapidement le haut du corps; il ressemble, dans ce cas, tout à fait au bain complet[6]. » « Soit pour les personnes bien portantes, soit pour les malades, c'est toujours un traitement partiel, c'est-à-dire qu'il est combiné avec d'autres applications, et sa limite varie entre trente secondes et trois minutes[7]. » Kneipp a essentiellement réduit sa

1. *Conférences publiques*, II, 25.
2. *Ma cure d'eau*, 42.
3. *Ibid.*, 42.
4. *Mon testament*, 55.
5. *Ma cure d'eau*, 42.
6. *Mon testament*, 57.
7. *Ma cure d'eau*, 43.

durée au cours de ses expériences hydrothérapiques. « Autrefois, je le prolongeais un peu plus, comme on le voit dans *Ma cure d'eau* (d'une minute et demie à trois). Maintenant, je ne l'ordonne que de deux à six secondes[1]. » Du reste, il dit : « Il ne faut pas croire cependant que puisque le demi-bain est si excellent, on doive en prendre très souvent. Qu'on se rappelle encore ici le principe : « Trop nuit[2]. »

Néanmoins, d'autre part, son usage fréquent se trouve très souvent recommandé d'une façon particulière. Dans ses *Conférences*, Kneipp se plaît à raconter que pendant plusieurs années il a pris une de ces applications toutes les nuits, au saut du lit[3].

Relativement au moment qui convient le mieux, il fournit des indications très variées. Le jour, à toute heure, pendant la nuit, même durant le repas ou tout de suite après : il a employé toutes ces prescriptions.

« Le demi-bain peut se prendre au saut du lit le matin ou bien à tout autre moment de la journée, mais une à deux heures seulement après le dîner. Le donner avant d'aller se coucher n'est guère à conseiller, car beaucoup de personnes ne dorment pas bien après. Au contraire, cette application faite la nuit au sortir du lit où l'on vient se recoucher, a un bon effet[4]. »

« On peut la prendre également en quittant la table. On prétend d'ordinaire qu'il faut attendre deux heures pour cela. Qu'on ne s'en tourmente pas. Je me la suis administrée pendant le dîner, après avoir absorbé quel-

1. *Mon testament*, 55.
2. *Ibid.*, 57.
3. *Dernières conférences*, 1896, VII, 85.
4. *Soins à donner aux enfants*, 18.

ques aliments. Je me sentais aussi bien après qu'auparavant. J'ai également pris des demi-bains après le repas. Il suffit de savoir quel temps il faut pour se réchauffer[1]. »

Comme pour toutes ses applications en général, mais surtout pour celle-ci, Kneipp exige constamment qu'on se préoccupe de fournir au corps le calorique qui lui est nécessaire. Il importe que l'organisme soit chaud ou réchauffé avant et après le bain. Les malades le prennent en sortant du lit pour s'y remettre[2].

Il convient, d'après Kneipp, à tous les âges dans le but de fortifier et d'endurcir : « Il est très facile à employer. Quand les enfants y sont habitués, il devient pour eux un besoin, parce qu'il les fortifie. Il leur procure une chaleur agréable et leur donne de l'appétit[3]. »

Pour les adultes, Kneipp le recommande en qualité de moyen d'endurcissement en de nombreux passages. Mais il le considère encore comme convenant aux personnes âgées : « Il est également bon. Ne croyez pas qu'un homme de soixante à soixante-dix ans ne le supporte plus[4]. »

Voici comment Kneipp décrit son effet : « Il a une action fortifiante générale sur le corps, développe partout de la chaleur, influe beaucoup sur la circulation sanguine, calme l'organisme plus que n'importe quelle application, et c'est le meilleur moyen d'amener un rétablissement rapide et complet, après que la maladie a pris congé du corps. Ordinairement, le patient déclare que c'est ce qui

1. *Conférences publiques*, III, 333.
2. *Mon testament*, 56 et suiv.; *Conférences publiques*, I, 225.
3. *Soins à donner aux enfants*, 75.
4. *Conférences publiques*, IV, 28.

lui fait le plus de bien[1]. » « Essayez donc lentement mais résolument notre demi-bain ! Les plaintes au sujet d'hémorroïdes, de coliques venteuses, d'hypocondrie, d'hystérie, etc., ne tarderaient pas à diminuer[2]. »

En outre des affections que nous indiquons ici, Kneipp a encore recommandé cette application dans la plupart des autres maladies, sans doute surtout parce qu'il lui attribue une action très fortifiante sur l'organisme. Il la donnait à peu près à tous ses baigneurs pour le traitement à domicile. Une ordonnance de ce genre comprenait ordinairement deux à trois demi-bains par semaine, avec d'autres applications quelconques, variables suivant les cas. Ainsi, c'est la prescription culminante de l'hydrothérapie Kneipp, attendu qu'elle est administrée fréquemment aux personnes bien portantes et aux malades, dans les affections aiguës et chroniques, aux enfants, aux adultes et aux vieillards.

Notre auteur l'a même recommandée aux femmes enceintes[3] dans les termes suivants : « Une femme grosse peut-elle user de l'eau ? Je réponds : c'est précisément dans ces cas un remède de premier ordre, spécialement sous forme de lotions totales et de demi-bains. Deux à quatre de ceux-ci par semaine maintiendront les forces et la santé de la mère. Ils ne devront pas durer plus de deux à trois secondes. »

1. *Mon testament*, 56.
2. *Ma cure d'eau*, 43.
3. *Soins à donner aux enfants*, 19.

6. — BAINS DE VAPEUR.

Kneipp désigne sous ce nom l'emploi à l'extérieur de la vapeur d'eau chaude ou très chaude, c'est-à-dire de décoctions de plantes ayant pour but de réchauffer ou de faire transpirer.

Il n'a pas inventé, cela va de soi, de provoquer la sudation de cette façon. Il a appris à connaître ces applications par l'usage populaire et les établissements de bains. Voici ce qu'il dit à ce propos : « Il y a environ trente ans, l'usage des bains russes s'introduisit chez nous, dans l'Allemagne du Sud. Mais comme beaucoup de familles n'étaient pas en état d'user de ces moyens hygiéniques, privilège réservé alors aux grandes villes, on inventa, du moins c'est ainsi que je l'imagine, l'étuve bien connue destinée à rendre des services sudorifères du même genre[1]. »

Pendant quelque temps, il mit en pratique ces bains de vapeur complets; mais il y ajouta de légères applications froides; puis il chercha mieux[2]. « Mes recherches ultérieures firent naître en moi la conviction que le même principe qui préside à tous les traitements par l'eau doit valoir aussi pour celui-ci, c'est-à-dire que le procédé le plus modéré est aussi le meilleur parce que c'est le plus simple et le plus inoffensif. Ainsi, pour augmenter la chaleur interne, je n'emploie jamais les bains de vapeur lorsqu'une petite application d'eau, une affusion ou un demi-bain suffisent. Jamais je ne torturerais et n'exténuerais tout le corps par une fumigation entière, quand une partielle rend les services dési-

1. *Ma cure d'eau*, 69.
2. *Ibid.*, 69.

rés[1]. » Il est donc arrivé à ne plus employer que celles-ci[2]. Néanmoins, dans *Mon testament*, il traite du bain de vapeur total[3].

Kneipp en décrit des pieds et du siège dans *Ma cure d'eau.*

En outre, il fait mention d'applications moindres qui intéressent diverses parties malades du corps. Ce sont celles des oreilles, des bras, des mains et des doigts[4].

Les fumigations ne se donnent jamais avec de l'eau chaude seule, mais toujours avec une décoction de plantes[5], qui sont encore des fleurs de foin, de la paille d'avoine et de la prêle, employées surtout ici. La durée des plus grandes d'entre elles est de quinze, vingt et vingt-cinq minutes, exceptionnellement de trente. Les plus petites ne durent que dix minutes[6]. Dans la totale, celle de la tête et celle des pieds, on peut vaporiser l'eau à nouveau une ou plusieurs fois au moyen d'un morceau de brique chauffée que l'on y introduit avec prudence[7].

On fait toujours suivre la fumigation d'une lotion froide ou d'une affusion, non seulement sur la partie directement soumise à l'action de la vapeur, mais sur toutes les autres portions du corps atteintes par la sudation[8].

« Le bain de vapeur constitue très rarement une application complète à elle seule[9]. »

1. *Ibid.*, 70.
2. *Ibid.*, 70.
3. *Mon testament*, 114 et suiv.
4. *Ibid.*, 106 *et suiv.*
5. *Ma cure d'eau*, 79 et suiv.
6. *Ibid.*, 73, 75, 77, 79, 89.
7. *Ibid.*, 77.
8. *Ibid.*, 69, 73, 74, 75, 79.
9. *Ibid*, 71.

Kneipp nous avertit bien de ne pas en user trop souvent : « Mais ici, comme partout, je suis arrivé à cette conviction qu'il n'en faut pas trop, de sorte que je ne les emploie que dans des cas assez rares, ceux où il existe de graves indurations. La plupart du temps, je préfère de beaucoup obtenir une action résolutive et éliminante au moyen d'affusions et de compresses. Je mets surtout en garde contre l'usage trop fréquent de ces bains [1]. »

Prenez comme règle de ne pas dépasser deux par semaine [2].

Leur effet est, en général, de réchauffer, de calmer les spasmes, de résoudre, d'éliminer. En outre : « Beaucoup de mes fumigations ne servent qu'à préparer la voie aux applications d'eau, soit en les rendant possibles par suite d'une augmentation de la chaleur du corps et en leur donnant peut-être plus d'efficacité, soit en secondant à l'intérieur du corps, par exemple au moyen d'une résolution dans les bronches et les poumons, l'action extérieure de l'eau [3]. »

La technique est simple, mais elle exige cependant des soins : « Comme nos applications d'eau en général, de même aussi les bains de vapeur agissent de la manière la plus douce et, partant, tout à fait inoffensive. Ils exigent néanmoins une grande circonspection. Ce qui peut guérir un malade peut aussi rendre malade une personne bien portante : cela dépend de l'observation fidèle des prescriptions ou de la négligence qu'on y apporte. Un homme qui, par exemple, s'expose au grand air immédiatement après une de ces fumigations sans

1. *Mon testament*, 106.
2. *Ma cure d'eau*, 78.
3. *Ibid.*, 70 ; *Mon testament*, 106.

s'être rafraîchi préalablement, peut devenir malade, mortellement malade [1]. »

a) *Le bain de vapeur de tête.* — Le patient ayant mis à nu tout le haut de son corps, se penche au-dessus du récipient rempli de liquide fumant. Il s'appuie sur les bords ou les anses du baquet, puis on adapte sur lui une couverture de laine, de telle façon que la tête, le cou, les bras et la partie supérieure du corps soient exposés à l'action de la vapeur [2].

Cette application dure le plus souvent quinze à vingt minutes, et, dans quelques cas, de vingt à vingt-quatre [3].

Elle est suivie, comme toutes les fumigations, d'une lotion ou d'une affusion froides [4].

Comme additions, il y a les fleurs de foin, déjà signalées, et, de plus, le fenouil, la sauge, la mille-feuille, la menthe, le sureau, le plantain, les fleurs de tilleul et l'ortie brûlante [5].

Ce procédé s'emploie dans les cas les plus divers, tels que : les refroidissements, les tuméfactions glandulaires, les catarrhes des voies aériennes supérieures, les affections des oreilles, les rhumatismes et les maladies des yeux [6].

« Dans les dernières, on peut prendre un bain de vapeur de la tête, à condition d'opérer avec précaution et de se nouer, pendant l'application, un bandeau de toile sur les yeux, de manière que la vapeur ne puisse pas y pénétrer [7]. »

1. *Ma cure d'eau*, 67 et suiv.
2. *Ibid.*, 72 et suiv.
3. *Ibid.*, 73, 75.
4. *Ibid.*, 74 et suiv.
5. *Ibid.*, 73.
6. *Ibid.*, 75.
7. *Mon testament*, 108.

Kneipp a beaucoup restreint plus tard cet emploi : « Cette année (1893), plusieurs milliers de personnes, environ douze mille jusqu'au 1er novembre, sont venues ici ; quelques fumigations de la tête seulement furent données contre des maladies tout à fait étranges et dans des cas exceptionnels ; par exemple contre des lupus[1]. »

b) *Le bain de vapeur des pieds.* — Sa préparation est décrite de la façon suivante : « Sur un vase tel que ceux qu'on emploie pour les pédiluves, on pose un ou deux bâtons qui serviront à appuyer les pieds. On verse de l'eau bouillante dans ce récipient ; puis on étend sur les jambes et le vase, comme nous l'avons vu plus haut à propos de la fumigation de la tête, une couverture qui retienne la vapeur, de façon qu'elle pénètre bien les membres inférieurs. Les pieds étant ordinairement plus froids que la tête, l'eau chaude ne suffirait pas pour les faire beaucoup transpirer ; la chaleur serait trop faible. C'est pourquoi on met au feu une ou deux briques grosses comme le poing, ou deux fois plus, jusqu'à ce qu'elles deviennent rouges. On peut encore se servir, à cet effet, d'un fer à repasser. Lorsque la pierre brûlante entre en contact avec l'eau, celle-ci bouillonne violemment ; la chaleur augmente, ainsi que le dégagement de vapeur[2]. »

La durée peut aller de quinze à trente minutes : « Dans les cas légers, un seul morceau de tuile brûlante et quinze à vingt minutes suffisent. Pour obtenir d'une de ces fumigations l'effet le plus considérable, il est nécessaire de renouveler toutes les cinq ou dix minutes le

1. *Ibid.*, 107.
2. *Ibid.*, 111. Comparez : *Ma cure d'eau*, 76 et suiv.

liquide en ébullition, et de prolonger l'application jusqu'à vingt-cinq ou trente[1]. »

Pour terminer, on donne une application froide d'une certaine étendue : « Chaque fois qu'on a pris un de ces bains, il faut le faire suivre d'une affusion des genoux ou des cuisses, ou d'un demi-bain[2]. »

De même que pour le bain de vapeur de tête, « celui des pieds ne doit pas être pris trop souvent. Une fois par semaine suffit ordinairement, à moins de cas exceptionnels de maladie ou de stase. Même alors, c'est à peine s'il m'est arrivé d'en conseiller plus d'un par semaine[3]. »

Le but de cette application est de réchauffer l'organisme, ou de faire éliminer les principes morbides hors des pieds ou des jambes[4].

« Si l'enflure des pieds provient du corps, comme dans l'hydropisie ou les maladies de reins, il ne faut pas faire usage de ces bains. Au contraire, on doit alors agir sur lui et en éliminer les principes morbides, mais non par les pieds ; sans quoi on y attirerait l'eau qu'il contient[5]. »

c) *Le bain de vapeur de siège.* — Les prescriptions de Kneipp au sujet de la préparation de cette fumigation sont très semblables dans : *Ma cure d'eau* et dans *Mon testament.* Mais les données sur la durée et la terminaison diffèrent. En ce qui concerne la préparation, elle est fort simple. « Pour ces bains de vapeur, je ne prends jamais d'eau pure. J'y mêle toujours des plantes

1. *Ma cure d'eau*, 77.
2. *Mon testament*, 112; *Ma cure d'eau*, 77.
3. *Mon testament*, 112; *Ma cure d'eau*, 78.
4. *Mon testament*, 112; *Ma cure d'eau*, 78.
5. *Mon testament*, 112.

telles que les fleurs de foin, la paille d'avoine, surtout la prêle des champs[1]. » « Comme on sait, il y a dans chaque chaise percée un grand vase; on y met une ou deux poignées d'herbes sur lesquelles on verse jusqu'à quatre litres environ d'eau bouillante. Le malade s'assied alors aussi rapidement que possible sur ce siège, de manière que la vapeur monte d'en bas sur le corps. Si l'orifice est assez grand pour que celle-ci puisse passer et se dissiper inutilement, il faut nécessairement, pour l'en empêcher, mettre un drap tout autour de l'ouverture[2] ».

« Cette opération dure, en général, de dix-huit à vingt-quatre minutes; après cela, le malade se met d'ordinaire au lit, où il continue, pendant assez longtemps, à transpirer doucement. Il ne doit pourtant pas trop se couvrir[3]. »

La sudation qui suit le bain sans qu'on ait fait d'application froide est admise principalement dans les cas de refroidissement et les états convulsifs[4]. Autrement, il se termine ainsi : « Après cette fumigation, il faut pratiquer une ablution totale ou un demi-bain avec lotion du haut du corps, ou bien un bain entier, suivant l'état de tolérance du malade. Chez ceux qui sont gravement atteints, la lotion entière est ce qu'il y a de plus facile et de moins dangereux[5]. »

Cette application ne doit pas non plus être prise fréquemment[6].

Voici ce que dit Kneipp sur son emploi : « Contre les

1. *Ma cure d'eau*, 79.
2. *Mon testament*, 112 et suiv.
3. *Ibid.*, 113.
4. *Ibid.*, 113.
5. *Ma cure d'eau*, 79.
6. *Mon testament*, 111.

affections rénales et calculeuses je me sers de la vapeur produite par une décoction de paille d'avoine ; dans les spasmes ou les rhumatismes du ventre, les ulcérations de la vessie, et les commencements d'hydropisie, je préfère les fleurs de foin... C'est avec une décoction de prêle que j'ai obtenu les résultats les plus surprenants dans les rétentions d'urine qui causent au patient des douleurs atroces [1] ».

d) *Les petits bains de vapeur.* — Nous rangeons parmi eux ceux des yeux, des oreilles, du nez, de la bouche, des doigts, de la main, des bras, des orteils et des pieds [2]. Leur exécution et la manière de se comporter sont les mêmes que pour les grands bains de vapeur. Mais pour chacun d'eux il est encore donné de petits détails particuliers.

« Les fumigations qui doivent être aspirées pour agir à l'intérieur, ou qui sont destinées aux yeux et aux oreilles, ne seront jamais prises à l'état de chaleur excessive. Il faut être prudent à cet égard [3]. »

« Dans celle des yeux j'ai recours volontiers à une décoction soit de fenouil en poudre, soit d'eufraise, soit de mille-feuille. Pour celle des oreilles, c'est le lamier, l'ortie brûlante ou la mille-feuille ; pour les empâtements du cou, c'est une décoction de mille-feuille, ou de plantain ou d'ortie brûlante [4]. » Les bains de vapeur des oreilles se font aussi à la camomille [5].

Lorsque, dans celui des bras, l'effet, c'est-à-dire la transpiration, doit se prolonger après l'application, on

1. *Ma cure d'eau*, 79.
2. *Ibid.*, 80.
3. *Ibid.*, 80.
4. *Ibid.*, 80.
5. *Mon testament*, 109.

le fait suivre d'une lotion rapide froide, et dans d'autres cas d'un bain ou d'une affusion[1].

Quelquefois, par exemple dans la goutte, et dans les empoisonnements du sang, il est prescrit de chercher à obtenir une action plus forte en emmaillotant les parties souffrantes de fleurs de foin renflées, et de leur appliquer de cette façon la fumigation[2].

« Quant à la durée du traitement, il ne faut jamais dépasser vingt minutes, la plus ourte limite étant de dix[3]. »

Les indications sont : une piqûre d'insecte, une menace d'empoisonnement du sang, les catarrhes de la gorge[4], les douleurs goutteuses[5].

L'usage des bains de vapeur, tant généraux que localisés, a été extrêmement restreint par Kneipp lui-même avec le temps. Plus il fit d'hydrothérapie, moins il les ordonna, au point que dans ses nombreuses conférences c'est à peine s'il les a mentionnés.

7. — Les affusions.

a) *Historique.* — L'histoire de l'hydrothérapie et celle de l'emploi de l'eau froide en mouvement sous forme d'arrosements ou de chute a déjà été traitée par beaucoup d'auteurs, tels que Floyer[6], Bergius[7],

1. *Ibid.*, 110.
2. *Ibid.*, 110.
3. *Ma cure d'eau*, 80.
4. *Ibid.*, 80.
5. *Mon testament*, 110.
6. Floyer (Dr John) : Ψυχρόλουσία, *ou histoire des bains froids chez les anciens et les modernes.* Londres, Innys, 1715.
7. Voyez plus haut, IV, p. 53, note 6.

Ferro[1], Œrtel[2], Sachse[6], Hirschel[4], Mauthner[5], Gränichstädten[6], Gross[7], Scoutetten[8], Plitt[9], Winternitz[10] et d'autres, dont plusieurs ont fait sur ce sujet de grands travaux. Je crois utile pour le but que je me propose ici d'indiquer quelques sources de cette histoire, dont je fournirai une courte esquisse.

Homère nous raconte déjà qu'Hector, atteint par la pierre que lui avait lancée Ajax, fut pris de défaillance. « Ils arrivèrent sur les bords du Xante aux belles ondes tourbillonnantes, fils de l'immortel Jupiter. L'ayant débarrassé de son armure, ils l'étendirent sur la terre, puis ils répandirent de l'eau sur lui : il se mit bientôt à respirer, et rouvrit les yeux à la lumière[11] ».

Dans le cabinet des Vases à Berlin, il y a sous le numéro 2.707 une pièce qui porte un dessin où se trouve représentée une femme ayant devant elle une figure semblable à un Amour agenouillé. Elle lui verse avec une urne de l'eau sur la tête et le dos. Ce vase appartient à l'époque grecque ancienne, et provient du ve siècle

1. Ferro (D. Paskal-Joseph). *De l'usage des bains froids*. Vienne, de Kurtzbeck, 1781.

2. Voyez plus haut, I, p. 6, note 2.

3. Sachse (J.-D.-W). *Observations et remarques médicales*. Berlin, Nicolai, 1835.

4. Voyez plus haut, I, p. 6, note 3.

5. Voyez plus haut, IV, 3, p. 53, note 3.

6. Voyez plus haut, I, p. 5, note 4.

7. Voyez plus haut, I, p. 7, note 7. Le deuxième ouvrage cité : *L'eau froide*, contient, dans sa quatrième édition (de 1842), une histoire de l'hydrothérapie.

8. Voyez plus haut, V, p. 84, note 3. Il donne, des p. 71 à 177, un aperçu fort bien fait de l'histoire de l'hydrothérapie, et, au chapitre x un index bibliographique très complet en 83 pages.

9. Voyez plus haut, I, p. 6, note 9.

10. Voyez plus haut, IV, 1, p. 34, note 5.

11. Homère, *Iliade*, XIV, 433 et suiv. Traduction de Jean-Henri Voss.

avant Jésus-Christ. Il n'est pas le seul qui porte un sujet de ce genre. Il y en a plusieurs dont quelques-uns sont considérés comme datant du IXe siècle avant Jésus-Christ.

Hippocrate (350 av. J.-C.), le père de la médecine, est également celui de l'hydrothérapie. En outre de la plupart des autres formes d'application de l'eau, il mentionne en onze endroits[1] les arrosements froids ou chauds. Ils embrassent le corps entier ou des parties de celui-ci, par exemple la tête ou les articulations douloureuses par suite d'inflammations.

C'est surtout dans les états spasmodiques ou les arthropathies accompagnées de souffrances vives qu'il emploie ce procédé. Le plus caractéristique de ces passages est celui-ci : « Dans les gonflements articulaires, les douleurs sans abcès, la goutte, les déchirures musculaires, dans toutes ces affections l'arrosage avec beaucoup d'eau froide procure dans la plupart des cas du soulagement, diminue la tuméfaction et délivre de la souffrance. Car un peu d'engourdissement supprime celle-ci[2] ».

Les opinions d'Hippocrate dominèrent toute la médecine, et lorsque Asclépiade vint à Rome (100 av. J.-C.), il les y importa avec lui. Il fut volontiers écouté[3]. Les Romains avaient commencé dans l'intervalle à bâtir des bains publics grandioses. Il s'y trouvait des esclaves et des domestiques qui, avec de grands coquillages et des

1. HIPPOCRATE, *loc. cit.* (voyez plus haut, IV, 4, p. 60, note 1); *Aphor.*, V, 21 (I, 110); *Aphor.*, V, 25 (I, III); *Aphor.*, VII, 42 (I, 134); *Epid.*, II, 5, 21 (II, 186); *Epid.*, II, 5, 22 (II, 186); *Epid.*, II, 6, 3 (II, 187); *Epid.*, II, 6, 6 (II, 188); *Epid.*, II, 6, 31 (II, 192); *Epid.*, V, 42 (II, 236); *Epid.*, V, 58 (II, 240); *De morbo*, III, 13 (II, 470).

2. *Ibid.*, *Aphor.*, V, 25 (I, III).

3. MAUTHNER, *loc. cit.*, 125 et suiv.

cruches, versaient de l'eau sur les baigneurs. Dans le mur, à une hauteur un peu supérieure à celle d'un homme, il y avait un tuyau au moyen duquel ceux-ci se faisaient arroser[1].

Antonius Musa guérit par l'hydrothérapie l'empereur Auguste, atteint en l'an 23 avant Jésus-Christ d'une grave affection du foie. Mais il ne semble pas, comme le raconte Œrtel[2], que les *affusiones*, c'est-à-dire les épanchements d'eau, y aient joué le principal rôle[3].

Les indications de Cornelius Celsus (23 ap. J.-C.), surnommé le Cicéron de la médecine, ont un intérêt particulier. Très porté vers l'hydrothérapie, il a recommandé les arrosements en treize passages de ses œuvres. Le plus intéressant est celui où il prescrit aux personnes ayant la tête faible de se faire couler sur elles de l'eau froide en été au moyen d'un large tuyau[4]. C'est la première mention qui soit faite d'une application de ce genre, nom-

1. Comparez la description dans : *De Balneis* (voyez plus haut, IV, 3 p. 53, note 3).

2. Œrtel. *Histoire de l'hydrothérapie*, 23 (voyez plus haut, I, p. 7, note 2).

3. Dion Cassius raconte, l. III, 30 : « Antonius Musa guérit l'empereur Auguste par des lotions d'eau froide et en lui faisant boire de celle-ci. » — Pline, *Hist. nat.*, IV, l. XXIX, c. v, dit seulement qu'Antonius Musa : « contraria medicina gravi periculo exemerat » l'empereur Auguste. Comparez : Schanz (Dr Martin, professeur à l'Université de Würzbourg. *Histoire de la littérature romaine jusqu'à l'œuvre législative de l'empereur Justinien.* Munich, Beck, 1899, II, 1, 335 et suiv. — Albert (Maurice). *Les médecins grecs à Rome.* Paris, Hachette et Cie, 1894, p. 117.

4. A. Cornelii Celsi *Medicina.* Ediderunt, brevi annotatione indicibusque locupletissimis instruxerunt F. Ritter et H. Albers. Coloniæ ad Rhen, Dumont-Schauberg, 1835, l. I, cap. 4, p. 24.

« Capiti nihil æque prodest atque aqua frigida. Itaque is, cui hoc infirmum est, per æstatem id bene largo canali quotidie debet aliquamdiu subjicere. Semper autem, etiamsi sine balneo unctus est, neque tutum corpus refrigerare sustinet, caput tamen aqua frigida perfundere. »

mée par les écrivains postérieurs *ducia* ou *tucia*. Celse connaît surtout les arrosements de la tête[1], puis ceux de l'estomac[2], des articulations[3], du corps entier[4], et même des yeux[5].

Aëtius (543 ap. J.-C.) présente dans son *Tetrabiblos* neuf passages susceptibles de nous intéresser ici.

Il signale l'aspersion de la face (*aspersio faciei*) pour les malades[6], l'affusion (*perfusio*) avec l'eau froide des forgerons dans les chutes du rectum[7], puis une affusion (*affusio*) pour attirer le sang dans des parties déterminées du corps[8]. Il est question encore d'irrigations de la tête (*irrigationes capitis*) comme remède soporifique[9], et dans les inflammations[10]. Il recommande l'affusion froide (*perfusio frigidæ*) aux personnes ayant les yeux faibles[11], et celle (*affusio*) d'eau de mer pour la face[12]. Contre les poux des paupières (*pediculi palpe-*

1. *Ibid.*, l. I, c. v, p. 24 : « His autem non caput tantum quotidie perfundendum, sed os quoque multa frigida aqua fovendum est. » Comparez l. IV, c. II, p. 115.

2. *Ibid*, l. IV, c. v, p. 156.

3. *Ibid.*, l. I, c. IX, p. 26. Comparez HIPPOCRATE, *Aphor.*, v, 25.

4. *Ibid.*, l. IV, c. XXI, p. 144.

5. *Ibid.*, l. VI, c. VI, VIII, p. 214.

6. Aetii Medici græci contractæ ex veteribus medicinæ *Tetrabiblos*, hoc est libri quatuor in totidem Tomos partiti, Jano Cornario Medico interprete. Accesserunt in duos libros de Simplicibus, Scholia per Hugonem Solerium Sanionensem suo quæque loco digesta. Cum ditissimo Indice. Lugduni, Apud Sebastianum de Honoratis, MDLX. 4 vol. I, *Sermo* III, c. CLXXI, p. 680.

7. *Ibid.*, *Sermo* IV, c. XXIV. Ad sedem infantium procidentem. P. 722 : « Utere autem perfusione aqua fabrorum, in qua ferrum tingunt. »

8. *Ibid.*, I, *Sermo*, IV, c. XXXIV, p. 736.

9. *Ibid.*, II, *Sermo*, II, c. XI, p. 230 et suiv. : « Ad vesperam vero invadente jam morbo, irrigationibus capitis somnum inducere solitis utendum est. ».

10. *Ibid.*, II, *Sermo* II, c. XXV, p. 258 et suiv.

11. *Ibid.*, II, *Sermo* III, c. XLIV, p. 454.

12. *Ibid.*, II, *Sermo* III, c. LV, p. 471.

brarum), il faut employer les arrosements d'eau de mer tiède[1].

Mauthner[2] rapporte que Paul d'Egine (640 apr. J.-C.) a conseillé les douches d'eaux minérales froides contre l'anurie. Mais c'est là une erreur; car la traduction exacte du texte ne permet pas cette interprétation[3].

Le médecin arabe Rhazès (929 av. J.-C.) paraît aimer l'emploi des épanchements d'eau. Car dans ses dix livres : *De re medica*[4], ils sont recommandés en de nombreux

1. *Ibid.*, II; *Sermo* III, c. LXV, p. 480. Comparez encore : II, *Sermo* I, c. C, p. 137.

2. *Loc. cit.*, 158.

3. *De Balneis* omnia quæ exstant apud Græcos, Latinos et Arabes, tam medicos, quam quoscunque cæterarum artium probatos scriptores, qui vel integris libris, vel quoque alio modo hanc materiam tractaverunt. Nuper hinc inde accurate conquisita et excerpta atque in unum tandem hoc volumen redacta. In quo aquarum ac thermarum omnium, quæ in toto fere orbe terrarum sunt, Metallorum item et reliquorum Mineralium naturæ, vires atque usus exquisitissime explicantur. Indicibus quatuor appositis, quorum primus auctores omnes, qui in hoc volumine habentur, secundus Balneorum nomina, tertius capita cujuscunque libri, quartus Mirabiles curationes in his libris contentas, quæ vi ac beneficio Balneorum factæ fuerunt, complectitur. Opus nostra hac ætate, in qua tam frequens est Thermarum usus, medicis quidem necessarium, cæteris vero omnibus tum summopere utile, tum etiam perjucundum. Cum privilegio summi Pontificis Senatusque Veniti. Venitiis apud Juntas MDLIII. Feuille 487. C. « Qui præter voluntatem urinam excernunt, corroborantibus auxilis abstringendi sunt..... et lavacris sponte nascentibus frigidis utentur. »

4. Abupetri Rhazæ Maometi, ob usum experientiamque multiplicem et ob certissimas ex demonstrationibus logicis indicationes, ad omnes præter naturam affectus, atque etiam propter remediorum uberrimam materiam, summi medici *Opera exquisitoria*, quibus nihil utilius ad actus practicos exstat, omnia enim penitus, quæ habet aut Hippocrates obscuriora, aut Galenus fusiora, fidelissime doctissimeque exponit et in lucem profert.

Per Gerardum Toletanum medicum Cremonensem,
Andream Vesalium Bruxellensem,
Albanum Torinum Vitoduranum,
latinitate donata ac jam primum castigatissime ad vetustum codicem

passages, environ une vingtaine. Dans les affections pustuleuses, il faut faire des arrosages de ce liquide très froid[1], et après le sommeil on doit en verser du chaud avec de l'huile sur la tête[2]. Contre les engelures, il convient de répandre de l'eau salée chaude sur les doigts[3], et contre les piqûres de guêpes, d'abeilles et d'autres insectes, de l'eau glacée sur l'endroit atteint[4]. On doit épancher pendant longtemps de ce liquide froid sur la tête (effusio aquae super caput aegri per longum tempus) de ceux qui ont pris de l'ellébore dans une boisson[5].

Puis, dans les affections des oreilles et pour les faibles d'esprit, il faut arroser la tête abondamment (liberaliter) de la même façon[6]. Pour combattre les troubles urinaires, l'endroit douloureux sera aspergé d'eau froide (irrorare)[7] en pulvérisation. Dans la mélancolie et la manie furieuse, il faut inonder d'eau le malade[8]. Pour

summo studio collata et restaurata, sic ut a medicinæ candidatis intelligi possint.

Quibus nihil prorsus salutarius in miserorum mortalium usum, adversus tot morborum species conferri potuit. Singulorum librorum qui in hoc volumine continentur elenchus versa pagella indicatur. Basileæ in Officina Henrichi Petri MDXLIV.

Le premier ouvrage contenu dans ce recueil est : Abupetri Rhazæ Maometi, insignis Medici ad regem Mansorem *De Re Medica* libri X per Erhardum Tolemanum Medicum latinitate donati.

1. *Ibid.*, l. V, c. XV, p. 127 : « Aqua frigidissima super ipsum fundatur. »

2. *Ibid.*, l. V, c. XL, p. 130.

3. *Ibid.*, l. V, c. LIX, p. 135 : « Super digitos aqua salsa calefacta fundenda est. »

4. *Ibid.*, l. VIII, c. VI, p. 192 : « Et aquam nivis eo usque desuper fundere, donec locus reddatur stupidus, multum auxiliatur. »

5. *Ibid.*, l. VIII, c. L, p. 206.

6. *Ibid.*, l. IX, c. XXIV, p. 229 : « Item aqua egelida capiti liberaliter infundenda. »

7. *Ibid.*, l. IX, c. LXXIII, p. 260.

8. *Ibid.*, l. X, c. II, p. 279 : « Aqua insuper foveri et affatim superfundi ægrum in ipsa domo balnei plurimum juvat. »

dissiper l'ivresse, qu'on en fasse couler des gouttes d'une certaine hauteur sur la tête[1] (ex alto capiti instillire). Les arrosements chauds (perfundere) sont encore recommandés pour récupérer l'aptitude au travail, dans le surmenage[2] et toute espèce de fièvres[3]. En son *Liber Divisionum*, Rhazès a préconisé contre le choléra l'épanchement (effusio) du même liquide froid sur la tête[4]. Il traite la mélancolie en versant celui-ci chaud sur cette partie du corps[5].

Ses procédés hydrothérapiques sont intéressants dans les maladies de cœur : « Au moment de l'accès, il faut faire au malade une pulvérisation et un arrosage d'eau froide[6]. »

L'Arabe Abimeron Abynzohar a conseillé, dans les fièvres éphémères (quotidiennes), de faire instiller, c'est-à-dire tomber goutte à goutte d'une certaine hauteur, sur la tête du malade assis, de l'eau douce mélangée d'huile. On se sert pour cela d'un tuyau ou d'un vase ayant une ouverture d'échappement étroite (per cannulam vel cum aliquo vaso habente orificium strictum). On continue jusqu'à ce que le patient soit complètement mouillé[7].

Avicenne (1036 apr. J.-C.), surnommé « le Prince

1. *Ibid.*, l. X, c. II, p. 280 : « Ubi in domo temperata, ceu demonstratum est, æger diutule versetur, et plurima perfusione aquæ ex alto capiti instillata, curetur. »

2. *Ibid.*, l. X, c. II, p. 280.

3. *Ibid.*, l. X, c. II, p. 281, 283 ; c. VIII, p. 296.

4. RHAZÈS, *loc. cit.* : « Abupetri Rhazæ Maometi scientia peritiaque insignis Medici *Liber Divisionum unus* Gerardo Toletano Cremonensi Interprete », c. LX, p. 382.

5. *Ibid.*, c. IX, p. 354 : « Et cura ejus est effusionis multitudo aquæ tepidæ super caput et potare vinum plurimæ aquæ. »

6. *Ibid.*, c. LVIII, p. 376 et suiv. : « Et cura ejus est in hora paroxysmi roratio aquæ frigidæ et infusio ipsius. »

7. *De Balneis*, *loc. cit.*, f. 434.

des médecins arabes », se sert de préférence dans ses procédés hydrothérapiques des embrocations, genre d'applications qu'il ne décrit pas lui-même, mais qu'indique en ces termes son interprète Costaeus :

« Sous le terme d'embrocation il (Avicenne) entend une opération qui consiste à couvrir d'une rosée la tête ou une autre partie du corps, c'est-à-dire à y faire ruisseler un liquide préparé avec des eaux minérales ou bien des eaux artificielles, mais surtout avec des décoctions de plantes [1]. »

Mais on emploie aussi pour cela de l'eau froide. Le jet n'en était pas très fort, car il est dit dans un autre passage : « L'embrocation est d'un effet doux [2]. »

Pour rendre cette action plus marquée, Avicenne recommanda l'usage du crible, à travers lequel il faisait passer les liquides qui devaient ruisseler sur le corps.

1. Avicennæ, Arabum Medicorum Principis *Canon Medicinæ*, quo universa medendi scientia pulcherrima et brevi methodo planissime explicatur. Ejusdem de Viribus cordis, Removendis nocumentis in regimine sanitatis, Syrupo acetoso Cantica. Ex Gerardi Cremonensis versione et Andreæ Alpagi Bellunensis castigatione. A Joanne Costæo et Joanne Paulo Mongio annotationibus jampridem illustratus. Nunc vero ab eodem Costæo recognitus et novis alicubi Observationibus adauctus. Quibus Principum Philosophorum ac Medicorum consensus dissensusque indicantur. Vita ipsius Avicennæ ex Sorsano Arabe ejus Discipulo a Nicolao Massa latine scripta et figuris quibusdam ex priori nostra editione sumptis. Additis nuper etiam librorum Canonis œconomiis, nec non Tabulis in universam Medicinam ex arte Humain, idest Joannitii Arabis. Per Fabium Paulinum Utinensem. Cum indicibus quatuor, duobus vocum Arabicarum altero Gerardi Cremonensis, altero Bellunensis, Duobus rerum memorabilium altero in Avicennæ contextu, altero in Annotationibus contentarum. Venitiis apud Juntas MDXCV. 2 vol. in-fol. 1, lib. I, Fen. 4. Doctr. 5, c. XIX, p. 218 : « Annotationes : Embrocationis voce capitis vel particulæ alterius irrorationem atque irrigationem ex alto intelligit ; paranturque hææ modo quidem ex thermarum aquis, modo quidem ex facticiis, præsertimque herbarum decoctis. »

2. *Ibid.*, I, L. III, Fen. 13, Tract. 1, c. XXIV, p. 702 : « Embrochæ enim sunt debilis impressionis. »

Il plaçait cet instrument à hauteur d'homme, de telle sorte que les gouttes tombaient comme une pluie, et le malade les recevait couché sur le dos[1].

Dans les fièvres et les syncopes, il faut couvrir d'une rosée (rorare) la face[2]. Pour les enfants à l'époque de la dentition, il faisait verser de l'eau chaude d'une certaine hauteur sur la tête[3]. Dans la hernie, on doit faire une embrocation froide de l'endroit souffrant[4]. Contre les douleurs articulaires, la goutte, la sciatique, il prescrivait ce procédé à l'eau froide[5], chaude et tiède. Mais il faisait commencer par la première. Dans les fièvres, les catarrhes et les refroidissements, il ordonnait les mêmes applications chaudes ou froides sur la tête[6].

Petrus de Tussignano (1366). Pour combattre les catarrhes, les états spasmodiques, les contractions nerveuses (saltus faciei), les fistules lacrymales, dans la surdité, le bégaiement, contre les dents creuses et les douleurs dentaires, il a conseillé de faire tomber deux fois par jour sur la tête de l'eau de Burmi au moyen d'une rigole[7].

1. *Ibid.*, I, L. III, Fen. 16, Tract. 4, c. x : « Quumque aliquod vasorum impletur aquis thermarum, aut aquis, in quibus decoctæ sunt medicinæ colicæ, et in fundo ejus separantur foramina plurima, quæ forsitan non sentiuntur propter suam debilitatem et resupinatur æger et elevatur vas ab eo usque ad quantitatem staturæ et dimittatur ita, ut distillent ex eo super ventrem ipsius stillæ frequentes, est valde vehementis juramenti. »

2. *Ibid.*, I, L. III, Fen. 11, Tract. 2, c. VIII, p. 681 : « Et roretur aqua frigida super faciem ejus. »

3. *Ibid.*, I, L. I, Fen. 3, Doctr. I, c. III, p. 167 : « Super caput aqua calida ab alto projiciatur. »

4. *Ibid.*, I, L. III, Fen. 22, Tract. I, c. V, p. 964 : « Embrochetur locus cum aqua frigida. »

5. *Ibid.*, I, L. III, Fen. 22, Tract. II, c. VII, p. 973.

6. *Ibid.*, II, L. IV, Fen. I, Tract. I, c. XXXI, p. 13. Comparez, *ibid.*, c. XXXVIII, p. 16.

7. *De Balneis, loc. cit.*, p. 193 et suiv. : « Bis in die recipiat aquam super caput per canale. »

Joannes de Dondis (1395). Il donne une description de la manière dont les malades doivent employer les bains de chute sur la tête dans les sources curatives de la campagne de Padoue [1].

Savonarole (1430) est le premier des écrivains médicaux qui, dans son traité *De Balneis*, dédié à Horsius d'Este, se soit étendu longuement sur les douches.

Il est aussi le premier qui leur ait donné le nom de *ducia* ou *tucia*, et qui ait décrit la façon de les employer et leur technique [2]. Quant à leur effet, voici ce qu'il dit : « Elles servent à réchauffer, à sécher les humeurs et à fortifier [3]. » Puis il compare cette application à un bain dont l'eau est changée incessamment [4].

En outre, il conseille l'embrocation, pour assécher, arrêter les hémorragies, et pour diminuer le flux des humeurs [5].

En tout cas, Savonarole paraît être le premier écrivain qui ait employé officiellement l'expression de *ducia* pour ce genre d'applications. Cependant, comme il n'ajoute aucune explication, il faut en conclure que le mot avait déjà conquis droit de cité depuis longtemps dans le monde médical de son temps [6].

1. *Ibid.*, F. 108, E.

2. SAVONAROLE. *Ad Illustrem Dominum Horsium Estensem, Castrinovi Tortonensis Dominum libellus Michaelis Savonarole Illustris principis Domini Leonelli, Marchionis Estensis physici :* De Balneis et Termis *naturalibus omnibus Ytalie, sicque totius orbis, proprietatibusque earum incipit feliciter.* Voici ce qu'on trouve à la fin : *Explicit liber de Balneis et Termis naturalibus omnibus Ytalie proprietatibusque earum. Editus a domino Michaele Savoranola, impressus ferrarie per magistrum Andream gallum M° cccclxxxv°, die x^a mensis novembris. Deo gratias. Finis.* Voyez F. 121, 1[2], F. 155, 2[1] et en maints endroits.

3. *Ibid.*, F. 137, 2[1] : « *Ducia ejus chataro frigido et humido confert calefaciendo, exiccando, confortando.* »

4. *Ibid.*, F. 136, 1[1].

5. *Ibid.*, F. 135, 2[1].

6. Comparez MAUTHNER, *loc. cit.*, 168.

Menghus Blanchellus de Faenza (1441) s'étend longuement sur la *Ducia artificialis et naturalis*, et les compare l'une à l'autre. En tout cas, dit-il, elles sont plus fortes que le *balneum anodynum* [1].

La description que donne Mathias Bendinelli (1446) de l'installation des douches dans les bains de Corsenna est intéressante, et l'auteur communique également ses avis sur les indications et les effets qu'elles comportent [2].

Dans les affections articulaires, Jérôme Cardan (1501) a recommandé l'arrosage au moyen d'eau froide (*effusio aquæ frigidæ*) et l'épanchement de celle-ci (*superfusio*) [3].

Guillaume Gratarolus (1550) raconte qu'en été dans les Thermes Rhétiques, il y a en permanence un homme qui fait chauffer de l'eau dans un grand vase d'airain et qui la verse *per multos canales* sur les personnes placées dans le bain [4].

Andreas Turinus Pisciensis (1537) mentionne dans une thèse un nouveau genre d'embrocation ou *ducia artificialis*, qui consistait en une sorte de mélange particulier de plantes en décoction [5].

Le médecin Jean Winther (1487-1574), d'Andernach, dans les Provinces rhénanes, est connu sous le nom de Gonthier d'Andernach. Il fut le très célèbre médecin particulier de François Ier, roi de France, et le professeur

1. De Balneis, *loc. cit.*, F. 81, F. suiv.

2. *Ibid.*, F. 154, B. suiv.

3. *Ibid.*, F. 226, D.

4. *Ibid.*, F. 192, B. : « Æstatis tempore frequens est illis balneatio ac continue adest homo, qui maximo in vase æneo calefacit aquam, illamque commode per multos canales transmittit ad decumbentes in balneo. »

5. Turinus. De Embrocha nova, qua ad varios morbos curandos utuntur recentiores medici Florentini Dissertatio, opidoquam erudita Auctore domino Andrea Turino Pisciensi, Philosophiæ ac Medicinæ Doctore, Clementis Septimi ac Christianissimi Regis Physico. Lugduni, Excudebat Joannes Barbous MCXXXVII.

de l'anatomiste Vésale[1]. Dans son *Commentarius de Balneis* il a accordé une mention convenable aux instillations et aux bains en chute[2]. Il est, comme le dit très justement Mauthner, le premier médecin allemand qui ait employé le mot « ducia »[3].

En l'année 1588, Andreas Baccius, médecin attaché à la personne du pape Sixte-Quint, fit paraître son livre *De Thermis*. C'est un ouvrage scientifique considérable, dans lequel il étudie longuement les eaux minérales connues alors ainsi que leur mode d'emploi, et les formes de bains à l'eau ordinaire usités alors[4].

Quant à ce qui concerne l'eau froide en mouvement, Baccius a recommandé des aspersions (*aspersiones*) de celle-ci pour les personnes âgées, après les bains chauds[5]. Il les a prescrites contre les fièvres avec chaleur intense[6], contre les défaillances[7], la perte de l'intelligence provenant de l'ivresse[8], dans laquelle il conseille d'arroser le patient avec beaucoup d'eau (*aqua plurima perfusa*), comme il dit de façon caractéristique. Dans les inflam-

1. Herissant (Louis-Antoine-Prosper, étudiant en médecine de l'Université de Paris). Éloge historique de J. Gonthier d'Andernach, médecin ordinaire de François Ier. Discours qui a remporté le prix proposé pour l'année 1765 dans la Faculté de Paris, Paris, J. Th. Hérissant, 1765, p. 14.

2. Guintherii, Joannis Andernaci Medici Commentarius de Balneis et aquis medicatis in tres Dialoges distinctus, Argentorati, Rihelius, MDLXV, p. 52. Une note manuscrite de l'exemplaire que je possède dit : J. Guintier, médecin de François Ier, né en 1487, mort en 1574. Son véritable nom était Winther, d'où il fit Guinther, qu'on a traduit en latin par Guintherius et en français par Gonthier ou Guintier.

3. *Loc. cit.*, 183.

4. Voyez plus haut, IV, 5, p. 67, note 2.

5. *Ibid.*, 96.

6. *Ibid.*, 96.

7. *Ibid.*, 96.

8. *Ibid.*, 96, 144.

mations cérébrales, il faut agir d'une manière semblable et prolongée[1]. Sur les blessures à chair morte, on devra verser du même liquide, jusqu'à ce que la partie traitée devienne rouge[2].

Dans les hémorragies de toute espèce, l'épanchement brusque d'eau froide rendra de grands services[3]. Pour les luxations ou les membres brisés, les bains et les arrosements d'une certaine hauteur sont utiles[4].

Il fournit une description de la « duccia » en bains naturels[5]. Les douches sur d'autres parties du corps que la tête ou avec une autre eau que les eaux thermales ne sont que des moyens de nécessité. Mais il en est néanmoins question et c'est ce qu'il nomme improprement douches[6].

Lanzonus (1692) rapporte dans sa *Dissertatio medica de febre quartana* une femme a été guérie de la fièvre intermittente après avoir été arrosée d'eau froide d'une façon inopinée[7].

Floyer (1649-1714) se fit en Angleterre le champion énergique et heureux de l'hydrothérapie. Dans son œuvre principale, la *Psychrolusia*, il n'a pas accordé beaucoup de place aux bains de chute. Cependant, il rapporte deux cas intéressants[8], où ils ont eu une action parti-

1. *Ibid.*, 96 : « Quo in casu et longa debet esse perfusio, assiduaque humectatio et majoris penetrationis. »

2. *Ibid.*, 97 : « Esto autem perfusionis humectationisque meta particulæ rubor. »

3. *Ibid.*, 96, 133.

4. *Ibid.*, 141.

5. *Ibid.*, 97 et suiv.

6. *Ibid.*, 101 : « Reliquis locis si ministrentur, aut ex aliis comparentur rebus, id refugium quoddam dicendum, et quod ducciæ modo post tentata alia præsidia recipiendum sit, non vere duccia. »

7. Lanzoni Josephi, Ferrariensis, *Opera omnia*, Medico-Physica et Philologica. In tres tomos distributa, Lausannæ, Bousquet et Soc., 1738, I, 482.

8. *Loc. cit.*, 181, 259, voyez plus haut, IV, 2, p. 44, note 2.

culière. Il mentionne les arrosements qui se trouvent dans Celse, Caelius Aurelianus et Hippocrate, et il dit qu'ils sont semblables aux bains de chute anglais, dans lesquels la pression de l'eau est augmentée au moyen de pompes[1].

Son collaborateur Baynard a recommandé des douches et des bains d'eau précipitée d'une certaine hauteur. Il raconte le cas devenu plus tard célèbre d'un enfant de treize ans atteint de paraplégie des deux jambes, et qui fut transporté sous une chute d'eau de douze à quatorze pieds de hauteur On l'y laissa trois minutes la première fois et ensuite chaque jour davantage, jusqu'à ce qu'on fût arrivé à sept ou huit minutes. Ce sujet s'est rétabli en peu de temps et a recouvré complètement la santé[2].

Thomas Guidottus (1691) rapporte que vers la fin du XVIIe siècle des installations artificielles de douches furent faites dans les Thermes, et qu'on plaça des pompes dans des bains anglais[3].

Boerhaave (mort en 1738), surnommé l'Hippocrate hollandais, dit dans ses lectures sur les maladies nerveuses : « Quand on verse de l'eau froide sur un bras paralysé, il se produit une irritation, puis de la douleur et de la chaleur, enfin une transpiration abondante. La vie y renaît alors[4]. »

Son élève Van Swieten (1699-1772) travaille d'après les mêmes principes et recommande également les bains froids par précipitation d'eau contre les paralysies et l'hy-

1. *Ibid.*, 182.
2. *Ibid*, 449.
3. Mauthner. *Loc. cit.*, 207 et suiv.
4. *Ibid.*, 218. Œrtel attribue par erreur ce passage aux Aphorismes de Boerhaave dans son *Histoire de l'hydrothérapie*, 77.

dropisie, et dans les fièvres des arrosements du même liquide à basse température sur le visage, ainsi que dans les attaques d'apoplexie[1].

Puis vint le père de l'hydrothérapie allemande, Jean-Sigismond Hahn, fils du médecin de Schweidnitz, Sigismond Hahn, à qui l'hydrothérapie doit beaucoup. Jean Hahn fit paraître en 1738 son : *Instruction sur la force et les effets de l'eau fraîche*[2] » (Unterricht von Krafft und Würckung des frischen Wassers). Son livre est manifestement peu systématique, car il généralise trop. En dépit de cela, il émut les médecins allemands.

Le style de cet ouvrage est vigoureux et persuasif et l'on ne peut trop en conseiller la lecture aux médecins encore aujourd'hui. Il a introduit l'hydrothérapie en Allemagne et lui a préparé la voie.

Dans cette Instruction les bains en chute sont recommandés en quatre endroits[3]. En tout cas, nous devons mentionner que Jean-Frédéric Hoffmann (1660-1742), professeur à Halle et homme très perspicace, dès avant Hahn avait déjà prononcé le mot d'emploi de l'eau froide[4]. Charles-Frédéric Schwertner de Jauer, en Silésie, élève du précédent, avait traduit en allemand trente et un mémoires étrangers traitant de l'hydrothérapie. Il les avait recueillis avec soin. Ils furent édités de 1733 à 1740. Les travaux de cet auteur n'ont pas été sans résultat[5].

Leuthner (1740) mentionne un arrosement de la

1. Œrtel. *Histoire de l'hydrothérapie*, 78 et suiv.

2. Voyez plus haut, II, p. 17, note 2.

3. *Ibid.*, 82, 86, 109, 212.

4. Hofmanni Friederici, Consiliarii, Medici et Professoris Regii, Societatis Regiæ Britannicæ sodalis *Opuscula Physico-Medica*, antehac seorsim edita, jam revisa, aucta, emendata et delectu habito recusa, Ulmæ, Bartholomæi, 1725, 2 vol.

5. Voyez plus haut, IV, 2, p. 40, note 6.

cuisse, dans sa troisième histoire de malade, que voici : « Sur les spasmes très violents précédant le phénomène de l'évacuation des règles. » Il rapporte un cas de convulsions menstruelles graves : « Je fis donc tout d'abord apporter un cuveau plein d'eau de source fraîche comme la glace. J'ordonnai d'y placer la malade en état de rigidité, de telle façon qu'elle eût les pieds immergés jusqu'aux mollets. En outre, je fis arroser continuellement la cuisse avec de l'eau glacée. Je prescrivis de mettre des serviettes pliés en huit autour du cou gonflé et à la surface de l'abdomen tuméfié. Je les fis plonger dans l'eau et dès qu'elles étaient devenues chaudes, je les faisais renouveler[1]. »

Le Suédois Pierre Jonas Bergius publia, en 1766, son *Traité des bains froids en général et, en particulier, des bains de Loka*[2]. Cet ouvrage contient des dates très précieuses pour l'histoire de l'hydrothérapie. Mais ce qui est d'un intérêt spécial, c'est sa relation au sujet du bain serpentin, dont il dit[3] : « Ce que nous désignons par ce mot ou celui de douche consiste à faire tomber d'une certaine hauteur de l'eau sur un membre ou même sur le corps entier. Tout ce que nous avons indiqué des bains froids, en général, s'applique également ici, avec cette seule différence que la pression de l'eau est renforcée par le serpentin. Ce fait dépend de la pression du liquide à l'orifice du même appareil et de la hauteur de chute. Par

1. LEUTHNER (Joh. Nep. Ant., conseiller et médecin particulier de feu S. A. le grand-duc électeur de Bavière, assesseur ordinaire du collège médical grand-ducal de Munich et médecin ordinaire de l'hôpital grand-ducal de Giesing). *Essai pratique de guérison de l'hypocondrie par diverses façons d'employer l'eau ordinaire*, Ulm, Stettin, 1779, p. 226.

2. Voyez plus haut, IV, 3, p. 53, note 6.

3. *Loc. cit.*, 104 et suiv.

conséquent, plus il sera élevé au-dessus du corps et plus le jet d'eau qu'il fournit sera épais, plus aussi la pression qu'il communique sera forte. Ce procédé refroidit aussi davantage le corps que le bain froid calme. Car, dans celui-ci, l'eau arrive progressivement à la température du corps, ce qui n'a pas lieu dans le premier à cause de la chute continuelle de ce liquide. Il s'ensuit qu'un bain serpentin à eau froide est deux fois plus fort qu'un autre sans cet appareil. »

Puis l'Académie de Bordeaux (1767) institua un prix en faveur du meilleur mémoire sur les bains. Il fut remporté *ex æquo*[1] par Maret[2] de Montpellier et par Marteau d'Aumale. L'excellent ouvrage du premier *Sur les Bains*, paraît bien supérieur à celui du second.

L'ordonnance de la matière est claire et facile à embrasser d'un coup d'œil. En ce qui concerne les bains en chute ou douches, Marteau a essayé de calculer la force du jet d'eau. Il a fait des expériences sur l'action de ces applications froides, chaudes et tièdes. Quant aux indications qu'il pose, elles sont déjà assez précises[3].

Ces déclarations excitèrent d'autant plus l'attention que, dès l'année 1760, Poitevin avait installé un bateau-bains sur la Seine avec des bains en gouttes et par arrosement[4].

1. Marteau, *loc. cit.*, voyez plus haut, IV, 3, p. 57, note 1, préface.

2. Maret (M., médecin-chirurgien de la Faculté de médecine de Montpellier, agrégé au collège de médecine de Dijon, un des médecins de l'hôpital et de la charité de la même ville, associé honoraire du Collège royal des médecins de Nancy, de l'Académie de Clermont-Ferrand, et secrétaire perpétuel de l'Académie des sciences, arts et belles-lettres de Dijon). *Mémoire sur la manière d'agir des bains d'eau douce et d'eau de mer, et sur leur usage, qui a remporté le prix en 1767 au jugement de l'Académie royale des belles-lettres, sciences et arts de Bordeaux*, Paris, des ventes de Ladoné 1769.

3. *Loc. cit.*, 272 et suiv.

4. Poitevin. De embrochis ex aqua fluviatili stillantibus, Paris, 1766.

En 1777, le Dr William Wright fut atteint, en allant par mer de la Jamaïque à Liverpool, d'une fièvre infectieuse grave gagnée auprès d'un matelot qui était mort d'une semblable affection et auquel il avait donné ses soins. Après avoir tenté inutilement pendant quelques jours de se guérir par des médicaments, il remarqua que, quand il était sur le pont, ses souffrances diminuaient beaucoup. Plus l'air était frais, mieux il se trouvait. « Cette circonstance, écrit-il, et l'insuccès de mon traitement antérieur, m'engagèrent à essayer sur moi-même ce que j'avais souvent désiré tenter sur les autres dans les fièvres semblables à la mienne. »

Wright était tombé malade le 5 septembre et son journal du 9 du même mois porte : « Après avoir donné les instructions nécessaires, vers trois heures de l'après-midi, j'enlevai tous mes vêtements, je jetai sur mes épaules un léger manteau marin dont je me débarrassai après m'être rendu sur le pont. Je me fis verser sur le corps trois seaux d'eau de mer. Le premier saisissement fut considérable ; mais je ressentis un soulagement immédiat. Le mal de tête et les autres douleurs disparurent à l'instant, une chaleur agréable et la transpiration leur succédèrent. »

Le 11 septembre, il se sentit guéri. Il traita de même façon un passager du nom de Thomas Kirk, et avec autant de succès.

Ce n'est que dix ans plus tard que Wright publia ce procédé intéressant [1]. L'occasion qui l'y décida fut que Currie (1787) s'en était emparé et l'avait expérimenté dans tous les sens à l'hôpital de Liverpool.

Le premier mémoire de celui-ci sur ce nouveau genre

1. *London Medical Journal*, janvier 1786.

de traitement date de l'année 1792[1]. Dans ses *Medical Reports*, 1797, il fournit la preuve éclatante qu'il a su employer souvent et avec succès ce remède si simple.

Cependant, Jackson[2] (1791) avait publié un travail sur la façon de guérir la fièvre jaune à la Jamaïque, où il montre que ce traitement consiste principalement en des arrosements d'eau froide.

En 1797, Wright[3] donna une nouvelle explication sur son procédé dans les fièvres typhoïde, nautique, jaune, etc.

Le « bucketing », c'est-à-dire épanchement d'eau au moyen d'un seau, tel est le nom que l'on donna à ce genre d'application. On l'introduisit dans les hôpitaux de la façon suivante : le malade était placé assis dans une sorte de guérite. Puis, grâce à une disposition spéciale, on faisait couler brusquement sur lui un seau d'eau froide.

Currie, à qui l'on doit également d'avoir employé le premier le thermomètre d'une façon systématique en hydrothérapie, essaya ce procédé dans toute espèce de fièvres[4], dans la fièvre intermittente[5], dans ce qu'on nomme les fièvres éruptives[6], et la scarlatine[7]. Dans

1. Currie (James). Relation des effets remarquables d'un naufrage sur les marins avec expériences sur l'influence de l'immersion, etc., dans *Philosophical Transact.*, 1792, vol. 82, p. 199.

2. Jackson (Robert). *Traité sur les fièvres de la Jamaïque avec quelques observations sur la fièvre intermittente d'Amérique*, avec un appendice contenant quelques aperçus sur les moyens propres à préserver la santé des soldats dans les pays chauds, Londres, 1791.

3. Wright (William). *Observations pratiques sur le traitement des maladies aiguës, particulièrement celles des Indes occidentales.* Ce mémoire se trouve dans *Medical facts and observations*, tom. 17, Londres, 1797, et comme supplément n° III aux *Currie medical Reports*, voyez plus haut, IV, 3, p. 54, note 1.

4. *Loc. cit.*, 21, voyez plus haut, IV, 3, p. 54, note 1.

5. *Ibid.*, 31.

6. *Ibid.*, 53.

7. *Ibid.*, 63 et suiv.

la variole, il employa des épanchements d'eau froide et aussi d'eau tiède [1].

On expérimenta immédiatement la méthode de Currie en Angleterre, et elle fut trouvée bonne. En particulier, Dimsdale [2], Home [3] et Marshall [4] mirent à l'essai le bucketing.

Puis, ce furent les médecins de la marine anglaise : Wilson, Farghuar, Magrath et le Portugais Antonio Gomez ; enfin les médecins et chirurgiens anglais : Simpson, Nagle, Dewar, Wells, M'Léon, Mameill, médecin d'hôpital à la Guyane, Robertson aux Barbades et Davidson à Saint-Vincent [5].

Sur le continent, les docteurs Brandis (Kiel, 1804) et Eike furent les premiers qui imitèrent ce procédé et l'appliquèrent avec succès à plus de 800 malades [6]. Le médecin milanais Giannini doit être considéré comme un partisan éminent des idées de Currie. Néanmoins, il se sépare de lui en ce qu'il a employé pour ses malades non des épanchements d'eau froide, mais des immersions [7].

1. *Ibid.*, 52 et suiv.

2. DIMSDALE (Will., P.). « Extrait d'une relation de cas de fièvre typhoïde, dans lesquels on a appliqué l'eau froide à la London House of Recovering », Londres, Haschard, Beckel, etc., 1802.

3. FRÖLICH (Antoine, médecin de la cour I. et R., membre de la Faculté et de la Société de médecine, et doyen d'âge émérite). *Traité de l'action forte, sûre et rapide des arrosements ou des bains d'eau froide ou tiède, dans les fièvres putride, nerveuse, biliaire, ardente et scarlatine, dans la rougeole et quelques autres maladies chroniques*, Vienne, édité par l'auteur, 1820, p. 30.

4. MARSHALL (Andr.). *Recherches sur le cerveau dans la folie et l'hydrophobie*, d'après les papiers laissés par feu S. Sarvey, traduit de l'anglais de M. H. Romberg, Berlin, Nicolai, 1819.

5. FRÖLICH. *Traité*, 35 et suiv.

6. *Journal des inventions*, vol. XI, 1re partie, 1794.

7. GIANNINI (Joseph). *De la nature des fièvres et de la meilleure manière de les guérir*, Milan, 1805.

Kolbany [1] (1808), de Presbourg, provoqua une grande sensation dans le monde médical lorsqu'il osa se servir également des arrosements froids à l'exemple de Currie contre les affections fiévreuses. Hegewisch (1809) [2], Horn (1814) [3], Eisenlohr (1814) [4] se rangèrent de son côté.

Le médecin Reuss, d'Aschaffenbourg (1814), publia également les succès de cette méthode, dont il modifia en tout cas dans une certaine mesure la technique. Il supprima le procédé un peu grossier de la guérite, décrit ci-dessus. Il faisait placer le malade, déshabillé, sur un siège, dans une baignoire vide. Puis, on l'arrosait de toutes parts au moyen d'un arrosoir et on le lotionnait jusqu'à ce qu'il fût refroidi [5].

Citons également ici la thèse de Prevost (1818) [6].

Le docteur exerçant de la Cour, Antoine Frœlich, à Vienne, et qui dut à Kolbany de Presbourg d'avoir

1. Kolbany (Paul, médecin praticien à Presbourg). *Observations sur l'utilité de la lotion tiède et froide dans la scarlatine*, Presbourg, Belnay, 1808.

2. Hegewisch. L'eau froide dans les fièvres, *Horn's Archiv*, 1809, p. 93.

3. Horn (Ernest). *Expériences sur l'action des bains par précipitation froids, sur les arrosements et les lotions dans les fièvres typhoïdes*, Berlin, Hitzig, 1811.

4. Eisenlohr. *Sur la nature et le traitement de la fièvre nerveuse épidémique contagieuse qui a régné à l'hôpital militaire de Carlsruhe en novembre et décembre 1813*, Carlsruhe, Braun, 1814.

5. Reuss (L.-J.). *Nature de l'exanthème avec une instruction pour guérir toutes les maladies pestilentielles d'une façon simple, facile, rapide et sûre*, 3 parties, Nuremberg, Riegel et Wiesner, 1814.

6. Prevost (Ludovicus-Johannes). Disputatio medica inauguralis de balnei et affusionis usu in quibusdam morbis; quam annuente Reverendi admodum viri, D. Georgii Baird S.S. T. P. Academiæ Edinburganæ Præfecti, nec non amplissimi Senatus Academici consensu, et nobilissimæ Facultatis Medicæ decreto; pro gradu Doctoris, summisque in Medicina honoribus ac privilegiis rite et legitime consequendis eruditorum examini subjicit L. P. Genevensis, Societ. Reg. Med. Edin. Socius. Calendis Augusti, hora locoque solitis, Edinburgi, Excudebant Neill et Socii, MDCCCXVIII.

connu cette méthode anglaise, a rapporté dans une excellente publication (1820)[1] les opinions et les expériences de divers médecins, ainsi que les siennes propres, sur le bucketing de Currie.

Harder[2], de Pétersbourg, mit aussi à l'essai ce procédé, dans la scarlatine, ainsi que dans le croup.

En outre, nous avons à nommer Müller (1821)[3], Mylius (1821)[4], Aberle (1822)[5], Klockow (1825)[6], Vitre Denis (1827)[7], Bischof (1829)[8], Thomsen (1831)[9], Lee (1833)[10], Weigel (1835)[11], qui essaya avec succès les bains par précipitation d'eau contre la folie religieuse.

1. Voyez Frölich. *Traité*, 180.

2. Harder (J., Dr médecin à Pétersbourg). Guérison du croup au dernier stade d'adynamie et au premier d'inflammation. *Mémoires mélangés des médecins pétersbourgeois*, collection 1821 et collection 1823, 2. — Harder (J. Dr médecin). Des excellents effets de l'arrosement d'eau froide dans les scarlatines dangereuses, *Ibid.*, collection 1, p. 101.

3. Müller. Guérison d'un cas de croup au moyen d'arrosements. *Petersburger verm Abhandlungen*, 1821, collection I, p. 216.

4. Mylius (Charles). Expériences sur les effets curatifs des arrosements d'eau froide dans la folie, dans l'hypocondrie et la mélancolie, *Petersburger verm. Abhandlungen*, 1821, collection I, p. 216.

5. Aberle (Mathias). Histoire d'un cas de croup au dernier stade guéri par des arrosements froids. *Med. chir. Zeitschrift*, 1822, vol, II, 39.

6. Klockow (Théodore Gottfried). Arrosements froids dans la fièvre typhoïde. *Huf. Journal*, 1825, décembre, p. 110.

7. Vitre-Denis (Édouard de). *Dissert. inaug. de affusione frigida tamquam febrium remedio*, Edim., 1827.

8. Bischof. Arrosements froids dans l'angine pseudo-membraneuse. *Neue Dresdener Zeitschrift für Natur-und Heilkunde*, 1829, vol. I, p. 201.

9. Thomsen (Henr. Fréd. Julius). Nonnulla de frigoris vi et frigidis in febre scarlatina adhibendis superfusionibus. *Diss. inaug. Kiliæ*, Mohr, 1831.

10. Lee (Edwin, membre de la Royal Med. Chir. Society, etc.). Guérison d'une catalepsie par des arrosements froids. *The american journ. of med. science*, 1833, janvier.

11. Weigel (Charles-Jacob). Bains par précipitation contre la folie religieuse. *Huf. Journ.*, 1835, juillet.

Puis il y a Hergt (1835)[1], von Stosch (1838)[2], Kutschbach (1840)[3], Braun (1841)[4], Lauda (1842), qui composa un excellent ouvrage sur les arrosements de Currie dans le croup[5]. Sa méthode consistait à asseoir l'enfant dans une baignoire et à verser sur lui de l'eau à basse température pendant huit minutes avec un vase en forme de seau.

Le traitement de la fièvre typhoïde par l'hydrothérapie froide du Dr Ernest Brand (1863) de Stettin, est à bon droit célèbre. Il consiste en des bains, des affusions, et des compresses autour du corps. C'est également la méthode de Currie modifiée[6].

Mais Priessnitz avait paru. Grâce à lui, ce qu'on appelle les douches de sources[7] furent connues. Ce ne sont que des bains de chute avec une quantité d'eau considérable tombant d'une grande hauteur.

Il n'y a pas grand'chose chez lui sur les épanchements de ce liquide avec faible pression. Il est vrai que

1. Hergt. Arrosements froids contre l'angine pseudo-membraneuse. *Heidelb. klin. Annalen*, 1835, vol. I, livraison 3, n° 3.

2. Stosch (de). Une fièvre intermittente larvée amaurotique guérie par des bains chauds et des arrosements froids. *Casper's Wochenschrift*, 1838, p. 151.

3. Kutschbach. Les enveloppements à l'eau froide et les bains par précipitation dans la fièvre nerveuse et l'inflammation cérébrale. *Allg. Anzeiger*, 1840, nos 190, 193.

4. Braun. *Confirmation de l'utilité des arrosements froids dans le croup.*

5. Voyez plus haut, I, p. 6, note 6.

6. Brand (Dr Ernest, médecin à Stettin). *Contribution à l'hydrothérapie dans la fièvre typhoïde. Rapport sur des cas traités à Saint-Pétersbourg, à Stettin et à Luxembourg par la méthode hydriatique*, Stettin, de Nahmer, 1863. — *La guérison de la fièvre typhoïde*, Berlin, Hirschwald, 1868. — *Le traitement par l'eau des fièvres typhoïdes (fièvre typhoïde abdominale et exanthématique)*, 2 édit., Tubingue, Laupp, 1877.

7. Voyez plus haut, IV, 3, les passages cités de Hahn et de Welzler.

Ripper, dans sa lettre au Dr Wormser, cherche à démontrer au moyen du témoignage de vieux garçons de bains, que Priessnitz a prescrit des arrosements locaux[1]. Cependant un contemporain très renseigné de celui-ci, Stuhlmann (1850), raconte qu'il n'a employé les épanchements que sur deux chiens[2].

Richter (1856) rapporte ceci dans son livre sur l'hydrothérapie : « Priessnitz renforce d'ordinaire la friction humide en suspendant le tissu mouillé, immobile au-dessus du malade, sans frictionner celui-ci. Puis d'une façon ininterrompue pendant dix à quinze minutes, il fait répandre sur ce linge de l'eau fraîche et froide[3]. »

Un genre d'arrosement très employé par Priessnitz, et qui lui est particulier, c'est une aspersion ou lotion qu'on faisait dans le demi-bain. Voici en quoi elle consistait : la personne assise recevait de façon à peu près continue pendant la durée entière de son immer-

1. Frey. *La méthode de Priessnitz et le curé Kneipp*, 47.

2. *Loc. cit.*, 79 et suiv., voyez plus haut, I, p. 7, note 8 : « Je rejette constamment les arrosements froids du corps entier comme moyen d'empêcher l'inflammation, parce qu'ils sont une effroyable torture pour les malades et que leur action, lorsqu'il y a une chaleur considérable, etc., est souvent plus dangereuse que la maladie elle-même. Au Gräfenberg, autant que je sache, on ne les emploie jamais pour les hommes. Leur invention appartient au médecin anglais Currie, qui s'en est beaucoup servi au siècle dernier contre les fièvres nerveuses des marins. Les malades étaient attachés à un mât et arrosés continuellement d'eau de mer. J'ignore quelle était sa température. Bien que plus d'un malade traité ainsi soit mort, néanmoins, en comparaison avec les résultats de la cure médicale ordinaire, le succès fut si brillant que Currie devint très célèbre. Autant que je sache, Priessnitz n'a employé des arrosements froids que sur deux chiens atteints de rage. Cela, il est vrai, les a guéris. Ces animaux furent arrosés jusqu'à ce qu'ils tombassent épuisés. Puis on les couvrit chaudement, ce qui fit sortir une éruption, et, lorsqu'elle fut passée, ils furent rétablis.

3. Richter. *Hydrothérapie*, I, édit., 275.

sion, de l'eau qu'on lui versait sur le dos et les épaules au moyen d'un vase sans couvercle d'une contenance de deux litres environ, et qui puisait le liquide dans le bain lui-même. Cette opération se trouve décrite dans Kurtz (1835)[1].

Les douches d'eau de source de Gräfenberg furent imitées autant que possible avec leur caractère agreste dans les établissements hydrothérapiques où la méthode de Priessnitz était mise en usage. Mais dans la suite, lorsque l'on commença à se lasser de ces applications violentes, on les transforma en d'autres que l'on donnait au moyen de tuyaux ou de conduits, comme l'avaient déjà décrit Bergius, etc.

Ce furent Scoutetten (1843) et Fleury (1853), les deux hydrothérapeutistes français les plus éminents, qui systématisèrent les douches. Nous en trouvons chez le premier de descendantes[2], d'ascendantes[3], et celles qu'on appelle écossaises[4], dans lesquelles on emploie alternativement l'eau froide et chaude. Puis il y a celle qui est à jet multiple[5], à irrigation continue ou bain en gouttes[6], la douche en nappe ou bain ondulé[7], enfin les arrosages de Currie, dont il dit : « Ce moyen a peu de valeur ; il fatigue les malades et les soulage médiocrement[8]. »

Fleury (1853)[9] a suivi en général les traces de Scou-

1. *Loc. cit.*, 52, voyez plus haut, I, p. 5, note 3.
2. *Loc. cit.*, 229 et suiv., voyez plus haut, V, p. 84, note 3.
3. *Ibid.*, 232.
4. *Ibid.*, 233.
5. *Ibid.*, 233.
6. *Ibid.*, 234.
7. *Ibid.*, 235.
8. *Ibid.*, 236.
9. Fleury (Louis, médecin de l'établissement hydrothérapique de Bellevue-sous-Meudon, professeur agrégé de la Faculté de méde-

tetten. Ce fut un grand ami des douches, et à toutes il préférait celle qui est en pluie. Il réussit même à l'introduire comme moyen d'endurcissement dans divers établissements d'éducation. Il n'est pas sans intérêt d'étudier l'origine de cette forme d'application de l'eau froide devenue en quelque sorte officielle grâce à Fleury. Dans les temps anciens, elle fut connue sous le nom d'embrocation, et depuis Avicenne, sous celui d'embrocation au crible[1]. Ferro (1790) la désigne sous le terme de bain en jet[2]. La douche en pluie devint plus usitée au XIXe siècle; car les violents bains en chute sous la forme brutale de douches forestières et d'eau de source, conduisirent à inventer une application plus douce du même genre. Ce fut elle que l'on préféra pour les établissements aussi bien que pour l'usage domestique, d'autant plus que l'industrie avait déjà commencé à tenir compte des besoins nouveaux.

La première publication originale sur ce sujet est de Frédéric Adolphe Schneider (1826), qui « indique la construction de l'appareil pulvérisateur patenté[3] ».

cine de Paris, membre honoraire de la Société anatomique de Paris, membre correspondant de la Société nationale de médecine de Marseille, de l'Académie royale de médecine de Belgique, chevalier de la Légion d'honneur et de l'ordre de Léopold de Belgique, l'un des auteurs du Compendium de médecine pratique). *Traité pratique et raisonné d'hydrothérapie. Recherches cliniques sur l'application de cette médication au traitement des congestions chroniques du foie, de la rate, de l'utérus, des poumons et du cœur; des névralgies et des rhumatismes; de la chlorose et de l'anémie; de la fièvre intermittente; des déplacements de la matrice, de l'hystérie, des ankyloses, des tumeurs blanches, de la goutte; des maladies de la moelle, des affections chroniques du tube digestif, des pertes séminales*, etc., Paris, Labé, 1852. Une traduction allemande de cet ouvrage a été faite par le Dr G.-W. Scharlau, et éditée chez Nagel à Stettin en 1853.

1. Voyez plus haut, p. 253, note 2.

2. *Loc. cit.*, 160, voyez plus haut, p. 247, note 5.

3. SCHNEIDER (Frédéric-Adolphe). *Avis sur l'installation de l'appareil patenté qui divise l'eau en pluie très fine. Il a la forme d'une armoire et*

Meissner (1832)[1], Schneider et Walz (1832)[2], Gutmann (1835)[3], Menzel (1836)[4], Munde (1837)[5], Böcker (1859)[6], traitent du bain en pluie, c'est-à-dire de l'appareil au moyen duquel on le donne. Ils l'étudient, soit dans des mémoires spéciaux, soit dans d'autres ouvrages où ils lui accordent une place plus ou moins considérable.

L'installation de bains à bouillonnement dans les écoles et les fabriques, et de bains populaires de même espèce, où les douches en pluie sont employées dans ce qu'elles ont d'essentiel, nous témoigne de la faveur dont a joui jusqu'à ces derniers temps et à juste titre cette façon simple d'appliquer l'eau. La raison en est également que cette forme exige le moins de frais, de soins et de consommation du liquide.

permet de prendre un bain de quinze minutes avec huit quarts d'eau. Avec la manière de s'en servir et les rapports de plusieurs médecins, Berlin, Dümmler, 1829.

1. MEISSNER (Frédéric-Louis). *Traité sur les bains en général et en particulier sur les nouveaux appareils (de Köberlin) pour bains par jaillissement, par précipitation et de vapeur*, avec 13 gravures sur cuivre, Leipsick, Fest, 1832.

2. SCHNEIDER (F.-A. et R. Walz). *Description et instruction pour l'emploi de l'appareil de bains économique nouvellement inventé*, Munich, Jaquet, 1832.

3. GUTMANN (S.). *Le bain en pluie et par précipitation simplifié*, description avec 1 gravure lithographique, Leipsick, Kollmann, 1835. — *Le bain en pluie et par précipitation portatif. Description de cet excellent moyen pour rétablir la santé*, avec un dessin et un supplément sur l'usage de médicaments dentaires bien appropriés et inoffensifs, Stuttgart, Göpel, 1841.

4. MENZEL (Wilh.). *Description et dessin d'un appareil de bains à bon marché et commode, avec le fac-similé d'un rapport écrit et des règles pour les bains*, par M. Hufeland. Lithogr. Königsberg, Gräfe et Unzer, 1836.

5. MUNDE. *Description exacte*, 92, voyez plus haut, I, p. 8, note 6.

6. BÖCKER (de Bonn). Sur l'action des bains de siège, du bain bouillonnant et de l'enveloppement mouillé destiné à produire l'élimination, tiré du VIe vol. des *Recherches sur l'histoire naturelle de l'homme et des animaux*, par J. Moleschott, imprimé à part, Giessen, Ferber-Roth, 1859.

C'est surtout Lassar[1] qui a eu le plus de mérite en ce qui touche l'introduction et l'installation des bains populaires à bouillonnement.

La diffusion de la méthode de Currie, la pratique de Priessnitz, les établissements hydrothérapiques qui furent forcés par suite de conditions locales (Weiss-Freiwaldau), d'inventer et de créer des modifications, la publication des expériences et des découvertes de chacun, tous ces motifs ont contribué à multiplier dans une assez grande mesure, au XIXe siècle, les applications d'eau froide mise en mouvement.

Nous voudrions encore citer les opinions des spécialistes les plus connus sur ce sujet.

Le professeur Œrtel d'Ansbach raconte dans ses *Cures hydrothérapiques très nouvelles*[2] que lors du choléra de Bakou en août 1823, « à tous les coins de route on avait placé de grands récipients remplis d'eau, et de plus petits; quelqu'un tombait-il subitement malade, son voisin le plus proche lui venait en aide et versait sur lui le liquide ainsi préparé ».

Hlawaczek (1835) parle d'arrosements de personnes, qu'il faisait préalablement frictionner et qu'il essuyait après l'application. Il prescrit de verser de l'eau sur le patient ou de lui faire prendre des bains à précipitation[3].

1. LASSAR (Dr Oscar). *Du rôle civilisateur des bains populaires*, discours prononcé le 18 septembre à la première séance générale du LXIe Congrès des naturalistes et médecins allemands à Cologne, imprimé en faveur de l'Association berlinoise des bains populaires, Berlin, Hirschwald, 1889.

2. *Loc. cit.*, livraison X, 1834, p. 3, voyez plus haut, p. 7, note 2.

3. HLAWACZEK (Edm.). *L'hydrothérapie, ou exposé scientifique de l'emploi et de l'action de l'eau ordinaire froide et chaude, et des bonnes eaux minérales; avec considération particulière des eaux curatives de Carlsbad*, Prague, Kronberger, 1837, p. 12, 17, 18, 20, 21, 22, 24.

L'habile médecin viennois Granichstädten (1837) recommanda en guise de préparation à la balnéation froide des arrosements au moyen de gros vases[1]. Il décrit des bains en gouttes et en pulvérisation[2]. Dans ses *Leçons d'hydrothérapie*, on trouve les arrosements[3], les bains par précipitation d'eau, les douches[4] et les bains en gouttes[5].

Dans le *Médecin hydropathe de Gräfenberg* (1840), on voit recommander les bains-douches et les aspersions[6], puis l'usage de l'arrosoir[7]. Il y est fait mention de l'épanchement comme d'une forme de balnéation populaire

1. *Loc. cit.*, 64, voyez plus haut, I, p. 5, note 4.
2. *Ibid.*, 64 et suiv.
3. *Ibid* , 226.
4. *Ibid.*, 215.
5. *Ibid.*, 64 et suiv.
6. *Le médecin hydropathe de Gräfenberg, ou instruction fondamentale pour l'emploi curatif de l'eau, pour préserver l'homme des maladies et les guérir*, avec une description fidèle des établissements hydrothérapiques de Gräfenberg, Freiwaldau et ailleurs, par un médecin qui les a lui-même visités et a mis à l'épreuve sur place, leurs dispositions et leur action. Pour tous ceux qui ont l'intention d'en user et qui veulent se renseigner exactement sur tout ce qu'on peut observer en ce lieu; avec 1 vue et 1 carte de Gräfenberg, Neisse, Gredsche, 1840, p. 33, 52, 56, 75 et suiv. : « Les immersions brusques agissent encore davantage que les bains de baignoire à basse température. L'arrosement est plus faible. Voici comment il s'exécute : on place le malade dans une baignoire et l'on verse sur lui de l'eau froide avec des seaux. Ce sont surtout les Russes qui aiment cette méthode. Ils l'emploient avec succès dans les fièvres nerveuses et pour activer l'apparition des éruptions cutanées fiévreuses. Toutes ces applications sont, comme le bain-douche, qui est à considérer encore de plus près, des moyens héroïques, souvent immédiatement décisifs pour l'être et le non-être, pour la santé ou un état languissant qui durera la vie entière. »
7. *Ibid.*, 35 : « Que les mères surtout n'hésitent jamais à baigner les enfants. C'est le moyen le plus sûr pour les empêcher de devenir estropiés, pour prévenir la scrofule, la gale et d'autres vilaines éruptions, et l'inévitable hideuse vermine. Tout objet approprié, une petite baignoire peut servir dans ce but. L'arrosoir, qui humecte et ranime les plantes, agit de la même façon sur les enfants. Bientôt, et même dans le bain, dont la température dépendra de leur constitution, ils se mettent joyeusement à rire. »

en Russie[1]. Les mots de bains par précipitation[2], en pulvérisation et en jet[3] sont de même indiqués.

Schnaubert (1840) parle de douches[4], d'arrosements[5], de bains en gouttes[6] et en pluie[7].

Schreber (1842) donne une description de ceux-ci et des épanchements d'eau[8], du bain par précipitation et de la douche[9].

Cohn (1843) s'exprime sur l'action du bain en pluie[10].

Raimann (1844) décrit les épanchements[11] et rapporte qu'au Gräfenberg on ne donnait pas de bains en pluie[12]

Dans Stecher (1844), nous trouvons les épanchements ou action de verser de l'eau au moyen de pots ou de baquets. Le malade s'asseyait dans la baignoire sèche ou remplie à moitié[13]. C'est le bucketing de Currie modifié par Reuss.

1. *Ibid.*, 56.
2. *Ibid.*, 57.
3. *Ibid.*, 59.
4. *Loc. cit.*, 54, voyez plus haut, I, p. 11, note 1.
5. *Ibid.*, 60.
6. *Ibid.*, 61.
7. *Ibid.*, 62.
8. SCHREBER (Dr D.-G.-D., médecin praticien et privat-docent à Leipsick, membre de la Société médicale en cet endroit). *La méthode curative par l'eau froide, ses limites et sa valeur vraie, examinées au point de vue scientifique et pratique d'après l'ensemble des résultats fournis jusqu'à présent*, Leipsick, Hermann, 1842, p. 46 et suiv.
9. *Ibid.*, 47 et suiv.
10. COHN (Sam. Dav.). *L'hydrothérapie froide*, Leipsick, Wigand, 1843, p. 61.
11. RAIMANN (Dr Frédéric). *Manuel universel d'hydrothérapie générale dans son emploi pour toutes les maladies de l'homme et des animaux*, avec les prescriptions les plus exactes pour les guérir et s'en préserver au moyen du simple usage de l'eau froide, ouvrage fait par plusieurs hydropathes et publié dans l'ordre alphabétique, par Fr. R., 21 dessins, Ulm, Ebner, 1844, p. 358.
12. *Ibid.*, 283 : Dans l'opinion de Priessnitz, les bains en pluie ne sont qu'un simple jeu, et tout autre bain, toute lotion peut les remplacer. C'est pourquoi il n'y en a pas à Gräfenberg.
13. STECHER (Dr Fréd.). *Exposé complet de la méthode hydrothérapique*

Dans Plitt (1845)[1], il y a de nombreux exposés sur ce sujet. Il en est de même dans Constantin James (1846)[2], dans Weis (1847)[3], et dans la thèse de doctorat de Jechl (1847)[4].

L'habile Weiskopf (1846), le maître de Pingler, a fait un usage assez étendu de l'eau en mouvement. Il discute les bains en gouttes et en pluie[5] et s'exprime d'une façon assez approfondie sur les arrosements froids, qu'il fait exécuter partie avec de petits récipients, partie avec de grands. « C'est sur la région malade de préférence que l'on verse de l'eau, mais aussi chaque fois sur la tête[6] ».

« L'arrosement est pour les affections aiguës et les états actifs ce qu'est la douche pour les maladies chroniques et les états passifs de l'organisme. Il constitue un excitant vital, soit local, soit général, qui peut comporter des degrés d'action divers[7]. » Les indications qu'il fournit pour l'arrosement[8] et le bain à précipitation d'eau[9] méritent d'être lues.

dans les maladies les plus importantes auxquelles elle convient. D'après les opinions des médecins anciens et nouveaux. Pour les médecins et les personnes instruites qui ne sont pas docteurs. Leipsick, Fest, 1844, p. 17 et suiv.

1. Voyez plus haut, I, p. 6, note 9.
2. James (Constantin). *Études sur l'hydrothérapie ou traitement par l'eau froide, faites pendant un voyage en Allemagne*, Paris, 1846.
3. Voyez plus haut, I, p. 7, note 5.
4. Jechl (Wenzel, (docteur en médecine et en chirurgie, maître d'ophtalmologie et de gynécologie, médecin militaire en chef, I. et R.). *Le bain d'eau simple, avec considération particulière du régime*, Thèse, Vienne, Mechitaristen, 1847.
5. Weiskopf (Dr Hartwig). *Théorie et méthode d'hydrothérapie comme base d'une science spéciale*, publié à l'instigation de l'Association bohémienne de perfectionnement de l'hydrothérapie, Vienne, Gerold, 1847, p. 56 et suiv.
6. *Ibid.*, 63.
7. *Ibid.*, 67, note.
8. *Ibid.*, 68.
9. *Ibid.*, 70.

Stuhlmann[1], Krause[2], Rausse (1850)[3] sont trois auteurs non médecins qui ont également écrit des relations sur ce sujet. Krause raconte[4], comme Raimann[5], qu'on ne donnait pas de bains en pluie au Gräfenberg[6].

Rausse, qui les a recommandés ainsi que les arrosements[10], parle également de ceux-ci administrés avec l'appareil de Munde[7], puis d'autres avec des seaux[8].

L'anglais Howard Johnson (1851) fait des expériences sur les douches[9].

Dans Petri (1853) nous rencontrons des épanchements, des douches et des bains en pluie[10].

C. A. W. Richter (1855) recommande l'arrosement dans le demi-bain au moyen d'un seau et d'un arrosoir[11]. Puis il préconise les douches[12], le bain en pluie[13], et en gouttes[14], les épanchements[15], ainsi que l'eau versée localement d'une petite hauteur[16].

Dans les *Recherches physiologiques* de Preiss (1858), on trouve indiqué de faire ruisseler ce liquide[17] et d'en

1. Voyez plus haut, I, p. 7, note 8.
2. Voyez plus haut, I, p. 7, note 9.
3. Voyez plus haut, I, p. 8, note 4 et VIII, p. 153, note 2.
4. *Loc. cit.*, 17 : « Le bain en pluie n'est d'après Priessnitz qu'un simple jeu, et tout autre bain ou lotion peut le remplacer complètement. De plus, on évite ainsi l'impression très désagréable qu'il cause. Aussi ne l'emploie-t-on pas du tout à Gräfenberg. »
5. Voyez plus haut, p. 277, note 2.
6. Rausse. *Enseignement*, I, 83 et suiv.
7. *Ibid.*, 86 et suiv.
8. *Ibid.*, 89.
9. Voyez plus haut, V, p. 82, note 5, p. 128.
10. Voyez plus haut, p. 6, note 10. *Principes scientifiques*. 169 et suiv.
11. Richter. *Livre d'hydrothér.*, 1re, éd., 123, voy. plus haut, I, note 13.
12. Richter. *Ibid.*, 136.
13. *Ibid.*, 141.
14. *Ibid.*, 142.
15. *Ibid.*, 144.
16. *Ibid.*, 145.
17. Preiss (Dr Edouard, médecin praticien à Berlin). *Recherches phy-*

répandre sur les parties centrales et périphériques[1].

Nous croyons aussi devoir citer la thèse d'Emile Lévy[2].

Keil (1862) parle des bains de chute[3], en pluie[4], de la douche[5] et d'arrosements d'une certaine hauteur ou non[6].

Dans Pleniger (1863), qui est incontestablement un des meilleurs physiologistes d'hydrothérapie modernes, il y a également des choses à lire sur le bain à percussion ou douche[7], sur le bain en gouttes[8], en pluie[9]

siologiques sur les effets de l'eau froide dans le domaine du système nerveux et sur les lois de la conduction dans la sphère nerveuse sensitive périphérique, Berlin, Rücker et Püchler, 1858, p. 123.

1. *Ibid.*, 127.

2. Lévy (Émile). *De l'emploi des affusions froides dans le traitement de la méningite*, Thèse présentée à la Faculté de médecine de Strasbourg, et soutenue publiquement le mercredi 30 janvier 1856, à trois heures du soir, pour obtenir le grade de docteur en médecine, Strasbourg, par E.-L. de Sarrebourg (Meurthe). Berger-Levrault, 1856.

3. Keil (Dr W.). *Compendium hydrotherapicum. Science de l'emploi de l'eau comme moyen curatif*, Naumbourg, Trauerschmidt, 1862, p. 113.

4. *Ibid.*, 117.

5. *Ibid.*, 120.

6. *Ibid.*, 114 et suiv. : « L'affusion est une transition vers le bain en chute proprement dit, la sorte de douche. Elle peut être très différente suivant le récipient que l'on emploie et la hauteur d'où on fait tomber l'eau, ou encore d'après la force avec laquelle on la jette sur le corps. Si l'on verse rapidement et tout d'un coup, d'une certaine élévation, une quantité considérable de ce liquide, c'est le bain par précipitation (embrocatio). Si le récipient est tenu immédiatement au-dessus de la partie malade, et si l'eau qui s'y trouve est épanchée d'un mouvement lent, cet arrosage léger agit rapidement. Mais il enlève peu de chaleur. La pression de l'eau est si peu importante, qu'elle peut être négligée. Or, déjà une hauteur de quelques pieds suffit pour changer les conditions. Néanmoins, la plupart du temps, il n'y a que la tête, la nuque et les épaules qui sont atteintes par le jet. »

7. Pleniger (André, docteur en médecine et chirurgie, maître d'accouchements, opérateur, premier médecin au Theresianum I. et R., professeur ordinaire à l'Académie orientale I. et R., et à l'Institut d'éducation de S. M. l'impératrice Caroline Auguste, membre de la Société I. et R. des médecins et du Collège des médecins). *Physiologie de l'hydrothérapie d'après le point de vue actuel de la science*, Vienne, Braumüller, p. 119.

8. *Ibid.*, 120.

9. *Ibid.*, 121.

et les épanchements d'eau[1]. De cette époque (1865), date encore la première publication de Guillaume Winternitz, élève du médecin praticien Joseph Schindler; il publie sa thèse d'agrégation : « Contribution pour fonder d'une façon rationnelle quelques procédés hydrothérapiques[2]. » Joseph Schindler, appelé bien à tort par Czerwinski : « maître chirurgien »[3], était le successeur de Priessnitz au Gräfenberg[4].

L'hydrothérapie moderne a des obligations extraordinaires à Winternitz. Mais dans ses ouvrages, il y a relativement peu de choses sur les bains en chute, les douches et les épanchements d'eau. En tout cas, nous y trouvons mentionnées ou en partie très brièvement décrites et appréciées toutes les formes connues jusqu'alors de la douche, telles que celle qui est en pluie, le bain en pluie très fine, et les diverses formes des douches mobiles ou non[5]. Mais il ne s'y trouve presque rien sur l'eau simplement répandue.

Béni Barde (1874) décrit en détail les applications d'eau froide mobile, les irrigations continues[6], les

1. *Ibid.*, 121.

2. Winternitz (Dr Wilhelm). Contribution pour fonder d'une façon rationnelle quelques procédés hydrothérapiques. *Mémoires annuels de la Société I. et R. des sciences de Vienne*, 1865.

3. Czerwinski (Dr médecin des bains à Freiwaldau, Gräfenberg). Impression à part de la lettre ouverte adressée par lui au Dr Schlechta, directeur du bain Wartenberg, et au Dr Winternitz, privat-docent d'hydrothérapie à la Faculté de Vienne, lettre publiée par eux dans le journal balnéologique viennois *Cur-Salon*.

4. Frey. *Loc. cit.*, 44 et suiv.; voyez plus haut, II, p. 20, note 3.

5. Winternitz. *Hydrothérapie*, 330 et suiv.

6. Béni-Barde (Dr médecin en chef de l'établissement hydrothérapique d'Auteuil, lauréat de l'Académie de médecine, membre de la Société d'hydrologie). *Traité théorique et pratique d'hydrothérapie, comprenant les applications de la méthode hydrothérapique au traitement des maladies nerveuses et des maladies chroniques*, avec figures dans le texte, Paris, Masson, 1874, p. 163.

affusions, par lesquelles il entend les arrosements de Currie[1], puis le col de cygne, genre d'installation au moyen duquel on arrose la colonne vertébrale[2]. Il y a aussi les douches, qu'il divise en générales[3] et locales[4]. Parmi les premières, celle qui est en jet mobile me semble remarquable[5] parce que c'est exactement la même forme d'application que la douche fulgurante employée bien plus tard par Kneipp. Au sujet des douches locales[6], la division mérite d'être notée.

Putzar (1878) parle d'arrosements. Mais, comme il ressort des détails qu'il donne, il ne connaît que la forme introduite par Currie[7].

Pinoff (1879) fournit dans son excellent manuel quelques données sur la technique des arrosements ou épanchements et sur sa modification[8]. Il dit que la quantité d'eau dont on use varie entre cinq et dix litres. Relativement à l'intensité, voici ce qu'il déclare : « Le vase est placé très près de la partie du corps en question ou à une distance plus ou moins grande, de 20 à 40 centimètres (bain par précipitation d'eau). On verse le liquide, soit tout d'un coup, soit de façon discontinue (*sic*)[9]. »

Runge (1879) dit : « L'arrosement est un lavage fait avec une grande quantité d'eau[10]. » Il parle d'applica-

1. *Ibid.*, 166.
2. *Ibid.*, 169.
3. *Ibid.*, 171.
4. *Ibid.*, 188.
5. *Ibid.*, 183 et suiv.
6. *Ibid.*, 191.
7. Putzar (Dr). *Esquisses sur le traitement des malades par l'hydrothérapie*, Dresde, Kœmmerer, 1878, p. 10.
8. Pinoff (Frédéric, Dr médecin praticien, chirurgien et accoucheur, membre de l'Académie allemande impériale Léopoldine-Caroline). *Manuel d'hydrothérapie*, Leipsick, Wigand, 1879, p. 52 et suiv.
9. *Ibid.*, 53.
10. *Loc. cit.*, 91, voyez plus haut, IV, p. 32, note 2.

tions partielles de ce genre sans entrer dans plus de détails à ce sujet[1]. La douche, le bain en pluie[2] et à bouillonnement sont également examinés par lui d'une façon entendue[3].

Kofranyi (1885) distingue les douches en pluie et en jet[4], mais ne parle pas d'arrosements.

Bottey (1886). Nous lui devons une étude distinguée sur la douche froide très courte[5] et sur l'écossaise[6].

Anjel (1886) a décrit une application qui ressemble dans une certaine mesure à l'affusion totale de Kneipp : « Dans les épanchements d'eau, le malade s'assied, après s'être rapidement déshabillé, dans une baignoire ordinaire, ou bien il se tient debout dans une de celles qui servent pour les bains de siège. Le garçon lui verse le liquide sur le cou et la tête, sur la poitrine, le dos et le ventre[7]. »

Puis vint Kneipp qui, dans : *Ma Cure d'eau* (1886), appuyé sur une expérience de trente ans, recommanda des arrosements d'une nouvelle espèce qu'il nomma affusions.

1. *Ibid.*, 91.
2. *Ibid.*, 92 et suiv.
3. *Ibid.*, 93 et suiv.
4. KOFRANYI (Univ. med. Dr Adolphe, médecin praticien, à Freiwaldau, près Gräfenberg). *La cure d'eau de Gräfenberg exposée scientifiquement d'une façon populaire.* Freiwaldau, Blazek, 1885, p. 148 et suiv.
5. BOTTEY (Dr Fernand, médecin de l'établissement hydrothérapique de Divonne-les-Bains (Ain), ancien interne des hôpitaux de Paris, membre de la Société d'hydrologie médicale, membre de la Société médico-pratique, membre correspondant de la Société anatomique). *Études médicales sur l'hydrothérapie*, Paris, Berthier, 1886, p. 5 et suiv.
6. *Ibid.*, 37 et suiv.
7. ANJEL (Dr, propriétaire et médecin en chef de l'établissement hydrothérapique de Zuckmantel, Autriche, Silésie). *Principes du traitement par l'eau dans les maladies chroniques. Instruction pour se conduire d'une façon appropriée dans l'emploi de l'hydrothérapie*, 2e édition, Berlin, Hirschwald, 1886, p. 83.

En examinant sans parti pris tous les matériaux que nous venons de réunir, voici l'aperçu auquel on aboutit aisément :

L'arrosement tout simple tel que l'indique Hippocrate, et qui est pour ainsi dire emprunté à l'usage domestique, se maintient plus ou moins à travers les siècles. Puis grâce à l'intelligente interprétation de Currie, il devient une application d'eau très employée dans les maladies fiévreuses aiguës. Aujourd'hui, il est à peu près abandonné.

Le largus canalis de Celse, les installations de bains en chute des thermes italiens, sont désignés pour la première fois au moyen du mot de ducia ou tucia par Savonarole. Ce fut (voy. Celse, Baccius, etc.) une forme d'application que les Français principalement employèrent d'abord d'une façon courante sous le nom de douche. Très usitée aussi en Allemagne, elle subit de nombreuses variations et est encore actuellement dans la pratique.

L'embrocation, connue depuis les temps les plus anciens comme un bain en gouttes à plantes ou eaux thermales, fut transformée en bain en pluie par l'adaptation du crible. Elle fut négligée par le moyen âge comme application d'eau froide. Mais dans des temps plus modernes, Marteau (1760) et Ferro (1790) la remirent en honneur. Au commencement du XIXe siècle, elle fut dotée d'une riche littérature. C'est Fleury qui le premier la vulgarisa dans une large mesure. Enfin, elle devint, principalement grâce aux efforts de Lassar, un remède populaire hygiénique et diététique d'une haute importance.

Ces applications d'eau froide mobile furent surpassées en importance, en agrément et en diffusion universelle par les affusions Kneipp.

Beaucoup d'autres, employées antérieurement, s'en rapprochent sans doute (voy. Weiskopf, etc.). Néanmoins, celles-ci représentent pour les gens compétents une forme absolument nouvelle d'emploi de l'eau froide mobile en hydrothérapie.

b) *Les affusions Kneipp.* — La digression historique à laquelle nous nous sommes livré a établi jusqu'à quel point il a existé antérieurement des applications analogues aux affusions de Kneipp, ou ayant paru, à plusieurs, s'en rapprocher plus ou moins. Nous avons maintenant à indiquer les caractères communs à toutes les siennes.

Ce mot a été créé par lui. Il désigne d'une manière extrêmement juste ce que l'on doit entendre par là. Dans le système Kneipp c'est une application d'eau de source froide, ou tempérée. Celle-ci n'est néanmoins employée que pour les personnes âgées ou très faibles. Le liquide est versé de telle façon qu'il atteigne une partie du corps ou sa totalité. On emploie, soit le tuyau d'écoulement d'un arrosoir, soit un autre de calibre moyen qui amène l'eau à peu près sans pression. On dirige le jet sur la région que l'on veut traiter, de manière à la couvrir d'une nappe de liquide unie comme un miroir et d'épaisseur uniforme, et dont on cherche à l'entourer autant que possible.

Cet épanchement peut se faire de diverses façons. L'arrosoir est resté typique pour les affusions Kneipp. Il a eu le mérite de donner plein droit de cité à cet instrument pratique dans l'arsenal de l'hydrothérapeute moderne.

Dans les commencements sans doute, il s'est servi d'un récipient encore plus simple, de ce que l'on appelle le seau à puiser. Il s'exprime ainsi à ce sujet : « L'origine des affusions vient pour moi de ma jeunesse. Quand on mène boire les chevaux à la campagne, on verse d'habitude sur eux quelques cuveaux pleins d'eau. Cela les rafraîchit singulièrement. Ensuite ils présentent une vivacité étonnante[1]. »

Cet instrument, généralement en bois avec anse au-dessus, est un récipient largement ouvert en haut. Vers le bas, il est un peu plus étroit. C'est une sorte de seau d'une contenance d'environ cinq litres, et on le trouve à peu près dans toutes les buanderies.

Plus tard, Kneipp se servit de l'arrosoir, aussi bien celui de serres[2], qu'il rejeta dans la suite[3], que celui de jardin, qui contient de douze à quinze litres. Mais la largeur du tuyau ne doit pas être trop petite : « Il doit être assez grand pour pouvoir y introduire un gros doigt[4]. »

Ce n'est que plus tard, qu'il employa le tube en caoutchouc. Il le fit simplement pour la raison qu'il n'est pas possible à un homme, tant fort soit-il, de tenir longtemps un arrosoir rempli d'eau, sans éprouver une grande fatigue et enfin sans avoir peu de certitude dans le maniement. Kneipp lui-même douchait constamment plus volontiers avec l'arrosoir, et il lui donnait la préférence sur le tube.

Celui-ci en tant qu'instrument nécessaire pour donner

1. *Souvenirs de ma vie. Loc. cit.*, 139. Voici la suite de ce passage : « C'est l'infirmité, la faiblesse et la mollesse de la nature humaine qui m'ont conduit à la division des affusions en affusion supérieure, des cuisses, dorsale et des genoux. Des milliers de personnes n'osent se hasarder à prendre un bain complet et le redoutent. Je ne puis les en détourner; ils n'ont ni chaleur ni force naturelles. Mais tout le monde peut prendre un bain de pieds, un demi-bain, un bain de siège et de bras, quelle que soit sa faiblesse. Cela habitue peu à peu le corps à en supporter un entier. »

2. *Ma cure d'eau*, 18.

3. *Conférences publiques*, I, 175.

4. *Ibid.*, 175.

les affusions dans sa méthode, est un tuyau de caoutchouc ordinaire à parois épaisses, d'un calibre de 19 à 20 millimètres. Il est fixé au robinet de débit d'une conduite d'eau. Sa longueur doit être de 2 mètres à 2m50. Il doit être aussi mobile que possible dans tous les sens.

Le maniement du seau à puiser, de l'arrosoir et du tube mou est naturellement très différent. Pour le premier, mais surtout le second, un bras fort est indispensable. Mais avec tous trois il faut une main calme et sûre. Dans une affusion, le facteur dynamique de l'application ne joue aucun rôle. C'est l'irritation produite par le froid du liquide qui agit d'une façon spéciale. En tout cas, la technique de cet épanchement exige une adresse variée qui a souvent été l'objet d'explications approfondies.

L'égalité d'écoulement doit être ce qu'exige Kneipp, comme tout particulièrement nécessaire. « Bien des personnes se demanderont : « Pourquoi faut-il verser le liquide si régulièrement et ne peut-on pas le jeter simplement sur le corps, sans toutes ces précautions ? » Je réponds : « Au moment où elle coule sur lui, toute la chaleur qu'il exhalait auparavant est retenue, et se développe beaucoup sous l'eau, dont elle combat le froid violent. Son triomphe aura lieu d'autant plus vite, ou, en d'autres termes, la réaction sera d'autant plus prompte que le liquide sera versé plus régulièrement et plus posément, de telle façon qu'aucune parcelle de calorique ne se dissipe. Au contraire, si l'épanchement est trop superficiel, il peut arriver très facilement que, loin de produire un effet bienfaisant, cette affusion fasse prédominer le froid, de sorte que le malade reste ensuite longtemps sans se réchauffer comme il faut. » Je dis donc : « Plus l'eau coule régulièrement et doucement sur le corps, plus la chaleur est prompte à revenir et durable[1]. »

« Mais ce serait bien se tromper que de vouloir répandre le liquide davantage sur une partie que sur les autres. Un doucheur ne doit pas faire son office à la légère : on ne peut être à la fois étourdi et sérieux[2]. »

« Quelqu'un prit un arrosoir et fit des zigzags, de façon à ce qu'il n'y eût que des bandes d'arrosées. Je pensai : Voilà tout juste comment agissent les sots qui n'ont pas appris à doucher. Ils font vaciller l'eau sur le corps. Elle jaillit et éclabousse de tous côtés[3] ». « Mais si l'on fait osciller le jet autour du corps de façon à ce qu'il coule sur le dos, puis sur le devant, l'affusion est complètement manquée[4]. » « C'est pourquoi, à cause de la facilité qu'il offre pour la régularité de l'irrigation, je préfère infiniment l'arrosoir au tube, encore plus dans l'affusion dorsale que dans les autres. Car on peut librement donner au premier la direction voulue pour que le liquide se répande sur le dos en nappe régulière[5]. » « C'est pourquoi il faut observer la plus grande précision dans les applications, ce qui est loin d'être aussi facile qu'on se l'imagine souvent[6]. »

On ne doit pas non plus opérer sans réflexion : « Au contraire, lorsqu'on se contente d'aller au hasard, les cuisses ne sont pas régulièrement arrosées et il ne se développe pas une chaleur agréable dans les pieds[7]. »

On évitera d'asperger le patient : « C'est une faute

1. *Mon testament*, 73 et suiv.
2. *Conférences publiques*, III, 15.
3. *Ibid.*, I, 164.
4. *Ibid.*, I, 176.
5. *Mon testament*, 74.
6. *Ibid.*, 66.
7. *Ibid.*, 71.

de faire d'une affusion dorsale une sorte de douche à jet brisé, lorsque l'eau tombe sur le dos d'une distance d'un quart de mètre ou d'un demi-mètre[1]. »

« Il ne faut pas croire qu'asperger le corps de tous côtés et de toutes sortes de manières, ou avec un arrosoir ou avec un tube, s'appelle donner une affusion totale[2]. »

Il n'y a donc aucun doute à cet égard : les opinions de Kneipp, ses prescriptions, nous démontrent que la pression de l'eau proprement dite, ou le facteur dynamique, est pour ainsi dire complètement mis hors de cause. En revanche, la régularité, la continuité et l'exactitude sont les points qui ont le plus de valeur. C'est là, du reste, une idée qui, au point de vue physiologique, est singulièrement exacte. Car lorsqu'on verse le liquide avec agitation et de façon non systématique, il se produit sur la circulation du sang et le système nerveux des effets différents de ceux que Kneipp cherche à obtenir par les affusions.

« Celui qui sait bien doucher est un artiste en médecine[3]. »

Notre auteur ne veut en aucune façon de jet fort ou d'une certaine élévation. Il l'a indiqué souvent de façon nette. « L'eau ne doit pas tomber de haut », dit-il dans ses *Conférences*, « afin qu'elle ne s'écoule pas en s'écartant; mais il faut qu'elle s'épanche doucement sur le corps. Alors elle produit un bon effet[4]. »

Dans un autre passage, il s'exprime ainsi : « Je ne pratique pas et je n'approuve pas les douches à percus-

1. *Ibid.*, 75.
2. *Ibid.*, 78.
3. *Vivez ainsi*, 353.
4. *Conférences publiques*, I, 168.

sion forte, les projections violentes de l'eau sur le corps, telles qu'on les administre en maint endroit. Je ne vois absolument pas quel effet doivent produire ces grands et puissants jets sur une personne bien portante, sans même parler des malades[1]. »

Ainsi Kneipp trace lui-même une délimitation nette entre ses affusions et toutes les applications dans lesquelles le facteur dynamique entre en jeu par la forte pression ou la grande hauteur de chute. Sans doute il veut désigner les jets d'eau tombant avec violence aussi bien que ceux qui proviennent d'une certaine élévation. Il exclut donc les douches à grande pression en usage dans les établissements hydrothérapiques de même que les bains de chute proprement dits, que l'on connut et employa davantage à cause des douches de sources à la Priessnitz.

Lorsque Kneipp parle en certains endroits de pression renforcée, il a toujours en vue simplement celle qui peut résulter de la projection plus ou moins violente de l'eau d'un arrosoir contenant de 12 à 15 litres. Ici, la distance de l'orifice d'écoulement à la région atteinte ne peut jamais être bien grande.

L'extrémité du tuyau et la peau doivent être éloignées l'une de l'autre d'environ 12 à 15 centimètres. « Le tube d'échappement doit être, au plus, à une longueur de doigt du point douché[2]. »

« En général, la hauteur du jet ne doit pas dépasser un empan[3]. »

Il résulte de tout cela que Kneipp n'aima point les raffinements, quels qu'ils fussent, dans la technique de l'ar-

1. *Ma cure d'eau*, 85.
2. *Conférences publiques*, I, 165.
3. *Ma cure d'eau*, 83.

rosement. Il s'est borné très nettement à préconiser la colonne d'eau ronde en plein, telle qu'elle sort du tuyau d'un arrosoir ou du tube en caoutchouc.

Lorsque Louis Géromiller construisit le premier établissement où l'on donna des affusions à Wœrishofen, le petit bâtiment près de l'ancienne Promenade, il y avait installé à une certaine hauteur un appareil à douche en pluie effervescente. A peine Kneipp l'eut-il vu qu'il dit : « Enlevez cela, il n'y a rien de ce genre dans toute ma cure. » Le lendemain, cet instrument n'était plus là.

On peut se demander si notre auteur a suffisamment expliqué pourquoi il a donné des prescriptions aussi détaillées sur la division des affusions. Car il n'a pas manqué de gens qui l'ont considéré comme un empirique d'occasion, naïf, sans système, et incapable de critique. Or, il ressort de bien des passages de ses œuvres qu'il était suffisamment renseigné, tant au point théorique que pratique, sur les phénomènes physiologiques dont il est ici question.

Il conseille fréquemment de chercher à obtenir une surface d'eau largement dilatée. Celle-ci doit se répandre comme une nappe d'huile sur la partie du corps que l'on traite. Il en indique lui-même la raison en ces termes : « Au-dessous de la nappe liquide, le sang et la chaleur se rassemblent[1]. »

Il parle d'une stase du calorique qui se produit dans le corps sous l'affusion à basse température[2].

« C'est l'eau la plus froide qui est la meilleure pour produire la chaleur[3]. »

1. *Conférences publiques*, I, 168.
2. *Ibid.*, I, 168.
3. *Ibid.*, I. 168.

« Plus le liquide est froid, plus le calorique se développe rapidement[1]. »

Il proclame sans cesse qu'il ne faut jamais donner d'application lorsque le corps ne possède pas toute sa température naturelle[2]. « Dans l'affusion des genoux, le doucheur doit s'efforcer de faire que l'eau entoure autant que possible le pied entier et y coule en nappe liquide. Celle-ci enferme la chaleur qui fait irruption. De même que l'on aspire et rejette le souffle, de même il y a une absorption et une exhalation lorsqu'on transpire. Une chose semblable existe pour le calorique qui, lorsqu'on produit cette nappe d'eau, se trouve retenu; et si on le garde le temps de faire couler un ou deux arrosoirs sur le genou, il traverse la peau. Quand on touche alors celle-ci, on lui trouve une chaleur très agréable qui, toute bienfaisante, a envahi les jambes. Sitôt que l'on remet l'habillement par-dessus, il clôt de nouveau l'endroit douché, comme faisait tout à l'heure l'eau répandue. De cette façon l'on augmente la température[3]. »

« Comme je l'ai déjà dit, il faut avant chaque application se procurer le calorique nécessaire. Lorsqu'il n'existe pas, cherchez à l'obtenir en faisant du mouvement ou du travail, et, quand ni l'un ni l'autre ne sont possibles, mettez-vous au lit jusqu'à ce que vous ayez chaud[4]. »

« Il ne faut jamais, quand on est sous l'impression du froid ou d'un frisson quelconque, employer l'eau à basse température, si cela n'est pas expressément permis dans le cas donné[5]. »

1. *Ibid.*, I, 168.
2. *Ibid.*, II, 226, 235 : *Ma cure d'eau*, 18.
3. *Conférences publiques*, I, 173 et suiv.
4. *Ibid.*, II, 235.
5. *Mon Testament*, 18.

« Si l'on a froid, il ne faut pas prendre cette affusion, à moins qu'on ne rétablisse préalablement la chaleur normale, soit par le mouvement, soit par un moyen factice, comme le bain de vapeur des pieds ou de la tête. En dehors de cela, elle peut être administrée en toute saison; en hiver, néanmoins, dans un local chauffé[1]. »

Tout compté, Kneipp considérait les affusions comme les plus importantes de ses applications, les ablutions étant pour lui, dans bien des cas, trop légères : « Trouvant les simples lotions avec de l'eau trop peu efficaces pour les maladies graves, j'ai enfin adopté les affusions et j'ai constaté qu'elles agissent merveilleusement sur les diverses parties du corps[2]. »

Kneipp maniait l'arrosoir et le seau avec une habileté technique peu commune. Il se servait en fait rarement du tube. Il avouait lui-même qu'il aimait mieux le premier de ces instruments : « C'est pourquoi, à cause de la facilité qu'il offre pour la régularité de l'irrigation, je préfère infiniment l'arrosoir au tuyau, encore plus pour l'affusion dorsale que pour les autres[3]. » Cela s'explique par le fait que Kneipp a été pendant plus de trente ans son propre maître baigneur. Il douchait lui-même la plupart de ses clients au temps où il exerça sans être connu, c'est-à-dire de 1855 à 1886.

Le tube n'a été mis en usage pour ces applications qu'à partir du moment où il y eut grande affluence de malades, ce qui rendit nécessaire l'emploi d'un moyen plus commode et moins fatigant.

On voit, d'après ses prescriptions et ses conseils de

1. *Ibid.*, 85.
2. *Mon testament*, 65.
3. *Ibid.*, 74.

toute espèce, que donner des affusions constitue un art véritable. Quand il soutient qu'au temps où il a pu administrer en personne toutes ces applications, les résultats qu'il obtenait étaient bien meilleurs, tous ceux qui sont compétents en la matière seront de son avis.

Cette technique est d'une étude difficile et exige un grand exercice, beaucoup de soins, puis un talent spécial. Le doucheur doit être attentif et recueilli : « En même temps, il observera si le malade se plaint de douleurs particulières à tel ou tel endroit, et s'il n'existe point par hasard de symptômes d'éruptions, d'abcès, de stases hématiques (taches livides), de tumeurs sanguines, etc.[1]. »

L'affusion peut être comparée jusqu'à un certain point au bain pris dans la baignoire. Dans celui-ci, la peau abandonne de sa chaleur au milieu environnant, mais, de toutes façons, en proportion restreinte. Car, par suite de l'irritation produite par le froid, les vaisseaux de la peau se ferment très rapidement. En conséquence, l'accès vers l'épiderme est bientôt interdit au sang, qui est le principal véhicule de la chaleur. Mais l'eau du bain ne se renouvelle pas. Au contraire, elle change continuellement dans l'affusion tant que dure l'application. L'irritation produite par la température basse est, par conséquent, plus intense. La déperdition de calorique est un peu plus grande. Néanmoins, ici encore elle reste limitée, vu que l'excitation provoquée par le froid, et qui est plus considérable et plus prolongée en ce cas, ferme plus énergiquement les vaisseaux cutanés.

L'introduction des affusions en hydrothérapie est peut-être le plus important des services qu'a rendus

1. *Ma cure d'eau*, 86 et suiv.

Kneipp. Il nous fournit par là un moyen facile de stimuler le corps entier ou une de ses portions, d'influencer fortement la circulation et d'exciter le système nerveux, tantôt à un endroit, tantôt à un autre.

C'est là le procédé actif le plus commode pour doser l'eau sous la forme la plus douce. Comme leur durée doit essentiellement se mesurer d'après le nervosisme de chaque individu, les affusions Kneipp sont le meilleur moyen pour faire avec succès de l'hydrothérapie réellement individualisante.

L'affusion des genoux. — C'est une application d'eau froide mobile, dans laquelle on se propose d'humecter systématiquement les deux jambes jusqu'au-dessus du genou. Sa technique est exposée en divers endroits par Kneipp, mais plus nettement dans *Ma cure d'eau* en ces termes : « On découvre les membres inférieurs jusqu'au-dessus des genoux, on retrousse le pantalon autant que possible, et, pour le garantir de l'eau, on le recouvre d'une serviette. Puis on s'assied sur une chaise et l'on pose les deux pieds dans un récipient comme pour un bain de ceux-ci. L'affusion s'effectue au moyen d'un petit arrosoir tel qu'on en a dans les serres, et qui se laisse diriger aisément d'une seule main. Le premier, qu'on répand vite et à plein jet, mouille les deux jambes depuis les orteils jusque par-dessus les genoux. Les suivants baignent par une colonne plus faible et tombant d'une hauteur variable les diverses régions des pieds, surtout les chevilles, au milieu, à droite et à gauche, et les mollets, de façon que l'eau découle d'une manière à peu près égale. Le dernier instrument ne se vide pas lentement comme les précédents : on l'épanche par la grande ouverture en deux ou trois coups à verse sur les pieds. Pour une affusion, on peut employer de deux à dix arrosoirs, chacun d'une contenance de treize à quinze litres [1]. »

Ailleurs, il dit : « Chez les anémiques, il faut commencer par le bas. On répand l'eau pendant une seconde ou deux sur le dos du pied, puis on remonte jusqu'à la rotule et l'on redescend lentement. Pour les personnes qui ne sont pas encore endurcies, un seul arrosoir suffit. Plus tard, on peut en prendre trois ou quatre. On ne doit pas irriguer seulement les tibias, mais aussi les mollets. Car les engorgements existent surtout dans cette partie du corps; là où les muscles sont très épais, les vaisseaux sont comprimés et le sang ne peut plus passer facilement [2]. »

Dans un autre endroit, il dit encore : « Dans l'affusion des genoux, le doucheur doit faire en sorte que l'eau enveloppe autant que possible toute la jambe et coule sur elle en nappe [3]. »

On voit d'après ces citations que cette application peut se prendre assis ou debout. Avec le temps, on en est arrivé à la donner habituellement dans cette seconde attitude. Il n'y a que les personnes très faibles ou paralysées auxquelles on l'administre autrement. Il en est de même pour ceux qui l'emploient en sortant du lit.

De plus, nous retrouvons le seau à puiser dans cette description. Car lorsque Kneipp dit qu'il faut verser le contenu du dernier arrosoir par la grande ouverture, c'est là un souvenir du cuveau.

Quant à la détermination du nombre de ces instruments, il laisse une marge étendue. Il dit en effet : « Aux

1. *Ma cure d'eau*, 81.
2. *Conférences publiques*, III, 12.
3. *Ibid.*, I, 173.

convalescents, aux personnes anémiques, à tous ceux dont les os des pieds et des jambes ne portent que des muscles chétifs, de pauvres fuseaux de chairs, je ne conseille, au début du traitement que deux ou trois arrosoirs d'eau. Un commençant ne doit pas dépasser, pour la première fois, le chiffre de deux. Les jours suivants il peut aller jusqu'à quatre ou six, plus tard jusqu'à huit ou dix [1]. »

Dans les premiers temps de sa pratique, Kneipp ordonnait régulièrement cette application en même temps que l'affusion supérieure : « Autrement on ne l'emploie généralement que de concert avec celle des genoux, en administrant d'abord la première et ensuite la seconde, mais seulement après le complet habilement du haut du corps [2]. »

Plus tard, il modifia son opinion et ajouta cette remarque : « Mais il ne faut pas s'imaginer que l'affusion supérieure doive être suivie immédiatement de l'autre [3]. »

Il considère celle-ci comme un diminutif de celle des cuisses [4].

« Si vous craignez l'affusion des genoux, entrez dans l'eau jusqu'au-dessus du genou et l'effet ne manquera pas d'avoir lieu [5]. »

« A titre d'extension du bain de pieds, elle a comme effet principal d'attirer le sang dans les pieds, d'augmenter la chaleur naturelle, d'endurcir et de fortifier le corps [6]. »

1. *Ma cure d'eau*, 81 et suiv.
2. *Ibid.*, 87.
3. *Ibid*,, 82.
4. *Calendrier Kneipp*, 1893, 101.
5. *Ibid.*, 102.
6. *Mon testament*, 73.

L'action de cette application, surtout dans les stases, est indiquée dans la remarque suivante : « Elle frappe et cogne sans relâche jusqu'à ce qu'il ne reste plus rien de l'engorgement[1]. »

Relativement à son effet en général, nous lisons dans *Mon testament* qu'elle peut s'employer utilement dans toute espèce de maladies, mais surtout comme moyen d'élimination. Ses propriétés ainsi que celles de l'affusion des cuisses sont telles comme moyen d'endurcissement, qu'elles sont meilleures que des pantalons[2].

Affusion inférieure ou des cuisses. — « L'affusion inférieure est la continuation de celle des genoux en remontant vers l'abdomen. Elle consiste à soumettre au traitement non seulement les pieds et les jambes, mais aussi les cuisses[3]. » Cette application est, sous une autre dénomination, celle que Kneipp désigna plus tard sous le terme d'affusion crurale.

« Quand je parlerai de l'affusion des cuisses, c'est désormais toujours celle-ci renforcée que j'aurai en vue[4]. »

Le mot n'indique pas exactement la nature du procédé. Aussi Kneipp en arriva-t-il à lui donner le nom d'affusion crurale, alors qu'il l'appelait inférieure dans les premières éditions de *Ma cure d'eau*. Il entendit dès lors par celle-ci la première renforcée qui consiste : « à mouiller, avec le premier arrosoir, tout le corps en arrière, à partir des pieds jusque par-dessus la hanche, tandis que les suivants, trois, quatre ou même six, irriguent uniformément toute la partie infé-

1. *Vivez ainsi*, 353.
2. *Conférences publiques*, III, 13.
3. *Ma cure d'eau*, 87.
4. *Ibid.*, 83.

rieure, devant et derrière, surtout les régions sacrée et lombaire[1]. »

Le terme d'inférieure ne s'est pas maintenu. Cette application importante acquit droit de cité dans l'hydrothérapie Kneipp sous le nom d'affusion des cuisses.

Sa technique est exposée ainsi : « On commence par un pied et on arrose par derrière en allant lentement jusqu'aux genoux, puis on remonte jusqu'au milieu du dos... Après avoir irrigué une cuisse, il faut immédiatement entreprendre la seconde ; on peut ainsi passer de l'une à l'autre, de deux à quatre fois... le moment où l'eau doit couler le plus fort, est celui où elle s'épanche des régions crurales supérieures sur les jambes[2]. »

« Il ne faut pas faire ruisseler le liquide çà et là, mais on doit le verser en commençant par en bas et remonter ensuite, de telle sorte qu'il glisse sur la cuisse entière. Plus il s'écoule de façon continue et uniforme, mieux cela vaut[3]. »

« Si l'on procède ainsi, c'est afin que le sang revienne aussi rapidement que possible vers la partie inférieure après quoi la chaleur se développe tout aussi vite[4]. »

« On recommence en allant de bas en haut. Je fais remarquer que cela n'est nécessaire qu'au début. Quand la cuisse est habituée à l'eau, ce n'est plus indispensable. S'il s'agit d'une personne qui a les pieds froids, il faut prendre à partir d'en bas. Car les régions où le liquide a été versé en premier lieu sont celles où le sang revient affluer le plus tôt[5]. »

1. *Ibid.*, 83.
2. *Mon testament*, 71.
3. *Conférences publiques*, I, 179.
4. *Calendrier Kneipp*, 1893, 101.
5. *Conférences publiques*, I, 168 et suiv.

« Les patients à qui leur état de santé permet de se tenir debout, recevront cette affusion, comme toute autre, de préférence dans cette attitude. Ils ont de cette façon l'avantage que l'eau découlant de l'arrosoir mouille plus uniformément et simultanément les membres devant et derrière : c'est à mes yeux une des meilleures propriétés de cette application [1]. »

« Lorsqu'il s'agit d'une personne très faible, un seul arrosoir suffit. Mais il ne faut faire cela au plus qu'une, deux et trois fois peut-être. Ensuite on peut déjà employer deux de ces instruments, cela donne également un bon résultat [2]. »

« Mais si le corps entier est en bon état, et qu'il soit possible d'agir énergiquement sur le ventre, on ira jusqu'à trois ou quatre arrosoirs. Or, si l'on veut produire une action particulièrement fortifiante et éliminante sur le corps entier, cinq ou six ne seront pas de trop. Lorsque je voulais faire maigrir un patient ou, comme j'aime à le répéter, purger son hypothèse, je lui administrais jusqu'à huit ou dix instruments pleins, et chacun amenait plutôt un soulagement qu'un tourment [3]. »

Pour nous apprendre quel est l'effet de cette application, voici un passage qui mérite d'être signalé : « Elle agit très efficacement sur les reins, le foie et la vessie, en un mot sur toutes les parties de l'abdomen. Mais elle régularise principalement le courant sanguin dans les veines hémorroïdales, et en conséquence elle a une action considérable sur les hémorroïdes [4]. »

1. *Ma cure d'eau*, 82.
2. *Conférences publiques*, I, 169.
3. *Mon testament*, 71 et suiv.
4. *Ibid.*, 71.

Cette affusion me semble spécialement importante. Si l'on divise celles-ci en fortes et faibles, elle est la plus forte des faibles et la plus faible parmi les fortes. Elle constitue une sorte de terme intermédiaire entre les applications supérieures et inférieures. Étant donné qu'elle traite les muscles volumineux des régions fessières, elle peut être considérée comme un moyen inoffensif de régulariser la circulation. De même, la sensation de rafraîchissement qui la suit est particulièrement vive, sans l'être trop et sans devenir pénible.

L'affusion dorsale. — Elle consiste à traiter d'une façon appropriée la partie postérieure du corps, c'est-à-dire le dos et les jambes. Sa technique est indiquée ainsi dans *Ma cure d'eau* : « L'affusion dorsale est la continuation de l'inférieure, en remontant le dos. L'eau du premier arrosoir mouille toute la surface en arrière, depuis le talon jusqu'à la nuque. Le contenu de trois à cinq autres, le jet tombant d'une hauteur plus ou moins forte, est répandu d'une part, depuis la nuque jusqu'au sacrum et, d'autre part, depuis l'omoplate gauche jusqu'à la droite. La colonne vertébrale reçoit une grosse part du liquide; mais il n'est pas inutile de faire observer que, chez les personnes très sensibles, excitables, cette portion du corps elle-même doit être ménagée autant que possible, surtout au commencement[1]. »

« On peut aussi, d'en bas, arroser le côté droit ou gauche, par conséquent la moitié du dos ; cela fait, on versera l'eau sur le milieu de celui-ci, soit à partir des régions inférieures jusqu'en haut, soit des supérieures

1. *Ma cure d'eau*, 83.

jusqu'en bas, ce qui revient absolument au même[1]. »

« Mieux encore, on divise le dos en trois portions, de façon à ce qu'une partie soit à droite, la seconde à gauche, et la troisième au milieu[2]. »

Le patient peut être assis ou debout. Dans le premier cas, la technique indique de commencer par la région du siège. L'application est plus facile à supporter dans cette position.

Mais il n'est pas nécessaire de débuter toujours par les talons : « Si le malade est habitué à cette affusion, ce qui se produit lorsqu'il l'a prise plusieurs fois, il n'y a pas d'importance à commencer par le haut, vu que le cours du sang se régularise alors[3]. »

Kneipp exige encore qu'après on fasse une lotion de la partie antérieure du thorax, de l'abdomen et des membres supérieurs : « L'ablution rapide de la poitrine, du ventre et des bras doit toujours accompagner ou clore l'affusion dorsale[4]. »

En ce qui touche la quantité d'eau à employer, voici ce qu'il déclare : « Pour donner cette application aux personnes faibles, nerveuses et tout à fait malades, on commence par un seul arrosoir plein. Lorsque deux ou trois affusions les ont habituées à l'eau, on en administre deux, chacun d'une contenance de 12 à 15 litres; peu à peu, il est possible d'aller jusqu'à trois ou quatre, et, lorsque l'état du patient s'est amélioré, que son organisme est devenu plus fort, on peut très facilement arriver à six ou huit[5]. »

1. *Mon testament*, 75.
2. *Conférences publiques*, I, 169.
3. *Calendrier Kneipp*, 1893, 100.
4. *Ma cure d'eau*, 83.
5. *Mon testament*, 75.

Ailleurs, il dit : « Il est permis d'aller de deux à dix irrigations, soit le même nombre d'arrosoirs, ou davantage encore[1]. »

« Lorsque le cours du sang est trop lent et trop peu actif, cette application est comme le fouet qui presse le cheval paresseux[2]. »

« Ainsi que nous l'avons proclamé, l'épanchement doit toujours être égal, sauf lorsqu'on veut atteindre de préférence un endroit lésé, par exemple dans les stases sanguines, les rhumatismes, les tuméfactions et autres états semblables[3]. »

« Chez les personnes nerveuses, l'affusion dorsale constitue un moyen presque trop rude. Elle surpasse en force la totale elle-même et d'autres encore. Pour ce motif, je conseille aux gens faibles de ne la prendre ni trop souvent ni avec trop de vigueur[4]. »

Et dans un autre passage : « Elle agit avant tout d'une manière fortifiante sur le corps entier; car elle amène une grande augmentation de calorique. Après cette application, le dos doit devenir chaud. Quand cela n'a pas lieu, c'est qu'il y a beaucoup d'anémie et il faut prolonger l'affusion. La seconde condition est de rétablir la circulation[5]. »

L'ensemble de ces passages nous renseigne suffisamment sur la technique, l'effet et l'étendue de la dorsale. Nous devons ajouter que l'irritation produite par le froid intéresse les ganglions du nerf sympathique à droite et à gauche de la colonne vertébrale. Il en résulte une sorte

1. *Calendrier Kneipp*, 1893, 100.
2. *Vivez ainsi*, 352.
3. *Calendrier Kneipp*, 1893, 100.
4. *Ibid.*, 100.
5. *Conférences publiques*, III, 14.

de dyspnée qui peut aller jusqu'au spasme respiratoire complet.

Au surplus, cette application compte parmi les plus fortes de l'hydrothérapie Kneipp. Les neurasthéniques s'en trouvent souvent fort mal, au lieu que les personnes malades du poumon l'aiment et la supportent très bien.

L'affusion supérieure. — C'est la plus caractéristique des affusions Kneipp. Le corps est penché en avant, les bras sont étendus, les mains appuyées sur un récipient destiné à recueillir l'eau qui s'écoule. Telle est la position que prend la personne qui va recevoir la douche, après avoir au préalable dépouillé de ses vêtements la partie supérieure de son corps. Puis : « Le premier arrosoir se répand, en partant du bras et de l'épaule à droite, sur tout le dos jusqu'aux mêmes parties à gauche. Il sert en première ligne à humecter l'endroit qui va être irrigué. Le second et le troisième s'appliquent principalement sur le plexus nerveux du grand sympathique des deux côtés de la septième vertèbre cervicale, puis sur le dos entier et l'épine dorsale, en terminant toujours à l'un des bras. Toute la partie à doucher doit être arrosée trois ou quatre fois d'une manière égale, l'eau s'écoulant sur la poitrine dans le bassin... Il faut, autant que possible, ménager la tête, mais, par contre, bien mouiller la nuque. Si les cheveux sont longs, je n'entame pas du tout la tête; quand, au contraire, ils sont courts, je les humecte un peu et doucement. Pour les personnes nerveuses, il faut prendre garde de n'irriguer ni trop fort ni trop longtemps la colonne vertébrale, en tout ou en partie[1]. »

1. *Ma cure d'eau*, 86.

« L'affusion supérieure peut être donnée soit avec l'arrosoir, soit avec le tube; c'est tout un. Je préfère cependant le premier, parce que, selon le degré d'inclinaison qu'on lui donne, on peut précipiter ou ralentir la chute de l'eau[1]. »

« Aux personnes débiles, le contenu d'un seul de ces instruments suffit pour une application. Aux commençants, on en donne un ou deux; à ceux qui sont plus avancés, deux ou trois; aux hommes sains et vigoureux, cinq ou six arrosoirs. Dans aucun cas et malgré tout le bien-être qu'on éprouve, il ne faut excéder la mesure[2]. »

On trouve également, dans un autre passage, le même avertissement[3].

Il y a eu quelques discussions pour savoir si l'on devait entreprendre l'affusion par la droite ou la gauche. Kneipp lui-même dit à plusieurs reprises que cela n'a pas d'importance : « La surface à arroser va du cou jusqu'au-dessous des côtes. Peu importe que l'on commence à droite ou à gauche. Il faut choisir un point d'où l'eau puisse couler d'une manière très égale et simultanément sur les parties susdites, comme si une nappe d'huile existait sur le dos[4]. »

Dans la première édition de *Ma cure d'eau*, on rencontre cette prescription : « D'ailleurs cette affusion se donne en même temps que celle des genoux, et on commence par la première. Puis, le haut du corps étant rhabillé, on prend la seconde[5]. »

Plus tard, il fit cette restriction : « Mais il n'est pas

1. *Mon testament*, 70.
2. *Ma cure d'eau*, 87.
3. *Mon testament*, 70; *Calendrier Kneipp*, 1893, 99.
4. *Calendrier Kneipp*, 1893, 98 et suiv.
5. *Ma cure d'eau*. I, édit. 86.

absolument nécessaire, je le répète encore une fois, que l'affusion supérieure soit suivie de celle des genoux[1]. »

En ce qui concerne les effets de la première, voici ce qu'il dit : « Elle augmente par conséquent la température du corps, et c'est là son meilleur effet[2]. »

« Plus l'eau coule d'une façon uniforme sur les parties arrosées, mieux on la supportera, et le calorique reviendra d'autant plus vite et plus régulièrement[3]. »

« Cette affusion développe bien davantage la chaleur physique. On acquiert plus de force de résistance, on se rit de l'organisme qui vous fait la guerre. Cette application agit d'une manière spéciale sur les parties supérieures du corps[4]. »

« Elle influence également d'une façon très favorable les organes vocaux[5]. »

Dans certains cas les malades se plaignent d'éprouver ensuite des douleurs de tête. Kneipp donne à ce propos l'explication que voici : « Mais faites bien attention de ne pas mouiller les cheveux, surtout chez les personnes qui les portent longs. Vous verriez des gens venir vous dire : « Cette application m'a donné « un affreux mal de tête. Ah! quelle douleur! » Cela vient de ce qu'on a fait remonter trop haut l'arrosoir. Les cheveux ont été mouillés, l'eau y est restée, et le froid étant survenu, on a eu un rhumatisme. Tout cela est mauvais. Il faut s'arrêter à la naissance du cou[6]. »

Bien des personnes se plaignent de ne pouvoir se réchauffer suffisamment après cette affusion. Ce défaut

1. *Ibid.*, 62, édit. 87.
2. *Conférences publiques*, III, 8.
3. *Ma cure d'eau*, 87.
4. *Conférences publiques*, III, 9.
5. *Ibid.*, 10.
6. *Conférences publiques*, I, 175; III, 11.

est dû soit au manque d'uniformité dans l'application, soit à ce que le patient réagit trop peu : « Il y a des gens, notamment les obèses ou prédisposés à l'embonpoint exagéré, chez qui la réaction se fait attendre longtemps. On reconnaît cette circonstance à la peau, qui reste blanche, incolore, comme avant l'affusion, et que ne rougit pas le sang réveillé, stimulé, affluant vers les parties douchées. Je remédie à cette anomalie par le moyen suivant : après l'épanchement du premier arrosoir, je lotionne un peu de la main le dos mouillé, et par ce léger frictionnement, je stimule la peau. Après le troisième ou le quatrième de ces instruments, la réaction existe dans son plein, du moins en règle générale[1]. »

Quant à la valeur de cette application, Kneipp dit qu'elle surpasse en force la lotion supérieure. Les malades doivent prendre celle-ci jusqu'à ce qu'ils soient mûrs pour l'autre[2]. « Une affusion supérieure faible n'est guère plus forte qu'une ablution totale[3]. »

Il nous reste à dire que le procédé dont nous nous occupons ne doit pas être employé dès le début du traitement pour les personnes ayant les poumons ou le cœur faibles. C'est quand le malade sera suffisamment habitué à l'irritation que produit le froid. quand la circulation du sang aura été améliorée qu'on pourra donner avantageusement l'affusion supérieure, faible pour commencer. Vu son action immédiate sur le poumon, elle intéresse directement ces patients. Mais ses indications sont très variées.

L'affusion totale. — « Ce qu'est le manteau par rapport aux autres parties de l'habillement, la totale l'est à l'égard

1. *Ma cure d'eau*, 87.
2. *Conférences publiques*, III, 9.
3. *Mon testament*, 70.

des diverses affusions. Avant de la prendre, on doit avoir pratiqué longtemps celle des genoux, celle des cuisses, la supérieure, la dorsale et le demi-bain. Par conséquent, elle n'est qu'une extension des autres, et, à fort peu d'exception près, les malades demandent régulièrement à continuer lorsqu'ils en ont une fois goûté. C'est bien clair : quand toutes les parties du corps sont déjà endurcies, l'affusion totale arrose le corps entier, pour le plus grand bien du patient[1]. »

« On commence en arrière, par les pieds, en remontant le long des cuisses et du dos jusqu'aux épaules, de façon que par-dessus celles-ci l'eau coule aussi également que possible sur les deux faces du corps. On peut aussi mouiller d'abord de haut en bas toute la partie postérieure, en partant des omoplates, puis, lorsqu'on a fini, on passe en avant. Il est tout à fait indifférent d'opérer avec un arrosoir ou un tuyau ; le principal est de verser très également. On peut encore, par derrière, irriguer tout de suite les épaules, de façon que, des deux côtés, le liquide coule régulièrement de haut en bas[2]. »

« Il se produit dans tout le corps cette sensation que j'ai décrite et que l'on éprouve aux pieds lorsqu'on se tient debout dans l'eau. Ainsi l'organisme entier se réchauffe quand l'affusion a été bien donnée[3]. »

L'exposé de la technique de cette application administrée avec le seau ne manque pas d'intérêt : « Très souvent j'ai procédé d'une manière différente. Le patient s'agenouille dans une baignoire et se penche un peu en avant. Il reçoit d'abord une légère affusion totale, puis

1. *Ibid*, 77.
2. *Ibid.*
3. *Conférences publiques*, I, 176.

par là-dessus je verse avec le seau plusieurs ondées torrentielles sur tout le corps[1]. »

« Mais s'il faut toujours employer cette application avec ménagement chez les personnes bien portantes ou guéries, combien plus chez les malades[2] ! »

Aux enfants, elle se donne d'une façon plus simple encore : « Pour eux, on s'en sert très souvent. En ce cas, on arrose seulement de bas en haut toute la face dorsale; on s'arrête à l'épaule, de telle sorte que l'eau coule sur tout le corps. Ensuite on irrigue aussi tout particulièrement le devant. D'ordinaire, on prend pour commencer un arrosoir plein pour toute l'opération ; plus tard, on peut en employer deux, un pour chaque côté[3]. »

Voici une technique qui n'est plus usitée : « Le patient, revêtu d'un caleçon ou d'une chemise, s'assied sur une planchette dans une baignoire ou une large cuve de bois ou de zinc... L'affusion s'effectue par devant et par derrière à la dose d'environ quatre arrosoirs d'eau. Le premier humecte le corps tout entier; les autres sont employés à irriguer davantage certaines parties, notamment la moelle épinière et les plexus nerveux principaux, c'est-à-dire la nuque et ses deux côtés[4]. »

Une autre combinaison qui constitue une application très forte, est la suivante : « La chemise qui a été mouillée par l'affusion est promptement tordue un peu, de manière que le liquide n'en dégoutte plus, et est employée alors en guise de maillot pendant une heure ou une heure et demie[5]. »

Voici comment Kneipp indique qu'on peut se donner

1. *Mon testament*, 78.
2. *Ibid*, 79.
3. *Ibid.*, 79 et suiv.
4. *Ma cure d'eau*, 84.
5. *Ibid.*, 85.

soi-même cette totale : « Je prenais un arrosoir plein, je l'élevais en l'air avec les deux mains et m'épanchais l'eau sur la poitrine par le tuyau ou par l'ouverture, de manière qu'elle coulât tout à fait régulièrement sur le devant du corps. Puis, je penchais la tête et me versais un nouvel arrosoir sur la nuque et tout le dos, ensuite sur une épaule, enfin sur l'autre; j'usais en tout quatre instruments, et plus d'une fois j'en ajoutai un cinquième[1]. »

« Dans cette application, d'ordinaire on n'irrigue pas la tête[2]. »

En ce qui touche la quantité d'eau à employer, Kneipp dit ceci : « J'ai déjà pris six et jusqu'à huit arrosoirs. A maintes personnes qui y trouvaient grand plaisir, j'en ai donné dix et douze[3]. »

Il est incontestable que bien qu'elle embrasse le corps entier, l'affusion totale est pour beaucoup de malades plus légère que la dorsale par exemple. Ce fait intéresse surtout diverses catégories de neurasthéniques. Kneipp déclare lui-même : « Cette application est moins forte et meilleure que celle du dos, parce que celle-ci provoque une réaction inégale[4]. »

L'affusion de la poitrine. — « Le patient lève un bras en l'air et reste penché, comme dans l'affusion supérieure, de façon que l'eau arrive aisément par côté sur la poitrine. Un grand nombre de ceux auxquels j'avais ordonné cette application, s'étendaient sur une planche, la poitrine en l'air, et se faisaient ainsi arroser vigoureusement[5]. »

1. *Mon testament*, 79.
2. *Ibid.*, 80.
3. *Conférences publiques*, I, 176.
4. *Ibid.*
5. *Mon testament*, 68.

« Elle a plus de trois ou quatre fois l'efficacité de la lotion[1]. »

« On peut employer d'un à trois arrosoirs pleins[2]. »

L'affusion des bras. — C'est encore là une de ces applications qui n'ont été adoptées que plus tard par Kneipp. Elle n'est pas mentionnée dans la première édition de *Ma cure d'eau*, mais seulement dans une des suivantes. La technique est simple : « Elle commence à l'extrémité des mains et remonte jusque vers les aisselles. On n'irrigue jamais un bras tout seul. Il suffit d'un arrosoir de 15 litres pour chacun de ces membres[3]. »

« Si vous avez une fontaine jaillissante et que vous teniez, pendant une minute, les deux bras sous le jet d'eau, je ne vous ferai certes pas le reproche d'avoir pris une affusion défectueuse[4]. »

Dans un autre passage, il est dit : « Surtout lorsqu'on remonte jusqu'au haut du bras, l'affusion peut durer une minute[5]. »

Il a naturellement en vue ici l'application administrée au moyen du tube en caoutchouc.

L'affusion de la tête. — Elle n'est également indiquée que dans les dernières éditions de *Ma cure d'eau*. Voici comment elle se donne : « On commence par verser l'eau du côté droit ou gauche, ou derrière l'oreille, pour arriver au milieu de la tête. Ici, comme toujours, le liquide doit couler d'une façon tout à fait égale. Un arrosoir suffit ordinairement ; avec une personne forte

1. *Ibid.*
2. *Ibid.*, 69.
3. *Ma cure d'eau*, 88.
4. *Ibid.*, 89.
5. *Mon testament*, 69.

et robuste, on peut de temps en temps aller jusqu'à deux[1]. »

« Il n'est pas superflu de faire remarquer qu'après l'opération il faut soigneusement essuyer le cuir chevelu[2]. »

Et dans un autre passage : « Prenez garde à ce que le jet, s'il s'agit de personnes faibles, sensibles au contact de l'eau, ne demeure fixé au même endroit pendant la durée de l'application[3]. »

« Si l'on prenait cette affusion chaque fois qu'on s'en fait donner une supérieure, d'un côté, on attirerait trop le sang à la tête ; de l'autre, en se mouillant si souvent les cheveux, on s'exposerait à contracter vers cette partie du corps diverses maladies, comme des douleurs, un rhumatisme, des crampes, etc. Après un grand nombre d'essais, j'ai trouvé que le mieux était de ne faire que rarement des applications d'eau sur cette région[4]. »

L'affusion de la face. — « Elle consiste simplement à arroser toute la figure de la même manière qu'on fait pour toute la tête. Elle s'emploie généralement contre les ulcères, le lupus et autres lésions analogues de la face. La meilleure façon de tenir la tête est celle qui permet au visage d'être irrigué sans que le reste du corps le soit[5]. »

L'affusion des yeux. — « On se penche par côté et l'on douche directement les yeux. On n'a pas besoin de se déshabiller pour cela[6]. »

1. *Ibid.*, 66 et suiv.
2. *Ma cure d'eau*, 89.
3. *Calendrier Kneipp*, 1893, 102.
4. *Mon testament*, 67.
5. *Ibid.*, 67 et suiv.
6. *Conférences publiques*, III, 11.

« En particulier, les jeunes gens qui portent des lunettes devront prendre chaque jour une fois ou deux cette affusion. Peu importe que l'organe visuel soit tout grand ouvert[1]. »

« Mais gardez-vous d'employer un jet trop fort et de faire durer la douche plus d'une seconde. Mieux vaut interrompre ou passer d'un œil à l'autre à trois ou quatre reprises[2]. »

L'affusion des oreilles. — Elle sert spécialement au traitement des oreilles. « Le patient incline la tête comme dans l'affusion supérieure, et on lui verse de l'eau avec un arrosoir sur un côté de la tête autour de l'organe auditif; on irrigue ensuite l'autre côté de la même manière. On ne douche pas l'intérieur de l'oreille, mais s'il y entre de l'eau, cela ne fait rien. Lorsque le malade n'a pas trop de cheveux, on joint à cette affusion celle de la tête; l'application est d'autant plus efficace. Mais il faut bien essuyer toute cette partie du corps afin qu'elle sèche au plus vite et que les cheveux ne restent humides que très peu de temps. On peut employer jusqu'à deux arrosoirs de jardin pleins. Après, il faut couvrir les régions mouillées jusqu'à ce qu'elles soient parfaitement sèches[3]. »

« Son action ne se borne pas à l'ouïe, elle s'étend à toutes les parties de la tête, surtout lorsqu'il y existe des stases sanguines[4]. »

La douche fulgurante. — Elle est absolument différente des affusions Kneipp. Elle est connue depuis longtemps sous le nom de « douche mobile », surtout

1. *Ibid.*
2. *Calendrier Kneipp*, 1893, 102.
3. *Mon testament*, 68; *Conférences publiques*, III, 11 et suiv.
4. *Mon testament*, 68.

dans l'hydrothérapie française. Dans notre système, le jet est plus mince ; mais la technique est la même et la durée peu différente.

Dans les premiers temps de sa carrière, Kneipp n'a pas connu cette application, ou du moins il s'en est fort peu servi. Il n'en est pas dit un mot dans *Ma cure d'eau.*

C'est un récit original que celui de la première fulgurante administrée par Kneipp en personne. Il est dû au propriétaire de bains Geromiller, qui a construit le plus ancien petit établissement près de la vieille Promenade à Wœrishofen. Il avait fait installer spécialement dans ce but une conduite d'eau, ce qui constituait naturellement un progrès considérable. Afin de pouvoir mieux nettoyer la salle, Geromiller avait placé dans un coin un morceau de tube en caoutchouc avec une petite embouchure métallique effilée. Kneipp entre et veut se mettre à donner ses applications. Il prend en main ce tuyau sans y faire attention, puis il douche la première personne qui se présente déshabillée. Cette fulgurante plut tellement à celui qui la reçut et à celui qui l'administra, que les jours suivants beaucoup de baigneurs vinrent essayer le nouveau procédé.

Voici comment notre auteur lui-même en expose l'origine : « Au commencement j'ai pris une seringue de jardin. Mais son action était trop violente. Elle m'a donné des succès. Néanmoins je pensais toujours qu'elle fatiguait trop. Sans doute il est excellent de calmer et d'apaiser en donnant des applications. Cependant il ne faut pas enlever les forces. J'avais souvent administré des douches fulgurantes à l'occasion ; mais je n'avais jamais d'eau à la pression nécessaire[1]. »

1. *Conférences publiques*, III, 15.

Ce n'est que dans *Mon testament* qu'on trouve pour la première fois exposée convenablement la technique telle que l'a pratiquée Kneipp et comme il veut qu'on la fasse. Il dit : « Pour bien opérer, on commence par les pieds, du côté du dos ; on monte lentement le long de celui-ci ; et, pour finir, on l'arrose tout entier aussi également que possible. On agit de même sur le devant du corps, et habituellement une chaleur croissante se développe rapidement pendant l'opération même. Le malade se sent soulagé d'une manière si frappante qu'il dit : « Il me semble renaître[1]. »

« Le tuyau peut être éloigné de trois à cinq mètres du patient, selon que la pression est forte ou faible. L'application durera de trois à huit minutes. Tout d'abord, ce jet fulgurant aigu fouette violemment ; puis on le varie, en comprimant avec le doigt l'ouverture, de manière qu'il tombe divisé sur la peau en pluie rapide, comme lorsque, pendant un orage, l'ondée fouette les vitres. Le calibre du tube doit au plus être assez grand pour qu'on puisse y faire entrer un crayon mince. Le jet ne doit pas non plus être trop violent ; car il faut traiter la nature avec autant de ménagements qu'il est possible[2]. »

On peut comparer la douche fulgurante selon le système Kneipp à une sorte de massage à l'eau froide. Car la colonne d'eau mobile d'une pression de 1 1/2 à 2 atmosphères et d'un diamètre de trois millimètres produit un tapotement excellent.

« L'allopathie a introduit le massage. J'y suis en principe opposé... Au lieu de cela je puis recommander en

1. *Mon testament*, 81 et suiv.
2. *Ibid.*, 82.

toute sûreté de conscience la douche fulgurante ; non seulement elle le remplace, mais elle a des effets bien supérieurs. Elle est comme un marteau qui frappe et ébranle le corps entier, et tout ce qui ne tient pas solidement, elle le résoud et l'élimine[1]. »

« Elle n'est pas trop violente »... mais « chacune de ses gouttes vient se fixer solidement. Là où elle atteint, elle frappe, et si cette flagellation porte sur le corps entier, il se produit des picotements partout[2]. »

« Cette douche eut sur lui le même effet que le pic des maçons sur le mur pourri de mon église[3]. »

La fulgurante a des usages très variés. On ne s'en sert jamais au début du traitement, mais seulement lorsque le corps a été préparé par d'autres applications, qu'il s'est habitué à l'eau froide, et que la circulation du sang s'est améliorée. On peut alors l'administrer avec succès dans toutes sortes de cas.

« Ainsi elle n'est bonne que pour ceux qui ont déjà pris d'autres applications et chez qui la circulation est déjà régulière[4]. »

Kneipp était très partisan de son emploi dans la cure d'amaigrissement.

« Pour quiconque voudra purger son hypothèque, je ne connais pas de moyen meilleur et plus sûr que de faire connaissance amicale avec les douches fulgurantes. Cela vaut mieux que toute autre tentative d'un effet douteux... On a peine à croire que l'eau ait cette puissance. Hier une personne m'a déclaré avoir perdu par ce moyen 35 livres de poids en moins de trois mois, ce

1. *Ibid.*, 83.
2. *Conférences publiques*, III, 15.
3. *Mon testament*, 81.
4. *Conférences publiques*, III, 16.

qui ne l'empêchait pas de manger tout autant, au contraire[1]. »

Chose très intéressante, Kneipp a prouvé qu'on peut en user avec succès même dans les affections cardiaques.

« Comme rien de bon ne se fait dans le monde qui ne soit plus ou moins en butte aux attaques des uns et des autres, l'action de la fulgurante a été critiquée à tort, et on l'a déclarée dangereuse pour ceux qui ont une maladie du cœur. Oui, nos médecins eux-mêmes hésitaient à la qualifier de bonne, parce qu'ils craignaient qu'elle soit funeste dans ce cas. Je soutenais constamment le contraire, à condition toutefois que la douche fût bien appliquée. Mais quand l'homme ne croit pas une chose, qu'il porte le nom de Thomas ou le titre de docteur, il ne veut pas admettre qu'elle soit vraie. De nombreux essais furent faits. On compta les pulsations d'un malade avant la fulgurante, au milieu, puis à la fin de celle-ci. Qu'on écoute et qu'on s'étonne : cette torture, comme on avait bien des fois nommé cette application, donna des résultats tout en ma faveur et d'une manière qui convainquit entièrement les praticiens incrédules.

« Ainsi, un jeune prêtre, auquel on n'avait donné aucune fonction, parce qu'il était atteint d'une affection du cœur (insuffisance mitrale), avait le premier jour 108 pulsations avant la douche ; après celle-ci, ce nombre s'était abaissé à 80. Les médecins pensèrent qu'on pouvait avoir fait erreur et ne voulurent toujours pas se rendre ; le malade reçut encore le lendemain la même application. Avant elle, le pouls avait 120 pulsations à la minute, et après, seulement 88. Le patient se

1. *Ibid.*, II, 252 et suiv.

sentait extraordinairement en bon état et calme, et disait : « Il ne me manque absolument rien ; depuis des années je ne me suis pas trouvé aussi bien et si à mon aise[1]. »

Je puis témoigner de l'exactitude de cet exposé. J'ai assisté moi-même à la première expérience, et je l'ai répétée à de nombreuses reprises dans la suite.

8. — LES PLANTES ET AUTRES REMÈDES.

« J'ai réfléchi longtemps avant de me décider à joindre à mon *Traité d'hydrothérapie* cette pharmacie, c'est-à-dire ce recueil de moyens curatifs agissant de concert avec l'eau, qui suffit à elle seule pour guérir. C'est peut-être éveiller un doute sur sa vertu thérapeutique.

Mais n'y a-t-il pas des malades qu'une peur invincible de l'eau détourne de la cure qui s'impose, surtout si elle doit être de longue durée ? J'ai voulu faciliter à ces personnes le traitement hydrothérapique, c'est-à-dire le réduire, le simplifier, en rendre l'usage moins long. Voilà pourquoi je joins l'usage interne des médicaments à l'application externe de l'eau. L'action simultanée des deux sera d'autant plus efficace[2]. »

C'est de cette façon que Kneipp introduit sa pharmacie dans sa méthode. Elle consiste en plantes diverses qu'il emploie sous forme de sucs frais exprimés[3], de tisanes[4], de poudres[5], de teintures[6], et de cata-

1. *Mon testament*, 84.
2. *Ma cure d'eau*, 112. Comparez : *Conférences publiques*, II, 83 ; III, 67 et suiv.
3 *Conférences publiques*, III, 138.
4. *Ma cure d'eau*, 115 et suiv. ; *Mon testament*, 299 et suiv. ; *Codicille*, 351 et suiv.
5. *Ma cure d'eau*, 116 et suiv. ; *Mon testament*, 300 et suiv. ; *Codicille*, 359.
6. *Ma cure d'eau*, 113 ; *Mon testament*, 301 ; *Codicille*, 359.

plasmes [1], puis de substances dont il additionne les applications d'eau chaude [2]. Enfin, il y a plusieurs autres remèdes populaires.

On peut contester la valeur de l'administration des végétaux par la voie interne dans un but thérapeutique. En tout cas, il est certain que ce procédé a l'avantage de n'être pas nuisible et d'exclure autant que possible l'usage de médicaments trop forts. Une tasse de tisane de fleurs de tilleul agit souvent bien davantage qu'un gramme d'antipyrine et est mieux supportée par l'organisme. C'est un fait que tout médecin expérimenté nous accordera volontiers.

En ce qui concerne les autres remèdes employés par Kneipp, le vinaigre a été souvent déjà l'objet d'études de la part des médecins. Il a incontestablement une grande valeur pour le traitement des maladies. Kneipp se sert des cendres et du sel pour les bains de pieds destinés à produire une élimination [3]. L'huile employée de diverses façons a attiré particulièrement son attention [4]. De même, il a pris le miel en grande considération ; car il le recommande pour la préparation d'une eau ophtalmique [5], d'un gargarisme [6], et de l'hydromel [7]. En outre, il use de cette substance additionnée ou non d'autres produits, pour en faire un onguent destiné aux yeux [8]. Il la prescrit comme Hippocrate mélangée d'eau pour servir

1. *Conférences publiques*, III, 136; *Mon testament*, 126.
2. *Mon testament*, 55.
3. *Ma cure d'eau*, 39.
4. *Ibid.*, 142, 353; *Conférences publiques*, I, 98, 103, 109; III, 196, 245, 272; IV, 18, 35 et suiv., 262.
5. *Ma cure d'eau*, 135; *Mon testament*, 130.
6. *Ma cure d'eau*, 135.
7. *Ibid.*, 135.
8. *Mon testament*, 130 et suiv.

de boisson aux fiévreux[1], et emploie un composé de miel, d'aloès et d'eau, en guise de purgatif[2]. Il prépare avec du blanc d'œuf, de l'huile et de la crème une mixture qu'il applique sur les brûlures[3]. Il utilise le fromage blanc comme aliment et comme remède destiné à abaisser la température, surtout dans les affections inflammatoires des poumons, de la plèvre, etc.[4]. Il fait faire des frictions avec la graisse de bœuf et de porc, qu'il emploie aussi en onguents[5]. Il recommande un vieux remède populaire, la graisse de renard, pour guérir les hernies[6]. On aura peine à croire à l'action un peu problématique de cette substance. Mais n'en rions pas; car on ne sait point si, avec le temps, l'organothérapie tant florissante aujourd'hui ne découvrira pas quelque chose d'analogue Kneipp lui aussi use de cette médication. Ne donne-t-il pas des préparations d'os sous forme de poudre blanche, grise ou noire[7], pour fortifier le squelette chez les enfants? Il fait prendre de la résine aux personnes faibles de la poitrine[8]. Il emploie la terre glaise sous diverses formes, en poudre, en eau, en emplâtres, etc., dans les inflammations, les contusions et autres états analogues[9]. Il se sert parfois de jus de choucroute en cataplasmes et à l'intérieur[10]. Qu'on en pense ce qu'on voudra, en tous cas l'action de ces remèdes est la même que celle de l'argile au vinaigre. Kneipp rejette absolu-

1. *Ma cure d'eau*, 134.
2. *Mon testament*, 180 et suiv.
3. *Conférences publiques*, III, 189.
4. *Vivez ainsi*, 171; *Conférences publiques*, I, 109; III, 248, 272; IV, 194.
5. *Codicille*, 224.
6. *Ma cure d'eau*, 195 et suiv. Comparez : *Codicille*, 189.
7. *Ma cure d'eau*, 138; *Soins à donner aux enfants*, 58, 110, 170.
8. *Ma cure d'eau*, 130 et suiv.
9. *Codicille*, 217, 263, 347 et suiv.; *Conférences publiques*, II, 99.
10. *Ma cure d'eau*, 225, 287, 353; *Mon testament*, 244.

ment l'huile de foie de morue en ces termes : « Pour ma part, je n'en fais aucun usage. Car elle n'est pas, à mon avis, un médicament, et je crains la mauvaise comme aliment. Voilà pourquoi je prescris, à sa place, des choses qui la remplacent avantageusement et qui produisent réellement ce qu'elle est censée faire[1]. » Kneipp a réservé une place dans sa pharmacie à l'aloès[2]. Remarquons qu'à ce purgatif violent il eût pu substituer des plantes de nos pays.

Kneipp déconseille en général la saignée, dont il dit : « Toute soustraction de sang abrège la vie, puisque c'est en lui que réside celle-ci[3]. » Mais il l'admet en des circonstances rares : « J'accorde volontiers qu'il peut y avoir des cas exceptionnels où, à défaut d'autres moyens à effet immédiat, elle écarte un danger momentané[4]. »

L'huile malfaisante ou excrétive, dont on a tant parlé[5], n'est autre chose qu'un mélange d'huile de croton et d'olive. Il est possible que Kneipp ait été engagé à employer ce remède par la connaissance de ce qu'on appelle le Baunscheidtisme[6]. C'est un procédé dans lequel on lance sur la peau une série d'aiguilles parallèles. Les petites blessures ainsi produites sont ensuite frottées d'huile de croton, ce qui provoque une irritation de la peau favorisant l'élimination.

Kneipp a rejeté entièrement les remèdes secrets. Il dit à ce propos : « Il est une chose que je déteste du plus profond de mon âme, c'est la médecine occulte, le trafic

1. *Ma cure d'eau*, 141.
2. *Ibid.*, 118.
3. *Ibid.* 37.
4. *Ibid.*, 38.
5. *Ibid.*, 122.
6. *Ibid.*, 348.

des remèdes que l'on donne comme des secrets de l'inventeur[1]. »

9 — RÉGIME.

Le régime que conseille Kneipp est celui de la famille simple et honnête[2]. Sous ce rapport, ses prescriptions ne s'écartent guère de ce qu'on désigne tout bonnement sous le nom de manière de vivre naturelle, c'est-à-dire intelligente. Avant tout, il se prononce pour une alimentation et une boisson simples, comme de juste.

« Une nourriture ordinaire, sèche, simple, fortifiante, sans recherche et peu épicée, et une boisson non frelatée, celle que le bon Dieu fait jaillir de toutes les sources, voilà ce qui, pris avec mesure, vaut le mieux pour le corps humain. Je ne suis pas un puritain, et j'accorde volontiers un verre de bière ou de vin, mais je suis loin d'y ajouter l'importance qu'on se plaît à y trouver généralement[3]. »

Dans un temps où l'on voit servir aux malades toutes sortes de mets artificiels et artificieux, pour exciter l'activité de l'estomac souffrant et épuisé, Kneipp vient nous démontrer par expérience que des aliments considérés comme des rebuts, peuvent constituer une bonne et saine nourriture pour les personnes en mauvaise santé.

Le fromage blanc ou mou, dont les paysans engraissent les porcs, arrive sur la table du riche.

« On ne peut donc assez recommander cet aliment aux jeunes et aux vieux, et il est à déplorer que les

1. *Ibid.*, 111.
2. *Vivez ainsi*, 85; *Soins à donner aux enfants*, 12; *Conférences publiques*, III, 34.
3. *Ma cure d'eau*, 10: *Calendrier Kneipp*, 1896, 49 et suiv.

adolescents n'en fassent plus un usage fréquent. Les anémiques surtout devraient en prendre beaucoup[1]. »

Les rognures de pain donnent un potage estimé à bon droit, la « soupe des mendiants[2] » devient un mets moderne, la bouillie de gruau d'avoine[3] s'emploie dans les catarrhes de l'estomac et des intestins. Bien plus, elle reparaît régulièrement sur la table de famille. Kneipp fournit des indications pratiques pour faire des potages nourrissants et à bon marché avec les espèces de blé les plus communes.

« Je veux recommander particulièrement à ces malades la soupe fortifiante, celle de blé, et tous les plats que l'on peut faire avec ce grain cuit. Voici comment

1. *Vivez ainsi*, 172 et suiv.; *Ibid.*, 172 : « Jadis, les enfants des riches recevaient de leurs parents des tartines de beurre, tandis que ceux des pauvres se contentaient d'une tranche de pain bis recouvert de fromage à la pie, et ils le savouraient avec délices. Cette nourriture, de facile digestion et riche en substances alimentaires, les faisait prospérer à vue d'œil. Ils étaient donc, sous ce rapport, mieux partagés que les enfants des riches, parce que le beurre ne renferme pas d'azote, tandis que le fromage blanc en contient beaucoup. Ces tartines conviennent aussi très bien aux hommes qui travaillent péniblement, ainsi qu'aux personnes âgées, vu qu'elle se mâche bien, se digère bien, nourrit bien..... Pour rendre le fromage en pot bien appétissant, on l'agite fortement et on y mêle un peu de bon lait, une pincée de sel et quelques graines de cumin ou de fenouil..... Voici comment il se prépare : On laisse reposer le lait frais pendant un jour ou deux. Il s'épaissit alors, et la crème monte à la surface. On enlève alors celle-ci et on verse le lait dans un pot de terre ou un vase de fer-blanc, qu'on place à un endroit chaud, près du fourneau. On le laisse là jusqu'à ce qu'il soit caillé et que le petit-lait s'en soit séparé. On enlève alors la masse consistante et on la place dans un tamis en terre pour l'égoutter complètement. On a alors ce qui s'appelle fromage en pot ou fromage blanc. Si on veut l'employer comme aliment, il est bon de le mélanger avec du lait frais et de la crème. »

2. *Soins à donner aux enfants*, 194; *Conférences publiques*, I. 258; *Dernières conférences*, 1896, VII, 45 et suiv.; *Calendrier Kneipp*, 1896, 47.

3. *Soins à donner aux enfants*, 63; *Mon testament*, 261 : *Vivez ainsi* 67, 85.

on prépare la seconde : on fait sécher du froment, du seigle, du blé, de l'épeautre, de façon qu'ils soient aussi durs que possible, sans cependant être torréfiés. On les moud avec un moulin à café ou tout autre, puis on les fait cuire dans du bouillon, de l'eau, ou mieux, dans du lait. La bouillie d'avoine et celle d'orge sont des mets sans rivaux pour les malades; car ces grains contiennent beaucoup de substance nutritive et sont faciles à digérer. La soupe de pain, bien cuite, en particulier la noire, n'est à recommander que si l'on n'emploie pas trop de vinaigre pour la faire cuire[1]. »

Il rejette les épices des pays chauds[2] pour les remplacer par des épices et des herbes indigènes, auxquelles il restitue le droit de cité qu'elles avaient pour ainsi dire perdu[3].

Le pain fin, fait avec une farine aussi blanche que neige, est très mal vu par Kneipp, qui le rejette complètement en ces termes : « Quel produit les boulangers ne font-ils pas aujourd'hui en comparaison avec celui d'autrefois ! Ils préparent tout à la farine artificielle. Il n'est plus question d'un pain fortifiant et sain. Celui qu'on nous fournit est si petit et si léger qu'il faut bien faire attention qu'il ne s'envole pas[4]. »

Il conseille de faire cuire la farine avec le son[5], et l'expérience nous apprend que cette manière de voir est juste.

Il est impitoyable dans sa lutte contre les stimulants.

1. *Mon testament*, 260 et suiv. Comparez : *Vivez ainsi*, 85; *Conférences publiques*, I, 258; III, 323.

2. *Soins à donner aux enfants*, 12, 64; *Vivez ainsi*, 89 et suiv., 92 *Codicille*, 33.

3. *Conférences publiques*, I, 66, 267 et suiv.; *Calendrier Kneipp*, 1896, 74 et suiv.

4. *Codicille*, 11.

5. *Ibid.*, 10, 29.

Le café, le thé et jusqu'à un certain point aussi le cacao[1] et les sucreries[2] doivent cesser d'être dans l'usage journalier. Il déclare une guerre incessante à l'alcool et surtout à son abus[3]. Il émet cette opinion digne d'être notée : « Si l'ouvrier achetait du pain avec l'argent qui lui sert à se procurer de la bière, il serait bien mieux nourri[4]. »

Il traite d'une façon toute nouvelle la question de l'eau prise en boisson dans un but curatif. Bien que les hydrothérapeutes fussent revenus des excès insensés des âges précédents, cependant on croyait toujours que ce liquide absorbé abondamment avait une action favorable au cours du traitement. Kneipp tout au contraire pose en principe qu'il faut boire peu, seulement quand on a soif, et ne pas le faire aux repas[5].

C'est encore une prescription aussi originale qu'efficace que celle de prendre d'heure en heure une cuillerée à soupe d'eau fraîche contre la constipation[6]. Tel est du reste le seul emploi de ce liquide comme remède interne[7].

La nourriture qu'il exige est destinée à endurcir, et les vêtements qu'il recommande sont faits pour concourir au même but[8]. Il rejette la laine comme linge de corps et préconise fortement la toile de lin :

1. *Soins à donner aux enfants*, 14 ; *Codicille*, 25.
2. *Codicille*, 10 et suiv.
3. *Ibid.*, 25 et suiv.
4. *Vivez ainsi*, 88, 91 ; *Conférences publiques*, II, 3.
5. *Ma cure d'eau*, 106 ; *Soins à donner aux enfants*, 15, 65 ; *Codicille*, 36 ; *Vivez ainsi*, 77 et suiv., 93 et suiv. ; *Conférences publiques*, I, 270, 273, et fréquemment ailleurs ; *Dernières conférences*, 1896, VII, 71.
6. *Mon testament*, 274 et suiv. ; *Conférences publiques*, I, 88 ; IV, 249.
7. On ne trouve en outre que des lavements aux plantes contre le cancer du rectum au début ; *Codicille*, 259. Puis il y a l'eau aspirée par le nez contre le catarrhe ; *Conférences publiques*, III, 242.
8. *Vivez ainsi*, 10, 24.

« En outre, je suis contre les habits de laine en contact immédiat avec la peau ; j'aime bien mieux la toile sèche et solide, durable et non affinée, de lin ou de chanvre[1]. »

Il met encore en garde contre l'habillement excessif ou mal proportionné. En cela, il a parfaitement raison[2]. Il attaque le corset avec une ardeur infatigable, avec colère et sarcasme[3]. La grande estime qu'il a pour la marche nu-pieds est caractéristique[4]. Il préconise enfin pour tous la nécessité du travail corporel[5].

Il prononce avec chaleur le mot d'endurcissement en son sens propre. Car il pense que la mollesse de la vie moderne est cause de bien des maladies[6]. Ses prescriptions d'hygiène familiale ont droit à notre reconnaissance. Car c'est à sa façon saisissante et populaire de présenter ses enseignements que nous devons de ne plus considérer comme nuisible de dormir la fenêtre ouverte. Dès longtemps avant lui, les médecins s'étaient évertués à le recommander. Nous lui sommes redevables d'avoir fait entrer dans les habitudes la marche nu-pieds, que beaucoup de monde considère maintenant comme naturelle et même nécessaire. Enfin, grâce à lui, l'homme de condition simple éprouve de temps en temps le besoin d'user de l'eau froide.

Si actuellement on a édifié dans les villes de grands établissements de bains, si l'on a fait participer aussi le

1. *Ma cure d'eau*, 10; *Vivez ainsi*, 17 et suiv.

2. *Vivez ainsi*, 10, 24 et suiv.; *Calendrier Kneipp*, 1891, 91.

3. *Mon testament*, 9 et suiv.; *Codicille*, 13 et suiv.; *Vivez ainsi*, 24.

4. *Ma cure d'eau*, 31 et suiv.; *Mon testament*, 25, 28, 30.; *Vivez ainsi*, 22, 24, 120.

5. *Vivez ainsi*, 29, 35 et suiv.; 112; *Codicille*, 13; *Dernières conférences*, 1896, VII, 93; *Calendrier Kneipp*, 1897, 74 et suiv.

6. *Mon testament*, 12.

quatrième état aux bienfaits de ceux-ci par les douches populaires, ce sont encore là, quoique d'une façon indirecte, des avantages dus à Kneipp. Car dans ces réformes il avait nettement en vue le peuple, dont la voix a engagé les classes dirigeantes à prendre souci plus qu'autrefois des besoins hygiéniques de l'homme d'une condition simple.

Il est bon de montrer que dans ses conseils pour le maintien de la santé notre auteur a consacré ses soins avec une prédilection particulière aux mères de famille et aux enfants [1]. Parmi ses préceptes généraux d'endurcissement, nous sommes frappés de voir l'avis que les demi-bains froids sont utiles aux femmes enceintes [2], et qu'il faut plonger les nouveau-nés dans l'eau à température basse [3].

Voici donc les traits distinctifs du régime Kneipp: 1° De précieux moyens d'endurcissement, et avant tout la marche nu-pieds. 2° Le grand cas qu'il fait d'une nourriture simple et mixte. Il va prendre des épices et des plantes indigènes pour l'alimentation, rejetant le café et le thé. 3° Il attaque le corset et les autres parties de l'habillement qui produisent une constriction. Il préconise l'usage de la toile de lin grossière comme linge de corps. 4° Il entre dans de vastes considérations sur les soins à donner aux enfants.

L'intérêt profond qui brille dans ses conseils d'hygiène, leur exécution facile et sans frais, les ont fait adopter aujourd hui à peu près dans toutes les maisons, en ville comme à la campagne, du moins en partie, et leur ont fait acquérir droit de cité.

1. *Vivez ainsi*, I; *Soins à donner aux enfants.*
2. *Soins à donner aux enfants*, 19.
3. *Ibid.*, 27 et suiv.

10. — CARACTÈRES PROPRES DE L'HYDROTHÉRAPIE KNEIPP.

Si l'on essaie de dégager ces caractères et si on les examine de près, on verra que Kneipp a réellement ouvert des voies nouvelles et qu'en dépit de toute opinion contraire il a fait plus d'une découverte originale en cette matière.

Parmi les prescriptions relatives à sa cure, il en est une qui nous paraît des plus importantes. C'est lorsqu'il avertit de ne pas user continuellement des mêmes applications avec une uniformité fatigante pendant des jours et des semaines de suite. Il veut, au contraire, qu'on les varie afin d'obtenir des effets différents et, par conséquent, plus forts, sur la circulation du sang et le système nerveux du malade.

« Pour que le traitement donne les meilleurs résultats, il faudra d'abord faire régner la plus grande harmonie entre les diverses applications particulières. S'il n'en est pas ainsi, si l'arrosoir s'acquitte mal de l'office dont il est chargé, l'effet sera indubitablement manqué. Cette légèreté entraîne souvent des suites funestes et des dommages difficiles à réparer[1]. »

Ce qui semble bizarre aux non-médecins et scandaleux aux hydropathes, c'est la recommandation donnée par Kneipp de ne pas s'essuyer après l'emploi de l'eau, règle qu'il a introduite officiellement en hydrothérapie. Mais écoutons ce qu'il en dit lui-même :

« Après une application froide, quelle qu'elle soit, il ne faut jamais essuyer le corps, excepté la tête et les mains, celles-ci pour ne pas mouiller les habits. On

1. *Calendrier Kneipp*, 1893, 98.

se recouvre immédiatement de la chemise sèche et des autres effets d'habillement pour se soustraire complètement et en toute hâte à l'air extérieur. Cette manière de procéder paraît singulière à beaucoup de personnes parce qu'elles s'imaginent qu'on reste mouillé toute la journée. Qu'elles fassent donc un essai, avant de porter leur jugement. Elles sentiront bientôt pourquoi l'on agit bien de cette façon. Essuyer, c'est frotter, ce qui ne peut se faire d'une manière égale sur tous les points; de là une chaleur inégale sur la surface cutanée et dans l'organisme, circonstance moins importante chez les personnes en bonne santé que chez celles qui sont malades et faibles. Ne pas s'essuyer, c'est amener rapidement un calorique naturel très régulier et uniforme[1]. »

Ces explications n'ont pas besoin de commentaires, car elles sont extrêmement claires dans leur simplicité. Kneipp, lui-même, a expérimenté ce procédé des milliers de fois dans sa pratique, et des centaines de médecins l'ont trouvé aussi bon qu'efficace.

En outre, il y a la réaction, à laquelle il attache une valeur particulière.

« De même qu'il faut avoir chaud avant le bain, si l'on veut obtenir un bon résultat, de même, après, on doit avoir soin de récupérer le calorique aussi vite que possible. C'est une des questions les plus importantes pour l'hydropathe[2]. »

« Par contre, j'ordonne strictement qu'après chaque application d'eau, on se donne du mouvement en se promenant ou en travaillant, jusqu'à ce que toutes les par-

1. *Ma cure d'eau*, 18 et suiv.
2. *Mon testament*, 21. Comparez : *Ibid.*, 17.

ties du corps soient complètement séchées et revenues à leur température normale[1]. »

« La première et la plus nécessaire des conditions est que le corps ait toute sa chaleur naturelle, c'est-à-dire qu'il ne doit y avoir ni froid ni frissons[2]. »

« Il ne faut jamais, quand on est sous l'impression du froid ou d'un frisson quelconque, employer l'eau à basse température[3]. » Ce précepte a également une importance particulière. Il va de soi qu'il n'est pas nouveau. Mais on l'a trop rarement fait ressortir assez.

Les procédés considérés jusqu'ici comme caractéristiques de l'hydrothérapie Kneipp sont et seront toujours les affusions ou applications d'eau mobile froide. Nous en avons déjà parlé longuement ailleurs[4].

Quant à leur variété, voici ce qu'il faut mettre en lumière : Sans aucun doute Kneipp est le premier qui les ait entièrement réparties et systématisées, ce qui constitue un progrès important. Cette division n'est nullement forcée et se fait pour ainsi dire d'elle-même. Grâce à elle, on obtient une foule d'applications locales dont chacune forme un tout complet qui peut s'employer à part et a un cercle d'action nettement délimité. Leur diversité permet à l'hydropathe de satisfaire à tous les besoins, avantage qui n'est pas à dédaigner, surtout au début de la cure.

Les prescriptions de Kneipp relatives à leur durée absolue décèlent encore la clarté et la maturité de son observation. Il est le premier qui ait établi comme principe directeur la brièveté, contrairement aux hydrothé-

1. *Ma cure d'eau*, 19.
2. *Mon testament*, 17.
3. *Ma cure d'eau*, 18.
4. Voyez plus haut, p. 284 et suiv.

rapeutes antérieurs, qui donnaient des applications et des bains prolongés. Avant lui, personne n'avait réellement songé à faire prendre des demi-bains de quelques secondes et des maillots d'une heure à une heure et demie, des lotions très rapides, etc., du moins en usage régulier. Il semble que ce principe tout opposé ait régné, ou peu s'en faut, dans l'hydrothérapie antérieure : plus les applications sont longues et rudes, mieux cela vaut. Kneipp soutient au contraire qu'elles sont d'autant meilleures qu'elles sont plus courtes et plus douces.

Dans la détermination de la durée des affusions, il a fait preuve du plus grand sens physiologique : elles doivent être administrées jusqu'à ce l'on voie la peau rougir.

C'est là une individualisation que personne n'avait découverte ou dont on n'avait jamais parlé. Le système nerveux fournit lui-même son propre appareil enregistreur, qui donne au doucheur des signes nettement visibles du moment où l'affusion doit être considérée comme terminée pour chaque organisme.

Kneipp a tenu à ce que toutes ses applications d'eau soient aussi douces que possible. Il s'ensuit qu'elles peuvent servir à la fois pour les personnes bien portantes et pour les malades, pour ceux qui ont peu de chaleur naturelle et pour les gens affaiblis. A toutes les pages de ses 14 livres sur l'hydrothérapie, à chaque passage de ses 2.000 conférences environ, on voit qu'il proclame de se garder des procédés trop forts et excessifs. Ainsi son précepte : prenez des applications douces, et la preuve fournie par lui qu'elles permettent d'obtenir des résultats absolument égaux à ceux des rudes, constituent les principaux caractères de sa méthode.

Son hydrothérapie comprend des lotions, des compresses, des maillots, des bains, des fumigations et des affusions. Elle a donc non seulement des applications chaudes, mais aussi des froides, et nous devons indiquer parmi les bains ceux qui sont faits avec des herbes, parmi les maillots, ceux que l'on prépare de même avec des plantes en décoction à température élevée.

Au fur et à mesure que son expérience augmenta, s'enrichit, Kneipp prescrivit toujours de moins en moins l'eau chaude. Plus tard, il délaissa presque complètement les bains de vapeur. C'est ainsi qu'en dernier lieu il s'est à peu près borné aux applications froides, qu'il rendit aussi courtes que possible, persuadé que l'eau de source ne peut être nuisible même aux plus débiles, si on l'emploie avec la brièveté requise et en parfaite entente de la matière.

De toutes manières, les idées fondamentales de l'hydrothérapie Kneipp sont saines, nouvelles en grande partie, comme il est facile de le voir par l'analyse que nous venons de faire.

Alterner les applications en vue du but à atteindre, ne pas s'essuyer, exiger rigoureusement que le corps se réchauffe de façon convenable avant et après usage de l'eau froide, tout cela constitue sans doute des particularités caractéristiques. De même, la découverte des affusions et leur introduction en hydrothérapie, la prescription qu'il fait d'une brièveté inconnue jusqu'alors pour les applications, la division systématique des genres de celles-ci, la délimitation de leurs effets pour chacune, enfin l'admission du principe de la douceur de ces procédés, tels sont encore les traits qui distinguent la méthode Kneipp et justifient le titre de son livre *Ma cure d'eau.*

XI

Kneipp et les médecins.

« Mon vœu le plus cher a toujours été de trouver un médecin qui voulût, à ma place, se charger de ce travail qui m'est un fardeau, et je désire très sincèrement qu'enfin les hommes de l'art veuillent, sur une plus vaste échelle, étudier sérieusement et mettre en pratique la méthode hydrothérapique. Que mon travail d'amateur ne soit pour eux qu'un humble auxiliaire, je le veux bien[1]. » C'est en ces termes que Kneipp détermine lui-même dès le début la façon dont il entend se comporter vis-à-vis des docteurs.

On n'ignore pas qu'il était peu communicatif de son naturel. Mais dès qu'il s'agissait de discuter sa cure ou d'aborder un sujet qui intéressait le traitement des maladies, il devenait parfois extrêmement loquace. Les médecins en général étaient pour lui des personnes que l'on ne fréquente pas volontiers de près, vu la crainte qu'ils inspirent, surtout à la campagne. Mais si l'un d'eux s'approchait de lui dans le but d'étudier sa méthode, il dépouillait toute appréhension et donnait avec empressement les explications qu'il lui demandait, le trai-

1. *Ma cure d'eau*, 1re éd., Préface, V.

tant de la façon la plus amicale. Aussi Kneipp faisait-il par là toutes sortes d'expériences. Beaucoup de docteurs médiocres se pressaient autour de lui et savaient en obtenir quelque mot d'écrit. Puis ils s'en allaient et se donnaient pour adeptes diplômés de son système. « Plus l'enseigne est grande, moins vaut le médecin », dit l'adage anglais. Ils inauguraient un établissement Kneipp sans être bien forts sur la méthode. Les résultats étaient à l'avenant, comme bien on pense.

De nombreux faits de ce genre ont bien pu contribuer à la défaveur et au dédain dont les praticiens qui se sont dirigés vers le système qui nous occupe ont eu à souffrir de la part de leurs confrères.

Pour un médecin à la réflexion calme, il n'était pas bien difficile de s'attacher à Kneipp, qui a conservé jusqu'à la fin de sa vie une certaine modestie en face des jugements des docteurs, bien que les siens aient été très souvent fort justes. En dehors de sa profession, il n'avait d'autre intérêt que la guérison des malades et le souci de faire admettre et progresser sa méthode. Aussi existait-il des points de contact immédiats entre lui et les médecins ayant le goût de leur art. Voilà pourquoi un très grand nombre virent en lui un guide qui leur indiquait les chemins qu'ils ne connaissaient pas dans le domaine de son hydrothérapie. Bien plus, ils lui témoignèrent de la reconnaissance et une amitié respectueuse. Sa vaste popularité, le style plein de fraîcheur et persuasif de ses ouvrages, les succès si vantés de sa cure, engagèrent plus d'un docteur à examiner de plus près ces nouveautés thérapeutiques. Des centaines d'entre eux vinrent visiter Wœrishofen et en sont partis convaincus ou non de l'efficacité de la méthode.

En 1894, c'est-à-dire de fin mars au milieu de décembre

d'après la liste officielle, 150 médecins ou doctoresses ont assisté aux consultations du curé Kneipp, pendant un temps plus ou moins long[1]. En 1895, il en vint le même nombre[2]. En 1896, il y en eut encore 69[3].

Des professeurs d'université renommés ne jugèrent pas au-dessous de leur dignité de fréquenter le cabinet de Kneipp, afin de se former une opinion sur son système.

Voici un tableau où sont classés par nationalités les médecins ayant assisté à ces visites :

Allemagne	134	*Report.*	301
Autriche-Hongrie	75	Belgique	3
Suisse	23	Norvège	3
France	14	Roumanie	3
Amérique	14	Danemark	1
Russie	12	Portugal	1
Angleterre	7	Bulgarie	1
Italie	7	Luxembourg	1
Suède	7	Indes	1
Hollande	4	Australie	1
Espagne	4	TOTAL	316
A reporter.	301		

C'est ainsi qu'il s'est formé un certain groupe de partisans de Kneipp dans le monde médical. Ce qui frappe, c'est qu'il y ait eu relativement plus de docteurs étrangers que nationaux qui aient pris en considération la méthode.

Nul n'est prophète en son pays!

Le 22 février 1894 fut fondée l'*Association internationale des médecins kneippistes* ayant pour but :

1. *Centralblatt*, I, 1894-1895; II, 1895-1896, 9 et suiv.
2. *Centralblatt*, II, 1895-1896; III, 1896-1897, 12.
3. *Centralblatt*, 1895-1896; III, 1896-1897.

a) D'assurer un lien solide entre les médecins kneippistes.

b) De fonder un journal qui leur permît de publier leurs expériences et de les discuter.

c) De défendre scientifiquement la méthode.

Tout praticien allemand ou étranger qui emploie ce système peut devenir membre de cette association.

A la réunion de fondation ont pris part MM. les médecins diplômés qui suivent :

Adolph, de Cologne.
Althammer, de Ruhmannsfelden.
Baumgarten, de Wœrishofen.
Bellitz, de Schönwald (Silésie).
Egli, de Bonstetten (Suisse).
De Frankenhuysen, de La Haye (Hollande).
De Hahn, de Londres.
Hein, de Hausdorf (Silésie).
Hufschmidt, de Bentheim.
Jagniatkowsky, de Varsovie (Russie).
Kaase, d'Oldenbourg.
Katz, de Gundelsheim (Würtemberg).
Kuhlmann, de Zwischenahn (Oldenbourg).
Lackmann, de Wollbeck, près Münster.
Löser, de Veitshöchheim.
Menke, de Coblence.
Moeser, d'Augsbourg.
Schaefer, de Woerishofen.
Schulz Val., de Dusseldorf.
Soer, de Breda (Hollande).
Stuetzle (J. N.), du Jordanbad (Würtemberg).
Stuetzle, de Mergentheim.
Westreicher, de Waldneukirchen (Haute-Autriche).
Winternitz, de Riesenhof, près Linz (Haute-Autriche).

Wirz G., de Woerisohofen.

Wolf, de Traunstein [1].

Kneipp lui-même prit la part la plus active à la création et aux travaux de cette Union. Il assistait aux séances et fut également présent aux fêtes qui marquèrent la fondation officielle.

Au cours de la première année, MM. les docteurs suivants entrèrent dans l'Association.

Aufdermauer, de Küssnacht (Suisse).

Bauer A., de Budapesth.

Bergmann, de Clèves en Bas-Rhin.

Condrau, de Dussnang, près Disentis (Suisse).

Ebenhecht, de Schaerding (Haute-Autriche).

Euteneuer, de Betzdorf (Provinces rhénanes).

Greder, de Staufen (Grand-Duché de Bade).

Hellmann, de Siegen (Westphalie).

Höflich, de Cracovie (Galicie).

Kaiser, d'Oberkirch (Grand-Duché de Bade).

Kleinschrod, de Jouy-aux-Arches (Lorraine).

Kohout, de Schichowitz (Bohême).

Kucera, de Prague (Bohême).

Loh, de Niederwalluf (Rheingau).

Lueb, de Borken (Westphalie).

Martin, de Vevey (Suisse).

Matter, de Lyon (France).

Mayerhausen, de Hals, près Passau.

Meyer, de Bonn.

Moser, du Bad Lochowitz (Bohême).

Niggemann, de Francfort-sur-le-Mein.

Otterbein, d'Eberswalde (Brandebourg).

Oudschans, de Harlem (Hollande).

1. *Centralblatt*, I, 1894-1895, nº 1, 11.

Reeploeg, de Woerishofen.

Scheda, d'Oravicza (Hongrie méridionale).

Schiemer, de Mulhouse (Alsace).

Scholz, de Lahn (Silésie).

Strietholt, de Crefelt.

Tacke, de Genève (Suisse).

Toker, de Berlin.

Uherek, d'Immenstadt.

Werminghausen, de Schandau.

Wirz (St.), d'Adenau (Provinces rhénanes).

Wirz (W.), de Mannheim.

Zuniga, du Guatemala (Amérique).

L'assemblée générale se tint régulièrement à Wœrishofen, le jour de la Chandeleur. Kneipp y prit part, sauf une seule exception, jusqu'à la fin de sa vie.

Puis entrèrent encore dans l'association MM. les médecins diplômés suivants :

Appel (Mlle L.), de Londres W.

Audollent, de Paris.

Bernhuber, de Rosenheim.

Bergquist, de Norrköping (Suède).

Bentes de Castel-Branco, des Caldas de Monchique, près Lisbonne (Portugal).

Cassone, de Turin.

Catore, de Rio-Janeiro.

De Coltelli, de Cirkvencia (Croatie).

Collet, de Barcelone (Espagne).

Czermak, de Novo Hamburgo (Brésil).

Coleman, d'Essen-sur-Ruhr.

Ditisheim, de Binningen, près Bâle (Suisse).

Dreiszger, de Güns (Hongrie).

Eberhard, de Halle-sur-la-Sprée.

Fränkel, de Riesenhof, près Linz (Haute-Autriche).

Gfrerer, de Salzbourg.
Glettler, du Bad Schlag, près Gablonz (Bohême).
Von Greising, de Vienne.
Grüne, d'Olsberg (Westphalie).
Habit (Gustave), de Vienne.
Heisig (W.), de Ratibor (Silésie).
Hilariu, de Bukarest (Roumanie).
Imoda, de Turin (Italie).
Kabisch, de Francfort-sur-le-Mein.
Katz, de Stuttgard.
Keintzel, de Bistra (Transylvanie).
Kircheisen, de Hanovre.
Koch, de Berlin.
König, de Vienne.
Koren, de Christiania (Norvège).
Krauss, d'Olmütz (Moravie).
Küpper, d'Eupen, près Aix-la-Chapelle.
Lueb, d'Augsbourg.
Marti, de Laufen (Suisse).
Müller, de Strasbourg (Alsace).
Müller, de Chicago (Illinois, Amérique du Nord).
Nelke, de Neumark (Prusse orientale).
Ott, de Graz (Styrie).
Otto, de Mulhouse (Alsace).
Paradeis, de Rottenburg-sur-N.
Presch, de Hanovre.
Puchy, de Steyr (Haute-Autriche).
Reploeg, de Cassel.
Reploh, de Dortmund.
Rouxel, d'Auteuil, près Paris.
Von Scheele, de Dusseldorf.
Schmid, de Baden-Baden.
Schmidbauer, de Wœrishofen.

Scholz (Adolphe), de Wœrishofen.
Seufert, de New-York (Amérique).
Tzakiris, de Paris.
Uhl, de Blieskastel (Palatinat).
Wagner, de Frankenbad.
Wildauer, de Lodz (Pologne russe).
Wilke, de Bonn-sur-le-Rhin.

Ainsi, en 1901 l'Association, comprenant 90 membres, tiendra sa huitième assemblée générale.

En présence du nouveau genre de traitement, les médecins kneippistes se préoccupèrent de fonder des établissements où l'on pût suivre cette méthode. Actuellement, il n'existe guère de ville, grande ou petite, où l'on ne puisse prendre des applications Kneipp. Aussi, ne pouvons-nous citer ici que les instituts les plus considérables.

Le Jordanbad est un des premiers d'entre eux. Très fréquenté, il est sous la direction de J.-N. Stuetzle, dont le cousin, le médecin Stuetzle, possède à Mergentheim un sanatorium très visité.

Bergmann de Clèves a construit également un établissement particulier qui a constamment une nombreuse clientèle, à cause de la valeur du propriétaire.

Bernhuber est le partisan le plus âgé de la méthode Kneipp. Il vient de prendre tout récemment la direction du Bismarckbad, à Rosenheim.

Wolf a fondé au charmant Trautstein un institut fort aimé.

Mayerhausen, qui a acheté les bains de Hals, près Passau, les a fait refleurir à nouveau.

Le Riesenhof, près de Linz, sous la direction de Winternitz, et plus tard de Frænkel, exerce une attraction ininterrompue. Westreicher, déjà chargé de sa clientèle locale, a assumé les obligations de médecin directeur de l'établissement Kneipp nouvellement fondé à Waldneukirchen, dans la Haute-Autriche.

Tout auprès, dans l'aimable petite ville de Steyr, un autre, à la tête duquel est le Dr Puchy, a été créé récemment par un groupe de personnes.

Vu le nombre de ceux qui le fréquentent, celui de Schaerding, dirigé par Eberhecht, est un des plus importants de tous.

Gfrerer vient d'en fonder un à Salzbourg, remarquable par sa distribution pratique.

En Bohême, il nous faut distinguer parmi les autres celui de Gablonz, à la tête duquel est Glettler, et surtout celui de Prague, la capitale. Il est placé sous la direction de Kucera, dont la valeur est éprouvée.

La capitale de l'Autriche possède un établissement Kneipp qui marche fort bien, et dont les chefs sont Leop, Winternitz et König.

« Au bout du monde » est situé dans un lieu extrêmement pittoresque, sur les rives de l'Arve, aux eaux rapides et froides, près de Genève. Directeur : Tacke, un des premiers et des plus grands partisans du système.

Egli, curé et médecin diplômé en même temps, est à la tête des établissements de Bonstetten, qui viennent d'être agrandis.

La première fondation dans l'Allemagne du Nord est due à Euteneuer ; c'est le Germaniabad, à Betzdorf-sur-Sieg. Vu le manque de place, on a dû acheter Röhndorf-sur-le-Rhin, pour en faire une annexe.

Le grand établissement de Lackmann, à Wollbeck, près Münster, en Westphalie, est avec celui de Grüne, à Olsberg, plus petit et bien situé, le lieu de rendez-vous des kneippistes du nord de l'Allemagne.

Tout à fait à l'extrémité nord-est de cette contrée, à Königsberg, il vient d'être installé par Schulz un magnifique sanatorium. Nelke est propriétaire d'un établissement d'hydrothérapie plus petit, à Neumark, dans la Prusse occidentale.

Löser, qui possédait jusqu'à présent celui de Veitshöchheim, près Würzbourg, si bien disposé, vient de se fixer au Weltbad de Kissingen.

A Stühlingen, dans le Grand-Duché de Bade, le médecin d'hôpital Kaiser s'est chargé d'un établissement Kneipp, tandis qu'en Silésie Scholz maintient la prospérité de celui de Lahn.

Adolph dirige à la fois celui d'Aix-la-Chapelle, fort conséquent, et un autre fondé à Eupen, qui veut se perfectionner pour offrir sa fraîcheur en été.

Le Dr Striethold, à Crefeld, auteur de nombreuses publications, a un établissement qui lui appartient en propre dans sa maison.

Eberswalde, dirigé par le Dr Otterbein, écrivain également très fécond, est très visité du public de la capitale de l'empire qui recherche à bon droit en hiver les conseils du Dr Koch.

Soer est l'habile représentant du Kneipp en Hollande. Il a un établissement bien installé à Ginneken, près de Breda.

Dans l'extrême nord, le Dr Bergquist traite d'après la méthode qui nous occupe. Il est le premier qui se soit rendu à Wœrishofen après la mort de Kneipp pour étudier. Norrköping est devenu florissant sous sa direction dès les premières années.

A Paris, Audollent, Rouxel et Tzakiris président aux établissements qui s'y trouvent.

Bentes de Castel-Branco en a un qui lui appartient aux environs de Lisbonne. Il cherchait dernièrement un médecin assistant allemand familiarisé avec la méthode.

Collet est arrivé à Barcelone, en dépit des conditions défavorables de son pays, à y jeter les bases d'une installation Kneipp.

Coltelli, médecin des archiducs d'Autriche, dirige depuis plusieurs années celle de Cirkvencia en Croatie. Elle sera transformée en une station balnéaire de grande importance par un groupe de capitalistes.

En Italie, c'est par Turin que le mouvement a commencé. Cet institut est soumis au patronage de notre confrère Imoda. Son habile assistant Cassone va bientôt chercher un champ d'action dans une autre grande ville d'Italie, afin d'y répandre la méthode.

Il nous reste à mentionner au loin, vers l'est, Jagniatkowsky, qui a créé à Varsovie, en Pologne, où l'on aime tant l'eau, un établissement qui lui appartient.

Wœrishofen lui-même, berceau et centre reconnu du mouvement kneippiste, ne pouvait naturellement satisfaire tout d'un coup aux exigences qui se présentaient. Faire pour ainsi dire en une nuit, d'un village souabe de 1.030 habitants, une station balnéaire, était une entreprise impossible. Malgré son développement presque fiévreux il fallait néanmoins un certain temps pour créer les conditions que l'on désirait. Kneipp lui-même s'y employa beaucoup. Il fit construire d'abord en 1891-92, pour une somme de 103.000 marcs, le kurhaus « Sebastianeum », destiné aux prêtres et aux hommes en traitement. Une promenade coûta 826 marcs. Puis en 1892, il fit édifier le Kinderasyl pour 284.000 marcs, et enfin en 1895 le bâtiment de cure « Kneippianum ».

Les constructions privées se poursuivaient également

d'une façon très active. Les hôtels, les établissements de cure, et autres maisons où l'on recevait des pensionnaires, s'élevèrent avec rapidité, de sorte qu'à la mort de Kneipp, Wœrishofen comptait 337 maisons, dont 7 installées pour le traitement et les bains, et 2.746 habitants d'après le recensement de 1895.

Voici le mouvement des étrangers :

En 1891, il en vint	. . . .	11.094
En 1892	—	12.107
En 1893	—	10.879
En 1894	—	9.998
En 1895	—	9.884

Trois médecins avaient de l'occupation en abondance.

Depuis la mort de Kneipp, l'activité des constructions ne s'est pas complètement calmée. Les étrangers, après la fondation de tant d'établissements, arrivent encore en nombre moyen de 6.500, et il s'est déjà peu à peu constitué des conditions d'existence solides pour cette station balnéaire, la plus jeune de toutes.

Les médecins exerçant actuellement à Wœrishofen sont MM. les Drs Werminghausen, depuis 1897, et qui ne fait pas partie de « l'Association internationale des médecins kneippistes », le Dr Scholz, depuis 1899, et moi-même depuis 1892.

Malgré bien des conditions contraires, il est venu comme auparavant des docteurs désireux d'étudier cette méthode.

D'avril 1899, au milieu de mars 1900, 29 médecins ont assisté aux consultations publiques du Dr Baumgarten, ce qui représente pour eux tous 847 jours de visites. Ce sont MM. les docteurs :

Petersen, de Copenhague (Danemark).

Schmidbauer, d'Augsbourg.

Reploh, de Dortmund.

Scholz, de Wœrishofen.

Avetis Ter Joannissian (étudiant en médecine), de Tiflis (Russie).

Wenz, de Baden-Bade.

Heisig (W.), de Greifswalde.

Richard, de la Nouvelle-Orléans (Amérique).

Ott (Albert), de Gratz.

Reuter (R.), de Halle.

Blumenthal, de Victring (Corinthie), devenu également membre de l'Association.

Paldrock, de Dorpat (Russie).

Seufert, de New-York (Amérique).

Habit, de Vienne.

Keintzel (O.), de Bistra (Transylvanie).

Kruceanu, de Bucharest (Roumanie).

Kraus (Robert), de Prague (Bohême).

Appel (Mlle), de Londres.

Uhl, de Blieskastel.

Wilke (W. J.), de Bonn.

Cassone (M.), de Turin (Italie).

Dewing, de Chicago.

Vorbach, d'Ottersweier (Bade).

Dahlberg, d'Helsingfors (Finlande).

Winder, étudiant en médecine à Dornbirn (Vorarlberg).

Bonnaymé, de Lyon.

Titzner, de Saint-Pétersbourg.

Dolezal, de Presbourg.

Puetz, de Bonn.

On voit, d'après ce recueil emprunté aux listes des visites du *Centralblatt für das Kneipp'sche Heilverfahren,* qu'actuellement encore bien des docteurs désirent venir s'instruire aux lieux mêmes d'où est partie la méthode. Concluons-en qu'à juger impartialement, on n'a pas l'impression d'une diminution de l'intérêt que porte à Wœrishofen le monde médical.

XII

Efforts des non-médecins.

Kneipp a nettement prononcé cette sentence à la quatrième assemblée de l' « Union internationale » : « Où irait ma méthode, si les non-médecins l'envahissaient [1] ? » Cependant, il en a souvent engagé à se vouer à la pratique de son système. Il partait de cette idée, peut-être contestable, mais en tous cas pratique, qu'un non-médecin exerçant d'après sa doctrine valait mieux pour lui qu'un docteur qui la rejetait avec dédain.

Aussi, avec le temps, des gens de toute espèce ont-ils exploité celle-ci, et il faut dire que son auteur lui-même considérait beaucoup d'entre eux comme habiles. Ils appartiennent aux professions les plus diverses.

Le secrétaire au chemin de fer Huber, de Carlsruhe, s'intitule aujourd'hui médecin kneippiste.

Un praticien semblable de Mayence, nommé Fremmersdorf, vendait auparavant des cigares.

Le marchand de beurre Iwowsky, de Hambourg, se fit également représentant de la méthode et construisit un établissement dans cette ville. Il va faire des conférences à travers l'Allemagne.

1. *Centralblatt*, 3e année, 1896-1897, p. 322.

Le maître d'école Ossendorf, de Barmen, plus tard gantier, s'est attribué le même titre.

Le rédacteur des *Kneippblätter*, Okic, a assumé la direction d'un établissement et donne maintenant des conseils médicaux dans ce journal.

Le ci-devant hôtelier et patron de pension H. Caire fait de l'art médical à Kaiserslautern, en Palatinat. D. Fritsch tenait un manège en Autriche. Il s'intitule médecin kneippiste et est un des derniers venus parmi ces hydrothérapeutes.

A Wœrishofen même, le prieur des Frères de Saint-Jean-de-Dieu, Boniface Reile, auteur de plusieurs écrits [1], a été chargé par Kneipp de donner des consultations.

En Alsace, il existe un grand établissement où l'on fait le traitement. Il se nomme Sonnenberg et est dirigé par le curé hydropathe Ellerbach.

Le curé Reynis exerce à Montjoire (Haute-Garonne), en France, tandis que le combatif abbé Neuens voyage de-ci de-là.

Le frère Aloïs préside à un institut hydrothérapique à Heerlen, en Hollande.

1. Il a fait paraître : *Calendrier Kneipp illustré de Wœrishofen*. Kösel, Kempten. Années 1898, 1899, 1990, 1901. C'est une continuation de ceux qui ont été publiés par Kneipp.

Le petit livre de Kneipp. Mes règles de vie pour les personnes bien portantes et mes remèdes pour les malades, résumé alphabétique de mes écrits sur l'humanité impotente, par Mgr Sébastien Kneipp, † camérier secret du pape, curé de Wœrishofen, commandeur de l'ordre du Saint-Sépulcre. Édité après la mort de l'auteur et sur sa commission, par Fr. Boniface Reile, prieur des Frères Saint-Jean-de-Dieu, à Wœrisholen, et secrétaire du prélat Kneipp pendant de longues années. Kempten, Kösel, 1900.

Choses utiles de toutes sortes pour la cure d'eau et la façon de vivre. Recueil de mémoires extraits des sept premières années (1891-1897) du *Calendrier Kneipp illustré de Wœrishofen*. Publié après la mort de Kneipp par le prieur Reile. Kempten, Kösel.

Les noms que nous venons de citer suffisent. Il ne serait pas difficile d'en augmenter considérablement la liste.

Il est hors de doute que parmi ces non-médecins il s'en trouve de fort habiles. Il est permis d'être, en principe, un adversaire de l'intrusion de ceux-ci dans l'art de guérir, sans cependant vouloir contester les services que quelques-uns d'entre eux ont rendus à la méthode et ce qu'ils ont fait pour sa diffusion. On ne peut guère admettre que les collaborateurs de cet ordre y trouvent un avenir, vu que beaucoup ont déjà renoncé à s'en mêler et sont retournés à leurs occupations antérieures.

On a soutenu que Kneipp aurait voulu inviter les hommes à se soigner eux-mêmes, d'après ce principe souvent exprimé dans ces derniers temps : chacun doit être son propre médecin. Il n'a nullement songé à cela. Mais il a conservé l'espoir raisonnable que si l'on suit ses préceptes d'hygiène, on aura peu de maladies. La mère ou le père de famille seront en état de fournir les premiers secours nécessaires au début de celles-ci. Cela n'exclut pas l'intervention du médecin. Mais ils pourront préparer son œuvre et y aider avec intelligence.

Ces considérations peuvent paraître superflues aux habitants des villes, jouissant de toutes les commodités et qui ont à leur disposition des secours suffisants à tous moments. Mais songez à la pleine campagne, où les chemins sont souvent impraticables la nuit ou par suite du mauvais temps. Le médecin ne peut arriver qu'au bout de plusieurs heures ou pas du tout. Vous comprendrez alors combien est juste ce que réclame Kneipp.

Il était aussi un ardent défenseur de l'hygiène privée

bien dirigée. Il était partisan déterminé de la prophylaxie.

Comme toutes les réformes scientifiques ou artistiques en âge de minorité, sa doctrine n'avait pas encore acquis du public égards et droits. C'est pourquoi ses adeptes durent s'unir plus étroitement. On pensa aussitôt à la nécessité de fonder des associations auxquelles on donna le nom caractéristique de : « Sociétés Kneipp ». Cette création, très importante pour l'extension du mouvement kneippiste, s'accomplit pendant les années 1890 et 1891.

Le 15 septembre 1891, fut instituée la première de ces Unions, qui prit plus tard le titre d'*Association principale*. Cette fondation a son histoire particulière.

On avait déjà cherché à l'instituer le 14 décembre 1890 et choisi un comité provisoire. Mais, comme on avait remarqué certaines tentatives pour réunir trop de pouvoir entre les mains d'une seule personne, ce n'est qu'en septembre de l'année suivante que put avoir lieu l'assemblée générale pour la constitution définitive. Les membres suivants furent élus au comité : MM. Alois Stuckle, curé de Mindelau; Bergmann, docteur médecin exerçant à Wœrishofen, Greck, vicaire au même endroit; F. Kreuzer et L. Géromiller, tous deux propriétaires de bains dans cette ville; Danzer, docteur en droit et avocat à Munich; A. Huber, bourgmestre à Wœrishofen; C. Lampart, horloger, et Œrtel, fabricant, tous les deux à Wœrishofen; Œrtel, fabricant à Augsbourg; P. Schön, libraire à Kaufbeuren; P. Zech, commerçant à Kaufbeuren; L. Huber, libraire-éditeur à Kempten.

L'association se proposait tout d'abord de faire un règlement pour la cure et les bains, puis de publier des avis de toute espèce, de s'occuper des locations. Enfin son but principal était de répandre la méthode Kneipp.

Lors de cette fondation, 132 membres présents signèrent les listes de la nouvelle société.

Il se créa aussitôt en dehors de Wœrishofen des unions du même genre, que nous énumérons par ordre de dates.

En 1891 : Vienne, Crefeld, Würzbourg.

En 1892 : Augsbourg, Francfort-sur-le-Mein, Berlin.

En 1893 : Mannheim, Schweinfurt, Lindenberg, Barmen, Bergzabern, Innsprück, Carlsruhe, Cologne, Mayence, Kreuznach, Elberfeld, Düsseldorf, Dortmund, Budapesth, Beuthen, Mulhouse en Alsace, Wiesbaden, Mühlheim-sur-Ruhr.

En 1894 : Memmingen, Hörde, Strasbourg en Alsace, Rome, Camberg (Nassau), Hagen en W., Essen, Steele, Vevey (Suisse), Ludwigshafen, Bochum, Wattenscheid, Mühlheim sur R., Villingen (Bade), Saint-Ingbert (Palatinat), Rochlitz, Ober-Langenbilau, Aix-la-Chapelle, Passau, Arnsberg, Schwäb.-Gmünd, Salzbourg, Brünn, M.-Gladbach.

En 1895 : Stuttgart, Hambourg, Mettmann, Breslau, Sagan, Cassel, Fulda, Osternik, Lustenau (Vorarlberg), Dresde, Stadtsteinbach (Bavière), Bâle, Kaiserslautern.

En 1896 : Saint-Gall, Tuttlingen, Coblence, Eupen, Schramberg, Düren, Gratz, Reutlingen, Steyr, Waldhausen, Paderborn.

En 1897 : Gleiwitz, Hanau, Celle, Landstuhl (Palatinat), Leitmeritz (Bohême), Spire, Essling, Ensheim, Höchst-sur-le-Mein, Nürtingen.

En 1898 : Saint-Jean-Saarbrück, Hildesheim, Limbourg-sur-L., Feuerbach, Linz-sur-Danube, Dornbirn (Vorarlberg), Neuhausen, Trèves.

En 1899 : Bonn, Zürich, Brunswick, Lechhausen près Augsbourg, Spandau, Berlin-Moabit.

En 1900 : Steglitz, près Berlin.

Voici un tableau qui indique le classement par pays :

Prusse	50	Unions.
Bavière et Palatinat	16	—
Autriche-Hongrie	10	—
Würtemberg	9	—
Suisse	4	—
Saxe	4	—
Grand-Duché de Bade	3	—
Alsace-Lorraine	2	—
Italie	1[1]	—

J'ai essayé de fixer en douze propositions que voici les tendances et l'œuvre de ces associations.

Toute Union Kneipp doit :

1. Être un centre de ralliement pour les partisans de la méthode, afin qu'ils puissent se fortifier mutellement dans leur conviction et donner avis de tout ce qui concerne l'emploi d'une cure Kneipp.

2. Faire connaître et propager ce système par un prosélytisme adapté aux conditions locales.

3. Favoriser sa diffusion au moyen de conférences et d'autres démonstrations publiques appropriées.

4. Rendre possible un traitement régulier en attirant des médecins familiarisés avac la méthode.

5. Faciliter son exécution par l'installation de bains et d'endroits où l'on puisse faire la marche nu-pieds, ainsi que par la formation d'un personnel pour les bains.

6. S'occuper de l'hygiène des familles en répandant des ouvrages qui s'y rapportent et en instruisant les membres de l'Union sur les préceptes sanitaires.

7. Concourir à faire prédominer la tempérance en

1. Je dois ces renseignements sur les Associations Kneipp et sur leur fondation à l'obligeance de M. Louis Geromiller, propriétaire de bains à Wœrishofen.

général et démontrer par la parole et l'exemple, puis par la fréquentation d'autres personnes, la valeur de l'endurcissement et du bain froid.

8. Engager les autorités compétentes ou les parlements, par des réunions publiques et des pétitions, à traiter convenablement les questions concernant l'hygiène publique, afin qu'ils remédient à ses défauts ou à ses imperfections.

9. Provoquer des études approfondies, éveiller et développer activement dans le peuple le sens de la culture et du savoir pour la conservation de la santé par la création d'une bibliothèque de la Société régie avec soin

10. Inviter les beaux-arts et l'industrie à se mettre au service de la réforme Kneipp au moyen de prix, d'expositions, de jours fixés pour la nourriture usitée dans cette méthode, etc. D'autre part, donner occasion à chacun de connaître les produits de ce qu'on appelle l'industrie Kneipp, spécialement les adjuvants et la cuisine de cette cure.

11. Rendre possible pour les malades pauvres l'emploi du traitement par la fondation de places gratuites dans les établissements où on l'exerce.

12. Réclamer la reconnaissance officielle du système et sa considération par les médecins et le public, et pour cela s'abstenir avec soin d'attaquer sans nécessité les docteurs et ceux qui pensent autrement.

Quand ces sociétés cherchent à accomplir leur tâche de cette façon, elles constituent des appuis et des alliés de la plus grande valeur pour les médecins qui luttent et travaillent pour la méthode. De plus, elles se font des partisans et des amis dans toutes les classes de la population.

XIII

Littérature.

Nous avons déjà dit plus haut[1] quelques mots des contemporains de Kneipp qui ont parlé de lui, principalement à propos de son caractère. Il nous reste à rapporter ici quelques jugements sur sa méthode.

Le premier publié fut celui de Bilfinger, déjà cité *in extenso*[2]. Il trahit son intention de fournir une appréciation exacte par un examen personnel.

Puis nous avons à mentionner le mémoire de Löwenfeld (1890). Il se trouve dans la *Münchener medizinische Wochenschrift*[3].

Cet auteur commence par nous tranquilliser au sujet des doutes que nous pourrions avoir sur l'intégrité des facultés mentales de Kneipp. Puis il ajoute : « Ses écrits décèlent une intelligence ordinaire[4]. » Il dit plus loin : « Voici ce qu'il y a d'original dans sa cure : il a mis de côté ce qu'on appelle les remèdes hydrothérapiques et a négligé certaines règles de prudence reconnues généralement en médecine comme utiles et même en partie nécessaires. Mais surtout, il a modifié de diverses façons l'emploi de procédés peu en usage jusqu'ici, parce qu'ils

1. Voyez plus haut, p. 121 et suiv.
2. Voyez plus haut, p. 161 et suiv.
3. Comparez plus haut, VII, p. 122, note 2.
4. *Sic!*

sont remplacés dans une certaine mesure par des applications que Kneipp a négligées. »

Dans un autre passage, il déclare : « Les affusions supérieures et inférieures à l'eau froide, qui fortifient soi-disant la moelle épinière, sont, à mon avis, nettement sujettes à caution pour les malades (les neurasthéniques qui ont besoin de cette action. Pour les autres, je crois qu'elles sont absolument dangereuses. Quant à l'effet des affusions des genoux et des cuisses, les expériences médicales sont encore à faire. »

Et plus loin : « Les raisons que donne Kneipp pour défendre de s'essuyer sont tout à fait singulières. » Il dit encore : « Il n'y a pas à méconnaître que le curé s'est créé, intentionnellement ou non, ce qu'on appelle une atmosphère « de suggestion », pour nous servir des expressions de l'école hypnotique de Nancy, qui s'appliquent bien ici. »

« Mes observations personnelles relativement aux résultats de la cure Kneipp, faites sur un certain nombre de malades qui sont venus me consulter au cours de ces deux dernières années, ne sont rien moins que favorables. »

La discussion de Löwenfeld n'est nullement démonstrative, vu qu'il n'a ni compétence suffisante ni information prise sur place.

Comme publications postérieures de l'année 1890, je note : *La méthode naturelle de traitement du curé Kneipp*[1], et les ouvrages déjà cités de Lœwenbruck[2] et de Wagner[3].

1. *La méthode naturelle du curé Kneipp*. Édité par la fabrique mécanique de tissus tricotés d'Aubourg, 1890.
2. Voyez plus haut, VII, p. 122, note 1.
3. Voyez plus haut, VII, p. 125, note 6.

La création à Vienne d'une Société de traitement naturel donna lieu à la *Wiener medizinische Wochenschrift* (1890) de poser cette question : « Quel but poursuit actuellement l'Union Kneipp qui vient de se fonder[1] ? »

Dans le numéro suivant du même journal le docteur Schmidt, directeur de l'établissement hydrothérapique de Brünnlbad, prend la parole et dit entre autres[2] : « Ce système est une méthode naturelle dans laquelle on trouve quelques procédés nouveaux d'une très grande valeur, et quelques-uns plus anciens. Qu'il soit nouveau dans sa totalité, c'est ce que ne prétendent nullement ni son auteur ni ses partisans. » A la fin de cet exposé, la *Wiener medizinische Wochenschrift* doute qu'une société de traitement naturel justifie son but : « Ce qu'elle se propose est un peu nébuleux. Nous tirerons au clair à l'occasion le système Kneipp. » C'est ce qui eut lieu dans le n° 42 du même jounral, où parut un article intitulé : *La cure Kneipp*[3], et signé X, mais écrit par le professeur Winternitz. Il comporte une discussion très superficielle du traitement en question.

J'ai à peine besoin d'ajouter que ce jugement l'annihile, et cela d'une façon complète.

Des mots sonores, comme : « le credo pathologique du curé Kneipp », « l'œuf de Christophe Colomb retrouvé » du « Thaumaturge de Wœrishofen », « le galimatias auquel des médecins de l'École prêtent une suite », se succèdent en série variée, contribuant essentiellement à entretenir l'attention du lecteur bénévole.

1. *Wiener medicinische Wochenschrift*, 40e année, 1890, n° 39, 1678.
2. *Ibid.*, n° 40, 1725.
3. *Ibid.*, n° 42, 1778.

Je me demande comment on peut faire un mémoire sur la cure Kneipp sans dire un mot des affusions. C'est bien mal assurément!

Quoi qu'il en soit, Winternitz se repent aujourd'hui sincèrement d'avoir émis cette phrase : « Nous nous posons maintenant cette question : comment de si grands succès en pratique peuvent-ils résulter d'une théorie aussi idiote? »

On peut considérer comme répondant directement à ces attaques ce que rapporte la *Münchener medizinische Wochenschrift* : « A la dernière séance du Conseil sanitaire de la Basse-Autriche, il a été présenté une requête pour obtenir la permission de créer un établissement hydrothérapique où serait appliquée la cure Kneipp. Le Conseil a fait valoir que cette soi-disant méthode hydrothérapique n'avait pas de base scientifique, et a refusé la concession. Tous les médecins approuveront certainement ce vote, tous ceux qui ont en horreur l'écho industriel du pasteur de Wœrishofen, reproduit par quelques confrères[1]. »

Dans la *Zeitschrift für Therapie* (1891), on trouve un article intitulé : *Le traitement hydrothérapique du curé Kneipp*, par le Dr Schleicher, médecin des Bains, à Bozen-Gries.

L'auteur dit au cours de ce travail : « Il y a des confrères qui pensent que ce système ne présente rien de particulier, et qu'il n'est guère que du réchauffé. Mais j'espère pouvoir démontrer que ce n'est pas le cas, et que Kneipp, comme Priessnitz en son temps, a des idées originales, qu'il y joint un talent d'observation absolument extraordinaire, et que la médecine pratique lui

1. *Münchener medizinische Wochenschrift*, 35e année, 1891, nº 52, 914.

doit réellement de s'être enrichie de quelques découvertes essentielles[1]. »

Puis Schleicher résume en huit points les « principes généraux » de la méthode, dont voici le premier : « Il ne faut jamais considérer ni traiter à part la portion du corps malade, mais celui-ci tout entier. » C'est là un précepte inspiré d'un esprit vraiment physiologique. Il n'est pas récent, mais nous voyons néanmoins avec plaisir que Kneipp l'a reconnu. »

Le point six concerne la prescription de ne pas s'essuyer. L'auteur du même mémoire remarque à ce propos : « Ce principe est entièrement nouveau. Il suffit de dire ici que prouver vaut mieux qu'étudier. Je puis assurer d'après ma propre expérience sur les malades et sur moi-même que Kneipp a parfaitement raison. »

Le point huit traite des frictions. Schleicher déclare : « Je crois qu'on peut adopter sa recommandation de ne pas faire de frictions ; car la plupart des nerveux les supportent mal. »

Puis il examine brièvement les procédés curatifs spéciaux et dit entre autres choses : « Les affusions sont bien la partie la plus originale de la méthode Kneipp. A mon avis, tant à cause de sa simplicité classique que de ses effets importants, elle mérite d'être admise dans l'arsenal thérapeutique de tous les médecins. »

Plus loin, il ajoute : « Si nous résumons en peu de mots la critique de ce système, nous conviendrons qu'il se distingue par sa simplicité, son traitement plein de ménagements et son usage pratique. »

Pour réagir à ce qu'il semble contre les déclarations

1. *Zeitschrift für Therapie mit Einbeziehung der Elektro und Hydrotherapie.* Organe central pour les médecins praticiens, 9e année, n° 2, 15 janvier 1891, 9 et suiv.

par lesquelles Schleicher reconnaît la méthode, le rédacteur du journal, Weiss, ajoute des remarques dans lesquelles il cherche à affaiblir l'exposé précédent. Il dit par exemple : « Mais d'où vient le succès de la cure Kneipp? A mon avis, c'est une réaction croissante du public contre l'emphase des coteries qui existent dans bien des établissements hydrothérapiques. »

En 1891, Preller s'exprime ainsi : « Ce qui constitue une forme intermédiaire parmi les arrosements, c'est ce qu'on appelle les affusions ou épanchements d'eau du curé Kneipp. Ils seront remplacés si complètement par les douches, en particulier la douche latérale et horizontale, que nous pouvons nous dispenser d'en décrire le maniement et les effets[1]. »

Nous avons encore à rapporter quelques passages de Birnbaum, qui concernent directement le jugement sur notre système[2] (1891) : « Ses dispositions pour l'emploi de ses bains de vapeur sont simples et conviennent bien[3]. »

La proposition suivante me paraît très digne de considération : « Si Kneipp a réussi dans une cure où les médecins hydropathes de l'École ont échoué, c'est évidemment la méthode qui en est la cause. Il est temps que les établissements transforment, du moins en partie, leurs applications d'eau en mettant à profit les expériences qu'il a faites[4]. »

Voici la conclusion de Birnbaum : « Puisse ce jugement, que nous nous sommes efforcé de rendre aussi impartial que possible, contribuer à répandre la se-

1. *Loc. cit.*, 126 (voyez plus haut, VI, p. 96, note 1).
2. Voyez plus haut, VII, p. 124, note 1.
3. *Loc. cit.*, 51.
4. *Ibid.*, 69.

mence d'or de ce système dans le monde entier, vu qu'elle doit contribuer au bien-être et à la bénédiction de l'humanité souffrante[1] ! »

Les ouvrages que nous venons de discuter n'épuisent pas la liste de ceux qui ont paru en 1891. Je veux indiquer ici et dans ce qui suivra la littérature toujours plus fournie sur Kneipp, en tant qu'elle paraît importante ou intéressante. Je cite donc : Walser : *La méthode de traitement naturel du curé Kneipp*[2]; Alphonse du Rhin : *Le livre du curé Kneipp*[3]; Geromiller : *Applications d'eau*[4]; Kannengieser[5]; Binder : *La cure Kneipp*[6]; puis les anonymes : *Koch par-ci, Kneipp par-là*[7], et *La méthode du traitement naturel du curé Kneipp*[8].

En 1892, Schmeltz, de Nice, dit dans une brochure que d'après son observation personnelle, le plus grand

1. *Loc. cit.*, 75.

2. Walser (Dr méd., médecin des Bains à Johannisbad, Schongau, station de cure d'air climatérique, Haute-Bavière). *La méthode de guérison naturelle du curé Kneipp. Emploi des facteurs de guérison physico-diététiques.* Schongau, Anderl, 1891.

3. Rhin (Alphonse du). *Le livre du curé Kneipp.* Sa vie et sa carrière comme pasteur et comme médecin. Avec une description de Wœrishofen et une liste de quelques succès curatifs intéressants. Muni d'un portrait sur acier de M. le curé Kneipp. Kempten, Kösel, 1891.

4. Geromiller (Louis, propriétaire de bains à Wœrishofen). *Applications d'eau, affusions, maillots et bains de vapeur d'après le curé Sébastien Kneipp.* Courte instruction pour l'administration pratique, exacte et juste des affusions, etc. Revu et approuvé par M. le curé Sébastien Kneipp. Avec 19 figures. Kaufleuren et Wœrishofen, Mayr (Schön), 1891.

5. Voyez plus haut, VII, p. 122, note 4.

6. Binder (Aloys). *La cure Kneipp.* Poésie sur l'eau pour les gens bien portants et les malades. Comme IIIe partie : « Voyage de M. Xavier à Wœrishofen », 6e édit. Munich, Buchholz et Werner, 1891.

7. *Koch par-ci, Kneipp par-là.* Réponse à la *Frankfurter Zeitung.* Par un philanthrope. Munich. Édité par les *Wörishofer Blätter.* L. Viereck, 1891.

8. *La méthode naturelle du curé Kneipp.* 5e édit. stéréotypée. Munich. Édition des *Wörishofer Blätter*, L. Viereck, 1891.

nombre des malades ont été améliorés et beaucoup guéris : « La suggestion a pu y contribuer chez les nerveux... »

« J'ai fait sur moi-même des expériences avec les applications, qui m'ont paru d'une grande simplicité[1]. »

Möser, dans une conférence intéressante faite en 1892[2], donne une courte appréciation sur quelques parties de la méthode Kneipp, et insiste principalement sur l'importance sociale de ce mouvement.

Baumgarten poursuit le même but dans son *Étude de vacances* (1892)[3]. »

Griebel (1892) parle avec le style bien connu et vraiment un peu diffus, propre à beaucoup de gens qui s'occupent des traitements naturels. Il fait ressortir le service qu'à rendu Kneipp en préconisant une manière de vivre naturelle, l'endurcissement, la simplicité, et il insiste sur la brièveté de ses applications d'eau[4].

Les *lettres de Wœrishofen* (1892) rapportent toutes sortes de cures heureuses et racontent d'une façon gaie la vie qu'on mène et ce qu'on fait en ce lieu[5].

1. SCHMELTZ (Dr, de Nice), *Sur une nouvelle méthode d'appliquer l'eau dans le traitement des maladies* (*Système Kneipp*). Nice, Imprimerie centrale, Barès, 1892. Préface.

2. MŒSER (Dr méd. H., médecin praticien). *Le mouvement de réforme sanitaire Kneipp et son importance sociale.* Conférence faite à Wœrishofen le 27 mars 1892. Munich. Pœssl.

3. BAUMGARTEN (Mgr Dr Paul M.). *Le système Kneipp a-t-il une importance sociale?* Étude de vacances, par un témoin oculaire. Mayence, Kirchheim, 1892. Frankfürter Zeitgemässe Broschüren. (Brochures contemporaines de Francfort.)

4. GRIEBEL (Charles, professeur de médication naturelle). *La juiverie dans la médication naturelle.* Avec une proposition pour s'en débarrasser et une critique des cures de Kühne et de Kneipp, Lichtenthal près Baden-Baden. Édité par l'auteur, 1892, p. 24 et suiv.

5. *Lettres de Wœrishofen.* Choses sérieuses et gaies sur la méthode hydrothérapique du curé Kneipp. Juillet 1892 à juin 1893. Par deux jeunes kneippistes. Édité par eux.

En 1892, se publie également l'excellent ouvrage de Schlichte[1] : *Kneipp et la science*. Cet auteur s'appuie sur ce qu'il a vu, étant donné qu'il a fait un long séjour d'études à Wœrishofen. Il s'est formé un jugement qui est en faveur de Kneipp, dont il dit : « C'est un empirique qui indique une série de points de vue fort dignes de considération. L'expérience prouve que son système guérit mieux que tout autre [1]. »

J'ai à mentionner à nouveau Krüche (1892)[2], qui déclare tout d'abord que Wright « se faisait couler sur le corps, d'un seul jet, au moyen d'un grand pot, de l'eau de mer froide[3]. » Or, c'est inexact; car voici comme s'exprime celui-ci : « On versa sur moi à la fois trois seaux d'eau salée[4]. » Krüche poursuit : « Sans doute, c'était la méthode attribuée par erreur au curé Kneipp... » C'est encore absolument faux, le « bucketing » de Wright-Currie est aux affusions Kneipp comme une chute d'eau violente par rapport à un petit ruisseau qui coule paisiblement dans une prairie.

A un autre endroit, le même auteur parle encore des arrosements en ces termes : « Ils redevinrent donc à la mode et très populaires. Cela est dû surtout, dans ces temps derniers, au curé Kneipp, qui les a empruntés à un mémoire de Sigismond Hahn, sur l'hydrothérapie. Cependant il a préconisé avec insistance leur emploi, souvent, à vrai dire, pour des cas mal appropriés[5]. C'est

1. Schlichte (Dr, chirurgien en chef et médecin d'hôpital, directeur et propriétaire de l'établissement hydrothérapique à Biberach-sur-Riss). *Kneipp et la science*, ou la cure d'eau de l'avenir prochain. Exposé intelligible pour tous du traitement hydrothérapique de Kneipp d'après les principes de la science. Kempten, Kösel, 1892, 6.

2. Comparez plus haut, 138 et suiv.

3. *Loc. cit.*, 9 (voyez plus haut, IV, 1, p. 34, note 6).

4. *Loc. cit.*, 274 (voyez plus haut, X, 7, p. 265, note 4).

5. *Loc. cit.*, 55.

une erreur de plus : Kneipp n'a pas connu Sigismond Hahn. Celui-ci parle bien d'arrosements en deux endroits dans sa *Psychrolusia vetus renovata*[1], mais sans s'étendre davantage sur ce genre d'applications.

Krüche n'a-t-il pas eu en vue le fils de cet hydropathe, le célèbre Jean Sigismond Hahn et son *Instruction de la force et des effets de l'eau fraîche*[2]? Or, dans cet ouvrage il n'y a pas un seul passage où il soit fait allusion, même de loin, à des affusions dans le sens de notre méthode.

Ainsi Krüche, d'ailleurs si érudit, traite Kneipp fort mal et d'une manière très inexacte au point de vue historique, ce qui ne l'empêche pas du reste d'admettre les affusions dans son arsenal thérapeutique. Car on trouve chez lui des arrosements de la nuque, du dos, du ventre, des genoux et, cinquièmement, des fesses[3]. L'auteur aurait pu se dispenser de cette dénomination un peu gaie. Cette application est mieux désignée et d'une manière plus esthétique dans son adversaire.

En résumé, on pourrait sans préjudice appréciable pour l'hydrothérapie moderne, négliger cette découverte à nouveau du système Kneipp.

Nous avons encore à citer les publications suivantes : Sandoz : *La santé pour tous*[4]; Walser : *Air et lumière*[5]. Hartmann : *Conférences populaires du curé Kneipp*[6].

1. HAHN (Dr Sigismond). *Psychrolusia vetus renovata, jam recocta.* L'eau froide prise en boisson et le bain froid, vieilles applications renouvelées. Schweidnitz, 1738, 31.

2. Voyez plus haut, II, p. 17, note 2.

3. *Loc. cit.*, 56 et suiv.

4. Voyez plus haut, VII, p. 124, note 3.

5. WALSER (Dr méd. M., médecin naturiste diplômé). *Air et lumière.* Bain d'air et lumière et bain de soleil. Étude. Munich. Édition des *Wörishofer Blätter*. Viereck, 1892.

6. HARTMANN (H.). *Conférences populaires du curé Kneipp sur ses*

Les cures Kneipp éclairées par la médecine naturelle[1]. *Conférences de Kneipp à Würzbourg*[2]. Bernardi : *Une nouvelle méthode combinée*[3]. *Succès de la méthode Kneipp*, par Gruber[4]. Volker[5], et *Contre Kneipp*[6].

La brochure de Tacke sur la paralysie spinale infantile (1892) est une contribution à l'étude scientifique de la méthode qui nous occupe[7].

Comme ouvrages de moindre valeur, datant de 1893, je cite Hofele : *L'œuf de Christophe Colomb*[8], et *Le curé Kneipp et sa cure d'eau*[9], faisant partie de la *Bibliothèque de l'Allemagne catholique*.

affusions, maillots, bains et lotions, avec un supplément, contenant : Instruction exacte pour l'emploi juste de la cure d'eau de Kneipp. Avec de nombreux dessins. Wœrishofen. Édité par l'auteur, 1892.

1. Voyez plus haut, VII, p. 130, note 1.

2. *Conférence de Mgr le curé Kneipp sur l'hygiène naturelle et l'endurcissement de l'humanité depuis l'enfance*. Faite à Wurzbourg, dans la grande salle du jardin de la place, le 31 mai 1892. D'après des notes sténographiques. 2e édit. Würzbourg, Bonitas-Bauer, 1892.

3. BERNARDI (Alphonse, écrivain hygiéniste). *Un nouveau procédé combiné, seul moyen de guérir vraiment la faiblesse nerveuse (neurasthénie)*. IIe partie. « Les plantes médicinales de Kneipp et leur emploi dans les diverses maladies, avec la préparation des tisanes, teintures, onguents, poudres et huiles. » Wœrishofen, Krause (pour la librairie : Müller, Wœrishofen). Sans date.

4. GRUBER (Jean, secrétaire du curé Kneipp). *Succès curatifs de Kneipp par correspondance. Cent histoires importantes de malades*. Avec un prologue de Mgr Kneipp. Recueil publié au bénéfice du Kinderasyl de Kneipp. Brixen, librairie de l'Association de la Presse politique catholique, 1892.

5. Voyez plus haut, VII, p. 125, note 6.

6. Voyez plus haut, VII, p. 127, note 1.

7. TACKE (Dr méd. Max). *La paralysie spinale infantile* (Polyomyélite antérieure aiguë), ses causes, sa nature et sa guérison. Kempten, Kösel, 1892.

8. HOFELE (Dr). *L'œuf de Christophe Colomb ou la quintessence de la cure Kneipp*. Doctrine d'hygiène et de médication naturelles pour le monde actuel. Stuttgart, Librairie d'éditions du sud de l'Allemagne (D. Ochs), 1893.

9. *Le curé Kneipp et sa cure d'eau*. Première livraison. Bibliothèque de l'Allemagne catholique. Paderborn, Schöning, 1893.

Ces armes doucereuses ont été du plus minime secours à la cause qu'elles défendent.

Puis, Pilgrim, revêtu de la robe du prophète, prédit l'avenir. Voici ce qu'il dit en substance : « Kneipp est apparu déjà vieux, expérimenté. Les médecins doivent mettre à l'épreuve sa doctrine. Les docteurs qui se sont attachés à lui ne sont pas blâmables; mais il y a des points obscurs. Kneipp une fois mort, le monopole de Wœrishofen s'éteindra[1]. »

Barwinski (1890)[2] mentionne les affusions et les recommande, sans indiquer d'où elles proviennent.

Chalybæus (1893) en parle comme il suit : « Les affusions, telles que les donne Kneipp, sont une nouveauté, en tant qu'employées méthodiquement. C'est pourquoi on y joint en général son nom, comme on dit : les compresses et les emmaillottements de Priessnitz. Peut-être s'était-on auparavant servi de l'arrosoir par occasion dans les établissements d'hydrothérapie. Mais ce n'était pas d'une façon absolument systématique[3]. »

Citons encore des publications d'un autre genre : les travaux de Hartmann[4], de Geigel[5], et une hygiène

1. Pilgrim (Theo). *La fin du curé Kneipp.* Avertissement. Berlin, Mœdebeck, 1893.

2. Barwinski (conseiller sanitaire, Dr médecin, directeur du « vieil » établissement hydrothérapique du Bad Elgersburg, en Thuringe). *Instruction pour le traitement hydropathique des maladies infectieuses aiguës*, avec une courte description des procédés nécessaires. Leipsick, Naumann, 1893.

3. *Loc. cit.*, 51 (voyez plus haut, VII, p. 120, note 3).

4. Hartmann (H.). *Conseils approuvés pour employer avec succès la cure d'eau Kneipp, avec un supplément contenant les plantes médicinales de ce système, et une instruction pour préparer les tisanes Kneipp, les teintures, les baumes, les huiles, les eaux capillaires, etc.* Wœrishofen et Türckheim, Müller, 1893.

5. Geigel (Dr Martin). *Valeur nutritive et action de la nourriture animale et végétale recommandée par le curé Kneipp.* Édité par l'auteur. Munich, 1893.

en vers intitulée : *La santé d'après le curé Kneipp*[1].

Sois anathème! Tel est le titre de l'ouvrage que Léopold Senefelder dédie aux amis et aux ennemis de Kneipp. Il s'adresse avec force au monde médical et lui demande d'examiner la méthode, de la mettre à l'essai et de lui prêter considération[2].

Une conférence que fit Kneipp le 12 septembre 1893 à Cologne donna lieu à une controverse dans la *Kölnische Volkszeitung*. La discussion ne manqua pas d'intérêt, car ces articles étaient dus à des docteurs. Niemann écrivit contre la méthode, Bergmann et Euteneuer la défendirent. Tous ces mémoires furent réunis en un petit volume intitulé : *Pour et contre Kneipp*[3]. J'y ajoutai, sous forme de seconde partie, le traité suivant : *Qu'est-ce que la méthode Kneipp? Jusqu'à quel point est-elle autorisée par la médecine?*

Niemann composa en outre cet ouvrage : *Critique de l'hydrothérapie à la mode*[4]. Il ne connaît ni Kneipp ni son système. Mais : « Calomniez, calomniez, dit-on, il en reste toujours quelque chose. » Il condamne donc son adversaire et tous ses collaborateurs, jetant le soupçon sur eux jusqu'à ce qu'il croie les avoir mis en déroute.

Sieffermann[5] a traduit en français l'ouvrage de Nie-

1. *Le corps sain, d'après le « Père Kneipp ». Doctrine hygiénique pour les jeunes et les vieux.* Poésie avec 8 gravures, 7e édit.. Kempten, Kösel. Sans indication d'auteur ni date.

2. SENFELDER (Dr Léopold, médecin praticien à Vienne). *Anathema esto?* Contribution au mouvement Kneipp. Dédié à tous les amis et aux ennemis de Kneipp. Kempten, Kösel, 1893.

3. Voyez plus haut, VII, p. 120, note 1.

4. NIEMANN (Dr méd. Clément, médecin praticien à Fürstenau en H.). *Kneipp et ses élèves médecins.* Critique de la nouvelle mode hydrothérapique et réponse au mémoire du Dr Baumgarten sur la reconnaissance de la méthode Kneipp par la médecine. Francfort-sur-le-Mein. Alt, 1894.

5. SIEFFERMANN (Dr, médecin directeur de l'établissement hydrothé-

mann. Et voilà scellé l'anéantissement de Kneipp!

J'ai répondu en son temps à cet auteur dans mon livre : *A quelques médecins qui critiquent la méthode Kneipp*[1]. Depuis lors, on n'a plus entendu parler de lui. Il paraît donc avoir épuisé toute la force de son génie dans ce livre, son premier-né. Quant à la nouvelle « méthode », elle ne s'est pas calmée le moins du monde. En dépit des avertissements de cet écrivain, les idées de Kneipp ont envahi de plus en plus et le nombre des médecins qui se font ses « élèves » a augmenté constamment. Mais, ô Niemann! Sysiphe aussi faisait un travail inutile!

Friedländer (1894)[2] estime que l'hydrothérapie ne doit rien à son nouveau prophète, dont les affusions sont absolument imparfaites. Ne pas s'essuyer recèle en soi un grand danger. Les guérisons obtenues à Wœrishofen s'expliquent par la suggestion.

Les *Remèdes naturels*[3] de Favrichon (1894) sont une petite pharmacie et un guide pour les affusions.

La cure d'eau de Kneipp améliorée, de l'abbé Neuens (1894)[4], a été discutée par Strietholt. Je me borne à reproduire quelques-unes de ses remarques : « Comment

rapique de Benfeld). *Kneipp et sa cure d'eau*, Étude critique. Strasbourg. Imprimerie strasbourgeoise, anc. Schultz et Cie, 1894.

1. BAUMGARTEN (Dr Alfred, médecin en chef des bains). A quelques critiques médicaux de la méthode Kneipp. Éclaircissement et explication. Premier supplément scientifique du *Centralblatt für das Kneipp'sche Heilverfahren*. Kaufbeuren, Borchert et Schmidt, 1894.

2. FRIEDLANDER. De la méthode du curé Kneipp. *Aertzl. Centralanzeiger*, 1894, nos 5 et 6.

3. FAVRICHON (J., pharmacien-chimiste). *Les remèdes naturels de M. le curé Kneipp*. Saint-Symphorien-de-Lay (Loire). Chez l'auteur, 1894.

4. NEUENS (O., directeur de l'établissement Kneipp à Limbourg, Belgique). *La cure d'eau*. Le système Kneipp expliqué et amélioré, et augmenté d'une médication par les plantes. Trèves. Imprimerie Paulinus, 1894.

ce livre remplit-il son but? Il est déjà dangereux en soi de donner des indications aux non-médecins pour se traiter eux-mêmes, et les écrivains qui font ce métier d'une façon aussi insuffisante que celui-ci ne peuvent que causer beaucoup de mal. » Il conclut : « C'est une chose caractéristique de voir Neuens se faire le « correcteur » de la doctrine de Kneipp. Il croit l'améliorer en y mêlant des remèdes qui procèdent d'autres méthodes naturelles : le massage, les bains de soleil, de vapeur au lit, de baignoires, etc. Schiller n'a-t-il pas dit : « Ce qu'on apprend aujourd'hui, demain on voudra le réapprendre, l'expliquer et le perfectionner? » Ah! que ces messieurs ont la cervelle étroite[1]! »

Nous inscrivons ensuite sur notre liste la *Contribution à la vérité*, de Ripper[2], puis les diverses publications de Wolf[3], le collaborateur de Geigel[4], Wag-

1. *Centralblatt für das Kneipp'sche Heilverfahren.* 1re année, 1894-1895, nos 15, 10.

2. Ripper (Jean). *Contribution à l'étude de la vérité.* Lettre ouverte, adressée à Mgr Sébastien Kneipp à Wœrishofen (du 4 octobre 1893). Freiwaldau. Blazek, 1893.

3. Wolf (Dr Georg, médecin praticien, directeur et propriétaire de l'établissement Kneipp, à Traunstein) et A. Geigel (Dr Martin). *Les causes de la faiblesse nerveuse (neurasthénie). Régime, manière de vivre et applications Kneipp douces dans la neurasthénie.* Édité par l'auteur. Sans date.

— (méd. prat., directeur-propriétaire de l'établissement Kneipp, de Traunstein), et Geigel (Dr Martin, Munich, Zweibrückenstr., no 2, 2e étage à droite). *Les médicaments populaires Kneipp, leur action, leur préparation et leur emploi.* Édité par l'auteur. Sans date.

— (médecin major, directeur-propriétaire de l'établissement Kneipp, de Traunstein. Haute-Bavière). *Le traitement plein de succès de Kneipp dans la goutte et les hémorroïdes, les maladies chroniques des reins, la pierre et la gravelle.* Édité par l'auteur. Sans date.

— (méd. prat., directeur-propriétaire de l'établissement Kneipp, de Traunstein), et Geigel (Dr Martin. Munich, Zweibrückenstr., no 2, 2e étage à droite). *Le traitement Kneipp des maladies des femmes.* Édité par l'auteur. Sans date.

4. Geigel (Dr Martin). *Le traitement des maladies de l'estomac et des*

ner[1], Schweitzer[2] et l'excellent atlas des plantes de *Ma cure d'eau*[3], sans nom d'auteur et en trois éditions très différentes. Une petite brochure que j'ai composée[4] a servi d'introduction au *Guide Kneipp*[5] de Russel. Il y a Sandoz[6] et la *Victime de la cure Kneipp*, de Stockmayer, suffisamment connue[7] et à laquelle réplique ce mémoire : *Deux mots à la double victime de la Cure Kneipp*[8]. Citons enfin l'exposé d'Oberdörfer, qui conseille de faire une statistique des insuccès du système Kneipp :

« Dans l'intérêt du corps médical et du bien public, il faudrait arrêter la réclame et le désordre qu'on fait avec des arrosements informes, baptisés du nom de *méthode*. Je prie en conséquence mes confrères de vouloir bien me communiquer les cas où une soi-disant *Cure Kneipp* a causé un préjudice direct incontestable. J'espère rassembler ainsi une série d'insuccès dus à ces affusions et pouvoir faire ressortir dans un tableau exact et net les

intestins d'après la méthode Kneipp, Wœrishofen, Hartmann, 1884.

1. Voyez plus haut, VII, p. 125, note 5.

2. SCHWEIZER (Louise-Marie). *Nouvelles conférences de Mgr Sébastien Kneipp*, curé et camérier secret du pape; recueil publié sur sa commission, 2e livraison, 1894, juin-juillet, avec une préface de Kneipp, Kaufbeuren et Wœrishofen, Schön (G. Mayr), 1894.

3. Atlas des plantes de *Ma cure d'eau* de Sébastien Kneipp, contenant la description des dessins de ces végétaux, ainsi que de plusieurs autres très employés parmi le peuple, édition II, impression en couleur, 5 édition, Kempten, Kösel, 1894.

4. BAUMGARTEN (Dr Alfred, médecin en chef des bains à Wœrishofen). *Où, quand et comment doit-on employer pour le mieux la cure Kneipp?* Brève instruction, impression à part du *Guide Kneipp*, Münster, Russel, 1894.

5. BAUMGARTEN (Dr Alfred, médecin en chef des bains à Wœrishofen). *Guide Kneipp*, description et dessin des établissements, avec une introduction : *Où quand et comment doit-on le mieux employer une cure Kneipp?* Münster en Westphalie, Russel, 1894.

6. Voyez plus haut, VII, p. 126, note 3.

7. Voyez plus haut, VII, p. 131, note 3.

8. SCHWEIZER (Louise-Marie). *Deux mots à la double victime de la cure Kneipp*, Kaufbeuren et Wœrishofen, Mayr (Schön), 1894.

ombres du système. On n'a entendu parler jusqu'ici que de guérisons miraculeuses. Je crois qu'on peut leur opposer autant de *cures* qui ont échoué. Je veux aussi soumettre à l'observation physiologique et à des mesures de température le phénomène de réaction que l'on indique, et voir s'il est réel[1]. »

Or, on n'a plus rien entendu dire de cette statistique, ni des expériences qu'annonce Oberdörfer.

Fischer admet la méthode en ces termes, extraits des *Blätter für klinische Hydrotherapie* : « Tout médecin familiarisé avec l'hydrothérapie sera heureux de voir l'empirique de Wœrishofen répandre dans le public des ouvrages qui, sous une forme naïve et facile à saisir, popularisent jusqu'à un certain point les applications d'eau[2]. »

Il y eut une épidémie de fièvre typhoïde au Kinderasyl en 1894-1895. Aussitôt de vives attaques se produisirent contre cet établissement. On n'oublia pas d'y comprendre Wœrishofen et la méthode.

La *Münchener medizinische Wochenschrift* imprima : « Le Kinderasyl a été fondé par le curé Kneipp dans des conditions hygiéniques à faire dresser les cheveux sur la tête. Aussi y règne-t-il une épidémie de fièvre typhoïde[3]. »

Le 6 août, le conseiller médical privé de Kerschensteiner, décédé depuis, vint inspecter cette « hygiène à faire dresser les cheveux ». Voici ce qu'il dit : « Nous n'avons rien constaté de défectueux au Kinderasyl et les enquêtes que l'on pourra faire dans la suite confirmeront ce résultat[4]. »

1. *Aertzlicher Central-Anzeiger* du 5 juillet 1894.
2. Fischer (Dr Barestelep) dans les *Blätter für klinische Hydrotherapie*, 1893, n° 10.
3. *Münchener Wochenschrift*, 42e année, 1895, n° 10, p. 230.
4. *Ibid.*, n° 33, p. 767.

Dans son numéro d'août, la *Münchener medizinische Wochenschrift* saisit un autre prétexte : l'autorisation qu'avait accordée le gouvernement de construire un hôpital de lupeux[1]. On sait que ce petit bâtiment reçut plus tard une autre destination.

Wittgenstein[2] (1895) écrit un mémoire sur les *Douches* (affusions), sans se préoccuper de faire aucune distinction entre ces applications. Il nous raconte qu'on s'est d'abord servi d'arrosoirs, puis qu'on a fait visser un tube en caoutchouc à une conduite d'eau. C'est fort exact ; il n'oublie qu'une chose : de prononcer le nom de Kneipp. Mais qu'importe[3] !

Ailleurs il déclare : « Si dans un autre passage nous faisons allusion à l'appréhension du public pour l'eau, ce reproche ne concerne nullement l'emploi des procédés par transpiration. C'est ce que l'on constate partout, qu'il s'agisse de malades ou de gens bien portants. Sous ce rapport, nous n'avons que des éloges à donner au génial bain de vapeur de siège, que nous devons à Kneipp. Peut-on exiger davantage ? »

Il n'est guère facile de démêler dans quel sens l'auteur a voulu s'exprimer.

L'année 1895 nous apporta une nouvelle preuve du mauvais vouloir des autorités autrichiennes. Voici ce que relatent les *Blätter für klinische Hydrotherapie* : « Pour l'usage de la méthode Kneipp dans les établissements hydrothérapiques, le ministère de l'intérieur,

1. *Ibid.*, n° 32, p. 767.
2. WITTGENSTEIN (Dr Albert, Cassel, anciennement médecin ordinaire à l'établissement hydrothérapique de Königsbrunn). *Traitement hydropathique des maladies chroniques internes dans la clientèle*, avec un exposé étendu des procédés appropriés, Leipsick, Naumann, 1895. p. 64 et suiv.
3. *Ibid.*, 71.

s'appuyant sur un rapport du Conseil supérieur d'hygiène, a pris la décision suivante, à propos d'un cas particulier : ce système n'est pas scientifique et ne repose point sur des principes rationnels. Il n'y a pas lieu par conséquent d'autoriser la construction de semblables édifices. Car l'emploi de ces procédés en certaines circonstances doit rester soumis à la libre appréciation du médecin. Ainsi, on ne peut accorder le bénéfice de la concession officielle[1]. »

Colling nous donna, en 1895, ses : *Dix commandements de la cure d'eau*[2], œuvre bien intentionnée, mais malheureuse, qui avait pour but très légitime de vulgariser la méthode.

De Bilguer fit paraître, en 1895, un *Manuel pratique*[3] fort diversement patronné.

Franke (1895) indique une opinion originale dans ses : *Blessures ouvertes*.

Il appelle le traitement de Wœrishofen un système dans le sens philosophique du mot et avertit qu'il ne sera pas éphémère : « Des mouvements aussi profondément persistants dans le peuple que la médecine naturelle et la doctrine Kneipp ne doivent pas être simplement passés sous silence par les autorités de notre pays[4]. »

1. *Blätter für klinische Hydrotherapie*, 5e année, 1895, n° 4, p. 95.

2. Colling (Antoine, président de l'Association Kneipp, à Passau). *Comment doit vivre l'homme civilisé?* Ire partie. *Les dix commandements de la cure d'eau. Le système Kneipp comme base la plus rationnelle et la plus naturelle de l'hygiène et de la thérapeutique*, exposé théorique et pratique, Passau, König, 1895.

3. Bilguer (de, directeur général de la Société de propagande de Wœrishofen, président honoraire de l'Association Kneipp de France). *Manuel pratique de la méthode Kneipp*, publication de la Société de propagande pour le système Kneipp, établie à Wœrishofen, sous le patronage de S. A. I. et R., l'archiduc Joseph d'Autriche, Valence, Imprimerie valentinoise, 1895.

4. Franke (Dr Charles, médecin spécialiste pour les maladies

L'*Augsburger Abendzeitung* et les *Münchener Neueste Nachrichten* publièrent, en 1895, quelques articles où la méthode était soumise à une critique malveillante; un de ces journaux avait été informé qu'on avait offert à Kneipp la chaire de pathologie et de thérapeutique de Fribourg en Suisse. Ces attaques ont déterminé une réfutation de ma part [1].

La comédie paya tribut cette année en jouant : *Une cure Kneipp* [2] sur un théâtre renommé.

Mme la doctoresse Korntheuer fit paraître un livre très utile sur la façon d'accommoder les mets [3]. En même temps, les arcanes de la cuisine du couvent de Wœrishofen furent dévoilés [4].

Leopold Winternitz argumente ainsi dans son mémoire : *La méthode Kneipp est-elle contraire à la science?* [5] : « On peut donc agir sur tout le système nerveux aussi bien par une affusion partielle que par une totale. Il n'y a que cette différence : dans la première, l'intensité du réflexe est moindre, vu qu'elle n'intéresse qu'une partie du corps. Mais pour obtenir un effet, il n'est pas nécessaire d'employer constamment les moyens violents, car, assez souvent, il suffit parfaitement d'applications plus douces. De plus, les affusions partielles ont l'avantage d'épargner la force de réaction des nerfs, sans porter

internes). *Blessures ouvertes*, impression à part des *Medizinischen Neuigkeiten für prakt. Aertzte*, 1895, nos 44, 45, 46, p. 1, 8.

1. *Razzia* dans le *Centralblatt für das Kneipps'che Heilverfahren*, 1re, année, 1894-1895, no 22, I; 2e année, 1895-96, no 8, 113 et suiv.

2. Remmo (L.). *Une cure Kneipp*, comédie en 3 actes, Kempten, Kösel, 1895.

3. Korntheuer (madame Dr, Christine List, femme de médecin praticien, Munich). *Livre de cuisine kneippiste*, 2e édition augmentée et améliorée, Donauwörth, Auer, 1895.

4. *Cuisine du couvent de Wœrishofen*, Brixen, 1895.

5. *Centralblatt*, 2e année, 1895-1896, no 19, 292 et suiv.

atteinte à l'action que l'on a en vue. Du reste, Kneipp fait également un usage considérable de l'affusion totale et de la douche fulgurante. Ses affusions, si ridiculisées par ceux qui rejettent leur principe physiologique, me semblent parfaites. Bien mieux, quand les préventions à l'égard du nom de « Kneipp » auront disparu, ces procédés enrichiront notablement le groupe de ceux qui sont dans l'usage courant[1]. »

Ladurner (1896), décédé depuis, s'exprime dans le même sens : « Un autre reproche des adversaires du traitement consiste à dire qu'il est trop uniforme et trop rude. Mais cette objection tombe, si l'on réfléchit qu'il permet, grâce aux applications totales et partielles, de régulariser la circulation et de stimuler la nutrition de la façon la mieux adaptée à chaque individu. Aucun autre procédé hydriatique connu n'y réussit aussi bien[2]. »

Voici qui est bien répondu, de la part de Strietholt (1896), à ceux qui s'offensent de ce que Kneipp ne soit pas médecin : « Si le vieil Hippocrate sortait de sa tombe, ces adversaires le stigmatiseraient du nom de guérisseur. Ils le trouveraient bien outrecuidant de répandre dans le monde sa science, patronnée par son génie, mais sans diplôme officiel tout-puissant[3]. »

Les *Eléments* de Guttmann (1897) sont curieux en ce que, ne connaissant rien de Kneipp, il croit néanmoins devoir recommander ses affusions, dont il a mal copié le nom dans Krüche, et qu'il baptise : « arrosements[4] ».

1. *Ibid.*, 295.
2. *Ibid.*, 345.
3. *Ibid.*, 3e année, 1896-1897, nos 1, 7.
4. *Loc. cit.*, 40 et suiv., voyez plus haut, IV, 2, p. 39, note 5.

La brochure intéressante de Kuhlmann date également de 1896. Son exposé sur la situation actuelle de la médecine classique par rapport à notre doctrine mérite d'être lu [1].

Joire, dans son *Manuel d'hygiène*, indique des règles « raisonnées scientifiquement d'après la méthode Kneipp [2] ».

Wiederhold (1896) cite dans sa brochure sur *La débilité nerveuse*, l'aphorisme célèbre de Kneipp : « L'engorgement est la principale cause des maladies. » Il ajoute simplement que ses cures miraculeuses sont dues au changement total de la façon de vivre du malade [3].

Le professeur Winternitz fit encore entendre sa voix cette année-là afin de porter un coup à Kneipp, qu'il déteste tant. Son mémoire est, du reste, fort digne d'être lu : *Sur la nécessité d'étudier l'hydrothérapie* [4] ».

1896 fut riche en publications de nature diverse. Je mentionne Okic [5], Waibel [6], Fidelis [7], Rabe [8], puis *Com-*

1. KUHLMANN (Dr méd. Henri, médecin praticien). *La méthode naturelle de Kneipp dans les maladies aiguës*, avec quelques notes marginales sur la situation de la médecine classique actuelle par rapport à cette doctrine, Hambourg, édité par l'auteur, 1896.

2. JOIRE (Dr P., médecin en chef de l'Institut hydrothérapique Kneipp de Lille). *Manuel d'hygiène*, raisonné scientifiquement d'après la méthode Kneipp, Paris, Lethielleux, 1896.

3. WIEDERHOLD (Dr). *La faiblesse nerveuse, sa nature et son traitement*, Wilhelmshœ, 1896.

4. *Blätter für klinische Hydrotherapie*, 6e année, 1896, n° 12, 217 et suiv.

5. OKIC (J., rédacteur des *Kneipp-Blätter*). *Les règles d'or hygiéniques de Kneipp*, Wœrishofen, Feichtinger, 1896.

6. WAIBEL (Vera). *Joyeuses histoires de kneippistes*, guérisons, tableaux et récits humoristiques intéressants, 3e édit., Wœrishofen, 1896, pas de nom d'éditeur.

7. Voyez plus haut, VII, p. 126, note 1.

8. RABE (Marino, A.-A.). *C'est dans l'eau qu'est le salut*, pièce allégorique en 1 acte, jouée à l'occasion du 75e anniversaire de la naissance de M. le prélat Sébastien Kneipp, Wœrishofen, Arnold, librairie Müller, 1896.

ment doit-on faire du Kneipp, par le Dr Baur[1], et l'infâme libelle *La joyeuse station*[2]; enfin trois petits mémoires de moi-même[3].

La charge intitulée : *Médecins kneippistes*, à laquelle se prêta la *Deutsche medizinische Wochenschrift*, est d'un genre gai[4]. Cette sortie m'a fourni l'occasion de publier une petite brochure : *Où est le défaut*? La plus grande partie de ce travail est consacrée à la discussion des annonces de toute espèce et d'une valeur douteuse, qui se trouvent dans le même numéro de ce journal, auquel je renvoie ses attaques[5].

Il est d'un haut intérêt d'examiner la façon dont la méthode Kneipp fut traitée le 22 décembre 1896 à la Chambre des seigneurs autrichienne[6].

Le comte Zedwitz avait fait une proposition en vue d'instituer des chaires d'hydrothérapie. A cette occasion, il avait mentionné les services rendus par Kneipp à cet art. Le rapporteur, décédé depuis, le professeur conseiller aulique Albert, procura à cette motion un enterrement de première classe. Car il s'était aperçu qu'elle avait une

1. Baur (Dr méd., directeur médical de l'établissement Kneipp de Schwab-Gmünd). Scharpf et Kraus, 1896.

2. Voyez plus haut, VII, p. 133, note 1.

3. Baumgarten (Dr). *Cahiers détachés sur l'emploi de la méthode Kneipp à la maison*, I, courte instruction sur les premiers soins à donner dans les cas de petits accidents, 2e édit., Kaufbeuren, Borchert et Schmidt, 1896. *Le Kinderasyl de Wœrishofen*, son installation. Compte rendu sur l'année 1895, fait d'après des pièces officielles, Kaufbeuren, Borchert et Schmid, 1896. *Conférences populaires*, livraisons I-4, 1898, Kaufbeuren, Borchert et Schmid, 1895-1898.

4. *Deutsche medizinische Wochenschrift*, 22e année, no 52, 846.

5. Baumgarten (Dr méd., Alfred, médecin praticien à Wœrishofen). *Où est le défaut?* Faits regrettables dans le domaine médical. Dédié aux assistants du IVe Congrès de l'Association kneippiste universelle, Kaufbeuren, Borchert et Schmid, 1897.

6. *Comptes rendus sténographiques de la Chambre des seigneurs autrichienne*, XIe session, 86, séance du 22 décembre 1896.

raison humanitaire, et il démontra que le besoin de cette création ne se faisait nullement sentir. La Chambre se rangea à son avis, ce qui est assez étonnant.

L'année où est mort Kneipp (1897) est celle où l'on a le plus parlé et écrit sur lui. Presque tous les journaux firent un article nécrologique à son sujet. Bien que la critique ait été assez mal disposée en sa faveur, néanmoins on n'exprima, pour ainsi dire, aucune parole dure à propos de son caractère.

Faisons ressortir comme il convient que, dans la séance du 18 juin 1897, le bourgmestre de Vienne jugea opportun de célébrer sa mémoire en termes très honorables.

Toutes ces nécrologies furent réunies pour la première fois en une biographie portant ce titre : *Le père Kneipp*, par Justus Verus, pseudonyme du libraire éditeur J. Huber, de Kempten. Il publia le récit de la vie du défunt en deux éditions, dont une grande et une petite [1].

Schmidt, le meilleur ami de Kneipp, s'empressa aussi de venir déposer des pages commémoratives sur sa tombe [2]. En outre, parurent : *La vie, la maladie et la mort du curé Kneipp*, par un anonyme [3], puis un ouvrage de moindre valeur, de du Rhin [4], et un livre de cuisine de Mme Agathe Haggenmiller, qui est bien le meil-

1. Verus (Justus). *Le père Kneipp, sa vie et sa pratique*, avec un supplément sur les derniers jours de son existence, sur les fêtes de ses funérailles et sur l'avenir de Wœrishofen, Kempten, Kösel, 1897.

2. Voyez plus haut, VII, p. 141, note 2.

3. *Vie du curé Kneipp, sa maladie et sa mort*, Wœrishofen, Vogelsang, 1897, sans indication d'auteur.

4. Rhin (A. du). *La maladie de notre temps. Consolations et conseils pour toutes les personnes atteintes d'affections nerveuses*, avec un bref parallèle entre la méthode de Kneipp et celle de Kühne, 4e édition augmentée, Kempten, Kösel, 1897.

leur de ceux que nous possédions[1]. Citons encore un travail fait avec soin, *L'hygiène alimentaire*, de Favrichon[2] et des *Anecdotes sur Kneipp*, par Vera Waibel[3], enfin la rude attaque de Müller.

Ce médecin de Munich, spécialiste pour les maladies nerveuses, résume en six propositions son opinion sur la méthode Kneipp :

1° Il est regrettable que l'éducation scientifique des non-médecins ou des docteurs qui sont sous leur dépendance, soit arrêtée dans son libre développement ;

2° Nous ne voulons rien avoir de commun avec les partisans de ce système naturel. Nous les excluons de nos réunions, non par crainte qu'ils s'élèvent au-dessus de nous, mais par considération pour nous-mêmes ;

3° Nous protestons contre la façon dont on procède avec les malades au lieu central de la méthode, et nous reprochons à ses adhérents de ne pas pouvoir individualiser. Nous invoquons la protection de la loi contre les monstruosités qui menacent la santé et la vie de nos semblables ;

4° Nous signalons comme une erreur de rapporter à Kneipp la vulgarisation de l'hydrothérapie. Car c'est l'œuvre de Winternitz ;

5° Enfin, nous demandons instamment que cet art

1. Haggenmiller (Mme Agathe). *La cuisine de Wœrishofen. Livre de cuisine kneippiste, fait après dix ans d'expériences selon les prescriptions et les conférences de Mgr Sébastien Kneipp*, Wœrishofen, Haggenmiller et pour la librairie, Hartmann, 1897.

2. Favrichon (J.). *L'hygiène alimentaire. Traitement des maladies par l'alimentation. Cures végétales. Recettes de cuisine*, avec une préface de Mgr Kneipp, 8e édition, Paris, 10, rue Cassette, Lethielleux, 1897.

3. Waibel (Vera). *Anecdotes et propos du curé Kneipp*, 5e édition, Wœrishofen, édité par l'auteur, 1897.

soit introduit dans la médecine comme matière d'enseignement et d'examen ;

6° Nous dédaignons les attaques des élèves de Kneipp et du maître lui-même; car nous ne combattons qu'à armes égales[1].

J'ai riposté à cet assaut dans le *Centralblatt fur das Kneipp'sche Heilverfahren*, sous ce titre : *Réponse*[2].

J'ai déjà signalé ailleurs les expressions inconvenantes de von Bergmann[3].

Puis parut, au commencement de 1898, mon étude biographique : *Sébastien Kneipp*[4].

Le Dr Thiermann (1898) entreprend la réforme de la méthode Kneipp, avec les préceptes de laquelle il croit ne pas pouvoir s'accorder. « Il ne me restait donc plus », dit-il dans son introduction, « qu'à puiser dans mon propre fonds et à composer avec les éléments de cette cure un système capable de répondre à de très hautes exigences[5]. »

Ses modifications consistent essentiellement en ce qu'il alterne les applications, donnant, par succession immédiate, des affusions chaudes et froides. Puis il indique quelques nouvelles façons d'employer l'eau, avec des formules pour chacune[6]. C'est à la soi-disant affusion du siège qu'il paraît attribuer le plus de valeur, car il dit : « Ma meilleure affusion, celle du siège avec alternative[7]. »

1. *Monatschrift für praktische Balneologie*, 3e année, 1897, n° 4.
2. *Centralblatt*, 4e année, 1897-1898, nos 2, 17 et suiv.
3. Voyez plus haut, VII, p. 132, note 1.
4. Voyez plus haut, VII, p. 107, note 1.
5. THIERMANN (Dr méd.). *La réforme de la méthode Kneipp. Cure réformée de bains alternatifs avec une instruction pour reconnaître et guérir les maladies les plus fréquentes et les plus importantes*, Strasbourg en Alsace, Bermühler, 1898, préface II.
6. *Ibid.*, 23 et suiv.
7. *Ibid.*, 40 et suiv.

Le charlatanisme de la cure Kneipp, tel est le titre d'une production littéraire d'Adolphe Boneberger (1898), propriétaire de l'établissement de traitement de « Mayenbad », à Mindelheim. Il nous montre les « erreurs et les contradictions » du système Kneipp, nous parle de la foi dans les remèdes autrefois et aujourd'hui, et fonde « la médecine de l'avenir[1] ».

Puis l'auteur étale tout ce qu'il peut savoir et ajoute : « Quand notre Kurhaus de « Mayenbad » sera plus connu, mon but sera atteint[2]. »

Après nous avoir ouvert si maladroitement son cœur, il ne peut plus guère impressionner le lecteur par ces deux propositions : « Il n'existe aucun établissement hydrothérapique dans l'univers entier où l'on ait fait mourir prématurément autant de monde qu'à Wœrishofen[3]. »

A propos des bâtiments construits en ce lieu, tels que le Kinderasyl, le Kneippianum, le Kurhaus, il déclare que Kneipp « était atteint de la folie des grandeurs. Afin de la satisfaire, il a gaspillé dans son immense aveuglement des sommes énormes pour assurer d'une façon durable sa glorification personnelle et réaliser ses plans ambitieux et maladifs. Mais il est tout à fait inexcusable d'avoir dépouillé et laissé dépouiller de cet argent, directement et indirectement, le monde qui venait se faire soigner par lui[4]. »

1. Boneberger (pharmacien, Adolphe, propriétaire de l'établissement de traitement naturel de Mayenbad, à Mindelheim, Bavière. *Le charlatanisme de la cure Kneipp. Erreurs et contradictions du système Kneipp. La superstition des remèdes dans le passé et le présent. L'art médical de l'avenir*, édité par l'auteur, 1898.

2. *Ibid.*, introduction III.

3. *Ibid.*, 97.

4. *Ibid.*, 102.

J'imagine que ces échantillons suffisent pour permettre de juger cette « œuvre ».

Puis a paru le même année la *Biographie de Priessnitz*, par Philo vom Walde[1], qui attaque Kneipp de la manière la plus vive.

Ma réponse se trouve dans les articles du *Centralblatt* intitulés : *Suum cuique*[2].

Schweninger (1898) adopte une attitude sympathique à l'égard du traitement. Une causerie médicale ayant eu lieu en 1898 dans la grande salle du Palais des Architectes, à Berlin, il s'y exprima ainsi sur cette question : « Que pensez-vous de la pratique du curé Kneipp? » : « N'eût-il obtenu que de faire laver leurs pieds aux paysans, c'eût été déjà beaucoup. Quel dommage qu'il n'ait pas été docteur! Il eût été un excellent médecin; car il était rempli d'humanité[3]. »

Le professeur Dr Samuel (1898), décédé depuis, met au nombre des « sectes médicales » les partisans du système. « Parmi la multitude des méthodes naturelles de toute espèce qui existent à notre époque, et qui diffèrent peu les unes des autres, il n'y a pas lieu d'attribuer une mention spéciale à ce traitement, sinon en ce qu'il a attiré l'attention bien plus que toutes les tentatives analogues. En outre, certaines particularités lui ont donné une popularité à part[4]. » D'ailleurs, le petit mémoire de Samuel ne nous apprend absolument rien. Il nous laisse l'impression que la marche nu pieds et le port des sandales en ont imposé de façon prépondérante

1. Voyez plus haut, IV, I, p. 38, note 1.

2. *Centralblatt für das Kneipp'sche Heilverfahren*, 6e année, 1899-1900, p. 25, 41, 49.

3. *Norddeutsche Allgemeine Zeitung*, no 18, v. 22 janvier 1898.

4. SAMUEL (prof. Dr S., à Königsberg en Prusse) *Sectes médicales*, Berlin, Vienne, Urban et Schwarzenberg, 1898, p. 743.

à l'auteur. Nous n'y notons pas la moindre trace d'une discussion ou d'une critique approfondies sur ce qui constitue la méthode Kneipp dans son essence.

Chalybaeus me prend encore une fois à partie dans un article qu'il intitule : *La façon dont les médecins kneippistes traitent leurs malades*[1]. Okic fournit cette intéressante chronique : *Sept années à Wœrishofen*[2]. Wieland fait un mémoire sur la préparation, l'emploi et les effets des plantes de la cure Kneipp[3].

Puis l'entourage de Winternitz saisit une fois de plus l'occasion d'entraîner son maître dans la lutte. Celui-ci ayant écrit l'article : « Cure Kneipp » pour l'Encyclopédie thérapeutique, ses amis le firent imprimer dans le numéro de septembre 1898 des *Blätter für klinische Hydrotherapie*[4].

En octobre de la même année, j'eus occasion de répondre à cet auteur dans un mémoire intitulé : *Encore un critique de la méthode Kneipp*[5]. Mais je désire ajouter ici quelques mots. Voici ce que dit Winternitz :

« Il n'y a de nouveau dans le système de Kneipp que d'ignorer complètement tous ses prédécesseurs, par exemple Priessnitz, dont il ne prononce même pas le nom. Cette omission est la seule chose qui fasse que ces deux traitements diffèrent. »

1. Chalybaeus (Dr méd. Th.). *Correspondenzblatt der ärtztlichen Kreis-und Bezirksvereine im königreich Sachsen*, propriété de la Caisse des retraites médicales à Leipsick, édité avec la collaboration du Comité de l'association, vol. LXIV, nº 2, 15 janvier 1898.

2. Okic (rédacteur des *Kneipp-Blätter*). *Sept années à Wœrishofen*, Wœrishofen, Pompejus, 1898.

3. Wieland (Grégoire). *Les tisanes du curé Sébastien Kneipp. Leur préparation, leur emploi et leur effet dans les diverses maladies*, avec une courte biographie de M. le curé Kneipp, 10e édition, Würzbourg, Göbel, 1898.

4. *Blätter für klinische Hydrotherapie*, 1898, numéro de septembre.

5. *Centralblatt*, 5e année, 1898-1899, 210 et suiv.

C'est une erreur, car, dans l'introduction de : *Vivez ainsi*, se trouve en toutes lettres le nom de Priessnitz. De plus, tous ceux qui ont connu Kneipp savent qu'il indiquait volontiers l'Instruction de Hahn comme étant le livre qui l'a déterminé à faire de l'hydrothérapie. Dans la première édition de : *Ma cure d'eau*, il y fait nettement allusion, et cela dans un passage très en vue.

Notons encore cette proposition : « Ce n'est pas un bien grand service à rendre que d'imaginer des centaines de combinaisons et d'applications pour produire l'excitation terminale et mécanique. On connaît et on utilise depuis longtemps des modes d'emploi de l'eau dont la technique est due surtout à Priessnitz, et dont l'action a été étudiée par des expériences scientifiques. Leur donner des noms baroques n'est nullement faire une nouvelle méthode. » Et plus loin : « On a déjà montré de divers côtés qu'il n'y a en somme pas d'idée nouvelle dans le traitement Kneipp. »

Mais qui donc a fourni cette preuve? Ce ne pourrait être que Winternitz, le « Maître », comme ses élèves le nomment, ou le « père de l'hydrothérapie moderne », suivant l'expression de Simon Baruch. Car c'est à lui que devrait revenir l'honneur d'apprécier à sa juste valeur une découverte comme le système Kneipp. Cela aurait plus de portée que des attaques superficielles se terminant par un *ceterum censeo* revenant avec une persistance fatigante, ce qui en diminue beaucoup l'effet et fait soupçonner de l'hostilité. Y a-t-il simple concurrence scientifique, ou bien.....?

Ce qui donne beaucoup d'importance à la position prise par Winternitz, c'est que ses jugements sont considérés comme des dogmes par ses élèves et ses partisans jurés, et, bien plus, par des cliniciens de grande valeur,

Curschmann, Birch-Hirschfeld, etc. Ils adoptent ses opinions sans examen, bien loin de les contrôler ou de les contredire.

La vérité sur Kneipp, tel est le titre d'une brochure de Philo vom Walde (1899). Le sous-titre porte : *Un mot de justification.* Cet ouvrage est une réponse à l'article déjà cité : *Suum cuique.* Mais il ne contient qu'une série confuse d'attaques contre Kneipp. L'intérêt du livre n'est guère augmenté par des méchancetés raffinées dirigées contre moi[1].

La brochure d'Alexander (1899), contre les guérisseurs, a remporté un prix. Il croit, lui aussi, devoir dissiper les « erreurs de l'école kneippiste[2] ».

Faisons-lui remarquer qu'il parle de ce traitement comme les aveugles des couleurs. Car il n'a rien vu du tout par lui-même. Il croit montrer de l'esprit parce qu'il a quelques aphorismes superficiels, mais ses plaisanteries à propos d'argile sont puériles et de mauvais goût[3].

Voici des propositions à noter : « Un rhumatisant auquel on prescrit la marche nu-pieds est exposé à contracter une inflammation cardiaque. Un malade atteint d'une affection pulmonaire peut avoir une hémor-

1. Philo vom Walde. *La vérité sur Kneipp. Un mot de défense*, Freiwaldau, Blazek, 1899.

2. Alexander (Dr méd., Charles, Breslau). *La vraie et la fausse médecine. Un mot d'éclaircissement sur la valeur de la médecine scientifique en face du danger qu'offrent les guérisseurs.* Mémoire couronné par la Chambre des médecins pour la province de Brandebourg et le cercle de la ville de Berlin, Berlin, Reimer, 1999.

3. *Ibid.* « Quand une pièce de bétail s'est fait une blessure par suite d'une chute ou d'un coup, le paysan de l'Allgau mélange de l'argile ordinaire avec un peu de vinaigre et d'eau, et en enduit la blessure. Eh bien, l'école Kneipp a transporté aux baigneurs ce traitement usité pour le bétail. Elle l'emploie contre le lupus et d'autres maladies de la peau. »

ragie si on lui applique une affusion supérieure. Un cardiopathique peut mourir s'il prend un bain froid[1]! » Quel don d'observation pénétrant et distingué!

Puis, cet écrivain nous réserve en guise de transition l'histoire du médecin sans l'être. Or, on trouve partout des gens qui se donnent des titres auxquels ils n'ont pas droit. Mais investir régulièrement du grade de docteur quelqu'un qui ne possède pas la moindre notion de médecine, c'est ce qui se vit autrefois à Heidelberg. Alexander eût mieux agi de laisser de côté cet argument[2].

Il fait preuve de mauvaise éducation lorsqu'il tient ce langage violent dans une œuvre qui fut couronnée : « La vraie médecine naturelle est la scientifique, qui n'a pas à sa solde une bande noire de guérisseurs dont elle soit fière. Quelques affusions froides et quelques compresses données au hasard, des méthodes dérobées à d'antiques livres de médecine, point de critique et beaucoup de réclame, voilà tout ce que ceux-ci ont à leur actif pour traiter des maladies qu'ils ne connaissent pas[3]. » Ces paroles mériteraient d'être poursuivies en justice. Ce ton de cabaret mal famé ne convient pas à des hommes sérieux qui se sentent capables de juger les autres.

Comme publications moins importantes, citons encore celles de Sergius Paulus[4] et de Baur[5]. Nous avons déjà

1. *Ibid.*, 26.
2. *Ibid.*, 27.
3. *Ibid.*, 4 et suiv.
4. Sergius (Paul). *Sébastien Kneipp comme curé de Wœrishofen et rénovateur de son église. Fleur d'amour déposée au nom de ses paroissiens et de ses partisans sur la tombe récente de Kneipp*, Wœrishofen et Kaufbeuren, P. Schön, 1899.
5. Baur (Dr méd. A., médecin praticien à Schwäb-Gmünd). *Les décoctions de paille d'avoine, de fleurs de foin, de prêle et d'écorce de chêne, et leur emploi thérapeutique*, Kempten, Kösel, 1899.

apprécié ailleurs les déclarations fort importantes de Sarason[1].

Voici la liste des journaux qui se publient sur la méthode Kneipp: Le *Centralblatt für das Kneipp'sche Heilverfahren*. Le *Wörishofener Kuranzeiger*. Le *Central-Anzeiger* de Hartmann. Ceux-ci sont plus récents : *Die Kneipp-Kur*, à Wörishofen; les *Wörishofer Blätter*, à Munich; les *Kneippblätter*, à Donauwœrth; le *Kneippbund*, à Berlin, le *Natur-Artzt*, à Vienne; le *Kneipp-Bund*, à Linz; le *Kneipp-Blatt*, en Bohême; les *Kneipp-Blätter* d'Amérique, en allemand et en anglais; la *Revue générale*, à Paris; l'*Echo Kneipp*, à Lyon. *Le Kneippiste Belge* (ne paraît plus). *La Reforma*, en allemand et en espagnol, Buenos-Ayres. Il y a le : *Maanblad voor Koudwater-Geneeskunde voor Noord- en Zuid-Nederland*, à Haarlem (Hollande), et à Berne : *L'Hygiène*.

Nous avons à examiner un peu plus longuement deux exposés sur la méthode Kneipp. Ils sont remarquables à cause de leurs auteurs et des circonstances dans lesquelles ils ont été faits. C'est d'abord le professeur Curschmann, de Leipzig, qui s'occupe de Kneipp dans son discours du centenaire de la clinique médicale en mars 1899[1].

Il va de soi qu'il n'est pas favorable à celui-ci. Mais il émet quelques prétentions à l'exactitude. Je suis convaincu que s'il avait étudié la question d'une manière plus personnelle et avait voulu se munir de preuves, il aurait abouti à d'autres conclusions.

Voici ce qu'il dit : En tant qu'homme habile dans

1. Voyez plus haut, II, p. 126, note 4.
2. *Deutsche medizinische Wochenschrift*, 26e année, 1900, nos 49, 797 et suiv.

l'art de guérir, Kneipp n'occupe, spécialement au point de vue des conceptions et des méthodes, qu'un rang bien inférieur à Priessnitz.

Il n'a introduit en hydrothérapie aucune manœuvre nouvelle qui mérite d'être signalée. Ses procédés les plus célèbres, que l'on vante comme particulièrement originaux, se trouvent déjà, plus ou moins perfectionnés, chez les anciens hydropathes, les Hahn, Currie, etc. Priessnitz, lui aussi, avait inauguré les fameuses affusions, les demi-bains, la coutume de ne pas s'essuyer ou de se laisser sécher à l'air et la marche nu-pieds dans le gazon humide. Kneipp a des connaissances médicales absolument déplorables. Ses vues sur le régime sont insuffisantes et bornées. Ses plantes et ses remèdes, par lesquels il a manifestement cherché à l'emporter sur Priessnitz, trop exclusif, n'offrent rien de nouveau et sont tout aussi misérables. Tout berger, toute bonne femme, lui font ici belle concurrence : tels des médecins kneippistes qui désavoueraient les « fleurs de foin » et le « fouille régulateur » de leur seigneur et maître! Si l'art médical a pu emprunter bien des méthodes et des manœuvres à l'excellent technicien balnéaire Priessnitz, à ce point de vue en revanche il n'a pour ainsi dire rien appris de nouveau de Kneipp dont les procédés sont dépassés de beaucoup par l'hydrothérapie scientifique moderne (Winternitz, Brand, de Ziemssen, Runge, etc.). Ils ne dureront pas plus que l'influence personnelle du défunt, du moins sous leur forme actuelle. Pourquoi des docteurs formés dans les Universités sont-ils devenus les partisans rigoureux de cette méthode, c'est une question insoluble au point de vue scientifique; car ils pouvaient avoir mieux. Kneipp, comme Priessnitz, a eu le mérite involontaire de forcer le public et les médecins à prêter plus d'attention à l'hydrothérapie[1]. »

Curschmann serait le premier à prouver que Kneipp n'a rien innové et que les affusions sont indiquées dans les Hahn, Currie et Priessnitz. Car une étude approfondie de cette question m'a montré qu'il n'y a rien ou presque rien dans toute la littérature sur les bains en chute qui puisse servir d'appui à ses assertions. Peut-être, en nous donnant ses propsres ources, pourra-t-il justifier cette opinion toujours intéressante, bien qu'elle ne soit pas nouvelle.

Nous voyons comment il s'entend à juger les procédés, lorsqu'il dit : « Ne pas s'essuyer ou se laisser sécher à l'air. » Il met donc ces deux modes de traitement sur un même plan. Or, nous, spécialistes, y voyons une grande différence. En ce qui concerne la première de ces pratiques, elle n'a nullement été mise en usage par Priessnitz. Celle de se laisser sécher à l'air n'a été introduite au Gräfenberg que plus tard, par Rausse.

Curschmann dit que les connaissances médicales de Kneipp sont absolument déplorables, que ses vues à propos du régime sont insuffisantes et bornées, que ses plantes et ses remèdes sont misérables. On s'attendrait peut-être à ce qu'il fournisse ne fût-ce que l'ombre d'une preuve à l'appui de ce jugement qui annihile celui qu'il combat. Or, il est impossible d'admettre comme raison qu'il a lu cela en passant dans la biographie de Priessnitz par Philo vom Walde ou dans un des articles haineux du professeur Winternitz. Il ne suffit pas, pour se justifier d'une omission aussi grave et se dispenser de toute démonstration, d'alléguer un titre de professeur ; car un : *Roma locuta, causa finita* n'est pas assez

1. *Ibid.*, 798 et suiv.

substantiel pour l'auditeur ou le lecteur supposés trop crédules.

Enfin Curschmann prétend que c'est une question insoluble au point de vue scientifique, de savoir pourquoi des médecins se sont attachés à la méthode dont nous nous occupons. Je lui répondrai que plus on étudie l'hydrothérapie d'une façon raisonnée, plus on juge qu'elle doit ou devra adopter les points de vue nouveaux indiqués par Kneipp, ceci dit principalement pour l'école de Winternitz.

Cet exposé fait donc une impression singulière. La force des affirmations tranche nettement sur l'insuffisance des preuves. Je songe involontairement à cette phrase du professeur Emmerich à l'adresse de Curschmann dans la discussion sur la fièvre typhoïde du czar : « Il assume une grande responsabilité en lançant dans le monde des assertions non démontrées et d'une très grande portée[1]. » Je somme donc M. le professeur Curschmann de faire voir :

1° Que Kneipp a emprunté ses affusions à Hahn, Currie ou Priessnitz ;

2° Que l'on retrouve dans ses écrits la doctrine de Priessnitz trait pour trait ;

3° Qu'il n'a presque rien innové dans la technique.

Si cette preuve n'est pas apportée, j'aurai le droit d'appliquer à mon adversaire les paroles par lesquelles il cherche à réduire son contradicteur au silence dans le débat dont nous avons parlé : « Si M. Emmerich ne peut fournir cette démonstration, le reproche que je lui fais d'avoir agi d'une façon peu convenable et malicieuse subsistera[2]. »

1. *Münchener Neueste Nachrichten*, 53e année, 1900, n° 541.
2. *Ibid.*, n° 567.

En septembre de la même année, le professeur de médecine interne, décédé depuis, Birch-Hirschfeld d'Heidelberg, s'est également exprimé sur Kneipp au Congrès des naturalistes à Munich. Sa conférence, très intéressante, porte ce titre : « La science et la médecine[1]. » Voici le passage en question : « L'eau a été employée aussi dans un but thérapeutique. Ce sont les médecins qui ont les premiers fait de ce procédé une méthode complète. Nous renvoyons, pour plus ample informé, à l'ouvrage que vient de faire paraître Winternitz sur le docteur hydropathe silésien Hahn, très connu en son temps. Son compatriote, le paysan Priessnitz auquel on attribue si souvent d'avoir inventé l'hydrothérapie, lui doit sans nul doute les éléments de sa méthode. Quant au curé Kneipp, il n'a introduit dans la technique de cet art aucun perfectionnement essentiel. Nous ne voulons cependant pas contester que ces deux personnages n'aient fait une propagande opiniâtre, quoique exclusive, en faveur des vertus curatives de l'eau[2]. »

On voit reproduire ici les opinions de Winternitz, sous une forme, il est vrai, modérée.

Il semble que Birch-Hirschfeld veuille s'excuser d'avoir porté ce jugement, lorsqu'il dit à un autre endroit : « Il est évidemment indifférent en principe d'employer les plantes elles-mêmes en infusions, comme le font le curé Kneipp et d'autres soi-disant médecins naturistes,

1. *Transactions de la Société des naturalistes et médecins allemands*, LXXIe Congrès à Munich, 17-23 septembre 1899, publiées par Albert Wangerin, chargé de cette commission par le Comité et les directeurs des affaires. 1re partie, séances générales et publiques de l'Association principale des naturalistes et des médecins, Leipsick, Vogel, 1899, 79 et suiv. *Science et art médicaux*.

2. *Ibid.*, 87.

ou bien les substances actives isolées par la chimie[1]. »

Cette manière de voir est juste en partie. Mais il faut tenir compte des végétaux qu'on utilise. Car on sait que leur habitat n'est pas indifférent. Entre ceux qui proviennent de régions alpines ou subalpines et d'autres qui ont poussé dans les jardins d'Erfurt ou de Halle, il y la même différence qu'entre tel ou tel vin ou tabac. Une substance préparée par synthèse normale ne supportera jamais une comparaison sérieuse avec un produit naturel. Car il entre en jeu certains impondérables que la chimie ne peut introduire dans ses créations.

Matthes (1900) fait cette remarque dans son *Traité élémentaire d'hydrothérapie clinique* : « On ne peut dire que les nouvelles réformes comme celles du curé Kneipp ou des médecins naturistes aient considérablement amélioré la technique de Winternitz[2]. »

Il dit à propos des affusions : « Il va de soi qu'elles peuvent être employées comme applications partielles. L'auteur de ce système a jugé nécessaire, comme on sait, de leur donner des noms divers, tels qu'affusion des genoux, dorsale, inférieure et supérieure[3]. »

Kleinschrod parle de Priessnitz et de Kneipp dans les *Wörishofer Blätter*. Son style est spirituel et bien tourné. Il saisit habilement les points saillants et les traite avec science et érudition. Son paragraphe de conclusion est trop caractéristique pour que je le passe sous silence : « Voilà ce dont un critique, le pseudonyme

1. *Ibid.*, 89.
2. Matthes (Dr Max, professeur et directeur de la policlinique médicale à l'Université d'Iéna). *Manuel d'hydrothérapie clinique*, pour les étudiants et les médecins, avec la collaboration du médecin-major Dr Paul Cammert, du privat-docent Dr Ernest Hertel et du professeur Dr Félix Skutsch, 55 dessins dans le texte, Iéna, Fischer, 1900, 96.
3. *Ibid.*, 137.

M. Philo vom Walde, devrait bien se souvenir, lui qui veut indiquer les sources historiques d'où a été tirée *Ma cure d'eau*. Le pauvre homme, qui cherche un trésor, est heureux s'il trouve des vers de terre! Les innombrables succès que donne et donnera le système Kneipp à tout médecin habile et instruit, démontrent combien il est supérieur dans sa forme et son fond[1]. »

Ainsi, depuis quinze années, les opinions favorables ou non à la méthode Kneipp se succèdent à tour de rôle. Nous ne demandons pas d'abandonner le droit à la critique. Mais ceux qui jugent avec impartialité constateront que le professeur Winternitz doit être considéré comme l'ennemi juré de cette réforme en hydrothérapie. Ce n'est pas qu'ayant essayé ce système, il l'ait trouvé mauvais; mais c'est parce que...

Les autres ne font que répéter ce qu'il a dit, sans y adjoindre de preuves. Aussi condamnent-ils ce qu'ils ne connaissent pas : voilà qui est de toutes façons regrettable.

1. *Wörishofer Blätter*, 11e année 1900, 207.

XIV

Parallèle entre Priessnitz et Kneipp.

Priessnitz et Kneipp furent des hommes incontestablement supérieurs. Tous deux ont eu une humble origine et vécu loin des centres. Malgré cela, et sans avoir à leur disposition les moyens de puissance ordinaires, ils ont agi sur les esprits autant que les plus grands génies.

Ce fait serait incompréhensible si l'on ne réfléchissait qu'ils ont servi l'humanité dans ses intérêts primordiaux, c'est-à-dire la conservation ou le rétablissement de la santé. Tous deux faisaient partie du peuple et ne se mirent pas en opposition avec lui, comme il arrive souvent aux médecins.

Oui, Priessnitz et Kneipp sont bien les pierres angulaires de l'édifice hygiénique du XIXe siècle. Le paysan silésien réussit, par un travail opiniâtre, à développer le talent naturel dont il était doué pour connaître l'action de l'eau sur le corps humain. Il devint en cette matière un maître absolument hors pair. Mais il était réservé à Kneipp d'inventer des modes d'emploi conformes à la meilleure physiologie. Il a imaginé, pour graduer l'irritation produite par le froid, un moyen qui s'adapte de la plus heureuse façon au système nerveux de l'homme. Priessnitz appliqua les prescriptions de son compatriote Hahn sans les affaiblir et avec dureté. Kneipp s'est sans doute assimilé les idées de cet auteur, qui fut également son maître. Mais, grâce au don qu'il avait de bien comprendre les lois de la nature, il perfectionna ces interventions rudes. Il en fit une méthode hydrothérapique douce et suffisante par elle-même. Ainsi cet excellent moyen pour guérir et fortifier peut également s'appliquer avec succès aux personnes affaiblies et qui ont peu de chaleur naturelle.

Priessnitz parut en un temps éminemment favorable au succès de la doctrine qu'il préconisait. Le monde était fatigué de la médecine, « car il s'était produit dans cet art des excès correspondant à ceux des guerres de cette époque et à une existence au sein d'une civilisation malsaine. » C'est alors qu'Œrtel vient prêcher dans le désert. Il rabat au loin les oreilles des hommes du mot « eau », éveillant ainsi de nouveaux espoirs. Puis s'élève le praticien Priessnitz. Amis et ennemis font sa réputation, et l'humanité saisit avec enthousiasme et confiance la méthode nouvelle que lui offre l'hydrothérapie.

La réserve timide et bien compréhensible du monde médical eut pour effet d'augmenter l'affluence vers l'homme de Gräfenberg, si habile à guérir. Enfin l'interdit fut levé. Les docteurs s'intéressèrent au nouveau traitement, que le public croyait supérieur aux remèdes pharmaceutiques, en partie aussi parce que les hommes de l'art eux-mêmes sentaient le besoin d'avoir à leur disposition un moyen plus énergique.

Comment les choses se sont-elles passées pour Kneipp? Il a paru à une époque de diagnostic perfectionné et de thérapeutique négligée. Le sens de la tâche propre à la médecine, qui est de guérir, s'était obscurci par suite d'un effort malsain absorbant tout : on visait à établir un diagnostic brillant et étroit au moyen de découvertes chimiques, physiques et bactériologiques. Kneipp vint jeter ses idées thérapeutiques et ses innovations hydrothérapiques au milieu de ces conceptions maladives parce que trop exclusives. Elles semblèrent radieuses d'inouïe simplicité! Elles furent suivies de succès curatifs et moraux qui surprirent désagréablement la médecine officielle, incapable d'en offrir autant.

Notre époque aussi a été fatiguée de celle-ci, et la foi dans les recettes est, comme le dit Kussmaul, tombée au plus bas. L'art officiel eût dû le reconnaître à son préjudice. Les secours arrivèrent immédiatement pour prévenir la catastrophe, mais ce fut trop tard. La confiance du peuple en Kneipp était née, et les malades saisirent avec une sorte d'avidité les moyens qu'il leur proposait. Le monde médical fut donc obligé, sinon de capituler devant lui, du moins d'en tenir compte.

La méthode de Priessnitz se distingue par la force et la durée de ses applications, et son auteur par l'héroïsme avec lequel il exigeait qu'elles fussent exécutées par ses malades.

Ce qui caractérise Kneipp comme hydropathe, c'est qu'il a diminué la violence des moyens qu'il a reçus de Hahn. Il les adoucit jusqu'au strict minimum. Or, c'est précisément ce qui convient normalement à l'homme.

Il arriva donc, par l'expérience et la pratique, à créer une méthode peut-être perfectible, mais définitive dans son ensemble.

Priessnitz trouvait avantage à être taciturne, Kneipp à être éloquent. Malheureusement, les amis du premier déclarent qu'il se taisait souvent parce qu'il ne savait rien dire. Pour le second, ses ennemis eux-mêmes n'ont pu mettre au jour, dans ses nombreux discours et écrits, aucun défaut appréciable. Nous ne parlons pas ici d'erreurs pathologiques et de fautes d'observation qui se comprennent d'elles-mêmes, vu le manque de culture médicale systématique chez lui.

Priessnitz n'ayant rien écrit, personne ne peut indiquer avec précision quelles étaient ses vues. Ce que nous appelons sa méthode n'est qu'un assemblage plus ou moins arbitraire d'applications d'eau froide qu'il a ordonnées dans des cas quelconques, ou qui, ayant été essayées par les malades, sans doute sous sa direction, ont été trouvées utiles. Il ne suivait guère de près ceux-ci, auxquels il donnait ses prescriptions la plupart du temps entre la poire et le fromage. Elles devaient suffire souvent pour des semaines et même des mois entiers. Il fallait les dégager de quelque réponse ambiguë.

Peut-on appeler cela individualiser ?

Kneipp, au contraire, écrivait ses ordonnances. Il indiquait, par conséquent, avec certitude, sa manière de voir à propos du traitement, et les malades ne pouvaient se faire le leur eux-mêmes, sans qu'il fût néanmoins trop sévère à cet égard. La façon dont il envisageait la guérison étant la base de ses prescriptions dans chaque cas, il en résulte que leur ensemble, rapproché de ses écrits, nous démontre combien il avait pour habitude de procéder systématiquement et par méthode.

La régularité, l'ordre et le sérieux régnaient dans ses relations avec ses clients, qui avaient la facilité d'expliquer convenablement ce dont ils souffraient. Dans les affections chroniques, il fixait d'habitude, pour une semaine environ, le traitement qui variait chaque jour.

Il a donc eu le mérite de faire disparaître la négligence passée souvent dans les mœurs en hydrothérapie. Il est à peu près le premier qui ait individualisé de cette façon.

Il n'est pas sans intérêt de rechercher comment Priessnitz et Kneipp se sont représentés la guérison par des applications d'eau.

Le premier se guidait d'après l'aspect du malade, l'expression de son visage et surtout la constitution de la peau, dont il cherchait, dès le début, à déterminer les particularités. Ses tentatives thérapeutiques avaient également pour objectif ce tégument. Aussi se proposait-il de l'irriter fortement par ses maillots prolongés, ses bains, etc., qu'il variait plus ou moins suivant la constitution du patient. Il partait de cette idée que le principe morbide s'élimine par la peau. Cela voulait dire qu'il fallait la faire transpirer fortement ou l'influencer directement par quelque autre moyen, afin qu'elle excrétât davantage les humeurs. Ces phénomènes furent connus sous le nom de « crises », ce qui donna lieu à cet aphorisme caractéristique pour la cure de Priessnitz : « Sans crises, il n'y a pas de guérison possible. »

Il était indispensable de boire de l'eau. Tout d'abord en effet, les fortes transpirations quotidiennes provoquaient une déperdition considérable d'humeurs. De plus, on admettait que cela diluait ces sucs et rendait plus facile leur élimination par la peau.

Ainsi, pour Priessnitz, les procédés hydrothérapiques agissaient d'une façon directe. Pour lui, le tégument externe servait d'organe de relation et surtout d'excrétion. Voilà pourquoi il lui paraissait nécessaire de l'influencer longuement et de faire des frictions pour compenser la grande perte de chaleur.

Les conceptions de Kneipp étaient essentiellement

différentes. Pour lui, la mise en contact de l'eau avec la peau a pour but de faire circuler le sang et de l'améliorer, ainsi que de fortifier l'organisme, c'est-à-dire le système nerveux. Comme cette application est en général d'une courte durée dans sa méthode, dont la base est la réaction, il n'est que secondaire de stimuler les téguments. En conséquence, il n'est nullement indispensable de les soumettre à une action mécanique. Il en résulte qu'il ne faut pas s'essuyer. Les crises cutanées perdent leur importance et il est inutile de les multiplier. Le point essentiel, suivant les idées de Kneipp, est la réaction, sur laquelle il insiste. On est donc autorisé à dire avec Rausse que le système de Priessnitz est un régime de frissons. Au contraire, chez Kneipp, tout a pour but de faire récupérer le calorique. C'est donc un régime de réchauffement par l'eau froide.

Les moyens qu'emploie le premier sont l'eau froide ou tempérée, sous forme de lotions, d'enveloppements, de maillots, de bains, de douches et de boisson.

Le second use des lotions, des bains, des compresses et maillots, des affusions et des bains de vapeur. Il se sert de l'eau froide d'une manière prépondérante, puis d'eau tempérée, enfin du même liquide chaud avec additions diverses, de neige et de bains de vapeur. Notons comme caractéristique chez lui l'eau bue par cuillerées, ainsi que diverses préparations végétales.

Jean-Sigismond Hahn doit être considéré comme le maître de Priessnitz et de Kneipp. Il est donc intéressant de suivre chez eux ses procédés et de voir la façon dont ils les ont compris et développés.

Cet auteur a prescrit de faire les lotions avec l'éponge ou la main.

Priessnitz a d'abord employé la première, et plus tard la seconde, et a laissé de côté les linges.

Kneipp lotionne principalement avec ceux-ci, rarement avec l'éponge, moins souvent encore avec la main.

L'un et l'autre ont l'ablution totale et d'autres partielles.

Priessnitz fait essuyer son malade; plus tard, il introduisit la friction froide pour renforcer les lotions dont la technique fut de la part de Kneipp l'objet d'une attention particulière. Il attribue une grande valeur à leur brièveté et ne fait pas essuyer.

Hahn a des genres de bains divers, connaît les complets, ceux de siège, les demi-bains, les bains des pieds et d'autres partiels, tous à température basse. En outre, il en indique qui sont lentement refroidis.

Ces applications étaient chez Priessnitz d'une durée longue, parfois excessive, prenaient des heures entières. Kneipp les a réduites à une minute et même trois secondes.

Celui-là employa plus tard davantage l'eau tempérée (20° à 24°), celui-ci au contraire la froide comme celle de source et y mélangea aussi de la neige. Pour les personnes âgées et affaiblies, il conseille celle qui a été exposée aux rayons du soleil. En outre, il raccourcit l'immersion.

Dans Priessnitz, il n'y a pas de bains chauds. L'autre a la grande série de ceux qui sont aux plantes, totaux ou partiels.

L'hydropathe de Gräfenberg combine le demi-bain tempéré avec le complet froid. Celui de Wœrishofen fait plonger son malade dans des décoctions de végétaux chauds et administre ensuite un bain froid.

Le demi-bain de six secondes est, de toutes les applications, celle qu'il a prescrite le plus fréquemment. Il n'a que cette forme en ce genre, au lieu que Priessnitz en présente toute une série.

Au fur et à mesure que se développait sa méthode, celui-ci a cherché à la mitiger en élevant la température du liquide. Mais Kneipp, considérant la durée, qu'il a restreinte, est resté fidèle à l'emploi de l'eau de source froide, de façon à avoir toujours une réaction suffisante.

Hahn connaît des emmaillotements du corps entier, des épithèmes, des tampons, des compresses, des serviettes, tout cela froid exclusivement.

Les emmaillotements constituèrent la principale application de Priessnitz pendant la seconde période de sa cure. Il donna l'empaquetement sec et l'humide, d'une durée de deux à douze heures, faisant partie obligée du traitement quotidien. Puis il y en avait de partiels, qu'il serait oiseux de définir exactement, vu l'incertitude qui règne à ce propos. Mentionnons la ceinture de Neptune, inventée par cet hydropathe. C'était une bande de linge humide que l'on s'appliquait autour du ventre et qui fut très usitée dans la troisième et quatrième période de la cure.

Kneipp établit une distinction nette entre les divers maillots et épithèmes. Leur durée est très variable, d'une demi-heure à deux heures au plus. En outre, ils ont des effets très différents, suivant qu'on emploie l'eau froide pure ou additionnée d'argile ou de vinaigre, ou qu'on se sert de décoctions chaudes de plantes. Kneipp use rarement des maillots, surtout à haute température. Mais il ordonnait volontiers des épithèmes sur le ventre.

Hahn mentionne quelques genres de bains en chute tombant à gros jet d'une hauteur considérable ; mais il ne connaît pas les arrosements.

Les douches, qui constituent l'application la plus puissante et la plus dangereuse de Priessnitz, n'ont rien de commun, hormis l'eau froide, avec les affusions Kneipp. Pour tout le reste, elles en diffèrent absolument. Les premières avaient la grosseur du bras, s'échappaient d'une hauteur de douze à quinze pieds ; on s'y exposait pendant quinze minutes en moyenne. Les secondes n'ont qu'un jet de deux centimètres de diamètre, à peu près sans pression, et ne durent, au plus, qu'une à deux minutes.

Tandis que les bains en chute de Hahn et les douches de Priessnitz intéressent le corps entier, nous trouvons dans Kneipp, outre des affusions totales, un grand nombre de partielles. C'est là une découverte essentiellement originale et un progrès réel en la matière.

Il n'y a pas de bains de vapeur chez les deux premiers de ces hydropathes. Le troisième en distingue de totaux et de partiels, durant de douze à trente minutes au plus.

Celui de Gräfenberg, par ordonnance de police, était forcé de se borner à l'emploi de l'eau pure. Il se classe donc parmi les partisans du soi-disant système qui guérit sans médicaments. De même que Hahn, il recommande de boire de l'eau en quantité abondante, 16 verres par jour en moyenne.

Voilà comme application interne.

Kneipp attribue aux plantes médicinales une valeur nutritive et curative et prescrit d'absorber l'eau par cuillerées.

Il règle très exactement la manière de vivre chez soi. Il donne des conseils d'hygiène et d'endurcissement pour les diverses professions. Il réserve spécialement sa sollicitude à ceux qu'il juge les plus exposés, comme les mères et les petits enfants.

Priessnitz ne se soucie pour ainsi dire pas de tout cela. En dehors de ses prescriptions relatives au dîner du Gräfenberg, on n'a de lui aucune indication sur le régime. Pour l'homme vivant dans son intérieur, il ne s'en est jamais préoccupé.

Il se tint éloigné de tous les gens instruits. Etait-ce volontairement, on l'ignore. Il croyait avoir une mission particulière à remplir et n'imaginait pas que personne fût capable après lui de tenir sa place. L'humanité devait donc attendre un autre génie vers la fin du siècle.

Kneipp agit tout autrement. Il instruisit le peuple par des milliers de conférences et de nombreux écrits. Bien plus, il a souvent marqué avec force le désir de voir les médecins étudier sa méthode, l'essayer et la continuer. Il s'est efforcé d'assurer l'avenir de son œuvre.

Les découvertes originales de Priessnitz en hydrothérapie consistent uniquement dans la combinaison de la transpiration au moyen de couvertures avec une immersion froide consécutive, dans les bains à basse température très longs, dans le soi-disant demi-bain fébripare et enfin la ceinture mouillée.

Les autres procédés existaient déjà auparavant. La technique de la plupart d'entre eux était décrite en détail dans les ouvrages antérieurs. On ne peut donc soutenir, comme le fait Winternitz, qu'il ait rien créé ici. Quant à la durée, à la fréquence et à la température des applications d'eau, il a sans doute modifié bien des choses sur ces points capitaux. Mais ce qui nous prouve l'originalité incomplète et la faiblesse de ses vues, c'est qu'il les a changées très nettement quatre fois. Dans une première période, il n'usa que des lotions et des enveloppements. Dans une seconde, il employa principalement le maillot sudorifère sec avec l'eau en boisson et les douches. Dans une troisième, il se servit spécialement de celles-ci, des emmaillotements humides et des bains froids. Enfin, dans les derniers temps, il traitait d'une façon prépondérante par les bains tempérés, les frictions et plus rarement les douches.

Avant Priessnitz, l'hydrothérapie ne formait pas un art. Les circonstances chronologiques favorables et le professeur Œrtel, qui se fit son héraut, poussèrent très avant sur la scène ce naturiste qu'on encensa et mirent à sa disposition beaucoup d'idées et de pratiques régnantes. Il sut fort bien en dégager ce qui lui convenait. Car c'était un éclectique habile en même temps qu'un empirique heureux. Comme il habitait une campagne éloignée, il fut conduit à fonder un établissement clos pour traiter les maladies chroniques. Il doit donc être considéré comme l'inventeur de ces instituts. Sa méthode ne pouvait entrer dans la clientèle médicale privée, car elle était trop encombrante. L'illustre Priessnitz n'eut pas de popularité au sens propre du mot, n'ayant fait aucun effort pour y atteindre et ne possédant pas les qualités qui font qu'elle vient sans qu'on la cherche.

Kneipp présenta, lorsqu'il fut connu, une méthode constituée de toutes pièces et fixée par écrit. Voici quelles sont ses innovations ou découvertes :

1. Les affusions ;
2. Les bains alternatifs aux plantes ;
3. Les formes originales de maillots ;
4. Les prescriptions générales sur la durée des applications ;
5. La recommandation de ne pas s'essuyer ;
6. La nécessité de la réaction érigée en principe ;
7. Les préceptes d'endurcissement ayant trait non

seulement à l'hydrothérapie, mais aussi au régime et à l'habillement;

8. L'usage officiel de l'arrosoir;

9. La technique des bains de vapeur partiels;

10. Le grand perfectionnement de la technique des lotions;

11. La prescription de favoriser l'exhalation cutanée après l'emploi des maillots.

Kneipp n'eut pas de héraut. Ses livres et sa parole vivante lui en tinrent lieu.

Enfin, comme conclusion de ce parallèle étendu, si nous cherchons à estimer avec exactitude le mérite réciproque de Priessnitz et de Kneipp, nous verrons que le premier a favorisé le développement de l'hydrothérapie et lui a procuré crédit même dans le monde médical. Il créa un mouvement qui n'est pas encore tout à fait éteint environ cinquante ans après sa mort. Puis des hommes considérables, de carrière et d'esprit scientifique, appuyèrent sur la physiologie et expliquèrent par la science le système qu'il composa.

Ils ne purent sans contredit rien y ajouter d'essentiel. Cette gloire était réservée à Kneipp, qui avec sa logique simple mais irréfutable, son observation subtile, et sa philanthropie, fit des enseignements de Hahn une méthode que le monde entier, ses ennemis mêmes, ne peuvent s'empêcher de reconnaître comme sienne.

La balance penche donc en sa faveur.

LISTE

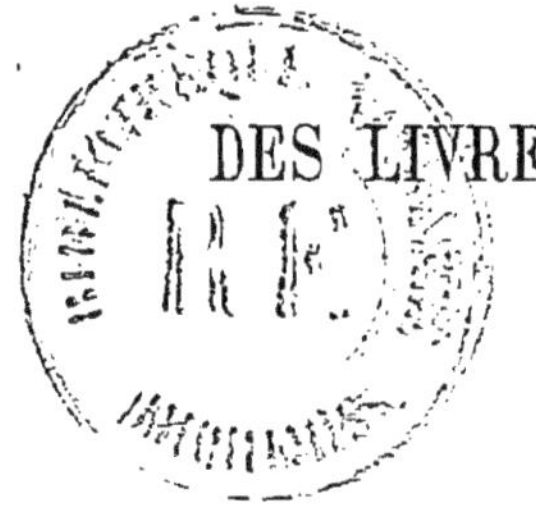

DES LIVRES ET MÉMOIRES CONSULTÉS

Voir les titres détaillés des ouvrages dans les endroits auxquels on renvoie. Les chiffres romains désignent les chapitres, les chiffres arabes et les lettres indiquent des subdivisions, n = note, et le nombre qui suit est le numéro de la note.

ABERLE. — *Geschichte eines in letzten Stadium geheilten Croup*, x, 7, *a*, n. 901.

Aertzlicher Centralanzeiger, 1894, XIII, n. 1264.

AETIUS. — *Tetrabiblos*, x, 7, *a*, n. 798.

ALBERT (M.). — *Les médecins grecs à Rome*, x, 7, *a*, n. 791.

ALEXANDER. — *Wahre und falsche Heilkunde*, XIII, n. 1341.

ANJEL. — *Grundzüge der Wasserkur in chronischen Krankheiten*, x, 7, *a*, n. 1016.

AVICENNA. — *Canon Medicinea*, x, 7, *a*, n. 824.

BACCIUS. — *De Thermis*, IV, 5, n. 243.

BACHELIER. — *Exposé critique et méthodique de l'hydropathie*, v, n. 293.

BALDOU. — *L'hydropathie*, v, n. 291.

BARWINSKI. — *Anleitung zur hydropathischen Behandlung der akuten Infektionskrankheiten*, XIII, n. 12[illegible]4.

BAUMGARTEN (A.). — *Sebastian Kneipp*, VII, n. 360.

— *An einige ärztliche Kritiker des Kneipp'sche Heilverfahrens*, XIII, n. 1263.

— *Wann, wo und wie ist eine Kneipp'sche Kur am besten zu gebrauchen* XIII, n. 1309.

— *Kneippführer*, XIII, n. 1275.

— *Lose Hefte über Kneipp'sches Heilverfahren im Hausgebrauche*, XIII, n. 1309.

— *Das Kinderasyl in Wörishofen*, XIII, n. 1309.

— *Populäre Vorträge*, Lief. I-4, XIII, n. 1309.

BAUMGARTEN (A.). — *Wo fehlts??!* XIII, n. 1311.
BAUMGARTEN (Paul). — *Hat das System Kneipp eine sociale Bedeutung?* XIII, n. 1230.
BAUR. — *Wie soll man Kneippen*, XIII, n. 1307.
— *Haferstroh-Heublumen-Zinnkraut-und Eichenrindenabkochungen und ihre heilkräftige Wervendung*, XIII, n. 1347.
BENI-BARDE. — *Traité théorique et pratique d'hydrothérapie*, X, 7, *a*, n. 999.
BERGIUS. — *Abhandlung von den kalten Bädern*, IV, 3, n. 194.
BERNARDI. — *Ein neues kombinirtes Verfahren zur einzig wahren Heilung der Nervenschwäche*, XIII, n. 1246.
BIGEL. — *Manuel d'hydrosudopathie*, I, n. 15.
BILGUER. — *Manuel pratique de la méthode Kneipp*, XIII, n. 1288.
BINDER. — *Die Kneippkur*, XIII, n. 1225.
BIRNBAUM. — *Die Kneippkur*, VIII, n. 386.
BISCHOF. — *Kalte Begiessungen bei Angina membranacea*, X, 7, *a*, n. 904.
— *Blätter für klinische Hydrotherapie*, XIII, n. 1286.
BÖCKER. — *Ueber die Wirkung der Sitzbäder, der Brause und der nassen Einwickelung auf dem Ausscheidungsprozess*, X, 7, *a*, n. 935.
BONEBERGER. — *Der Kneippkur Charlatanismus*, XIII, n. 1327.
BOTTEZ. — *Études médicales sur l'hydrothérapie*, X, 7, *a*, n. 1014.
BRAND (Dr E.). — *Zur Hydrotherapie des Typhus*, X, 7, *a*, n. 913.
— *Die Heilung des Typhus*, X, 7, *a*, n. 918.
— *Die Wasserbehandlung der typhösen Fieber*, X, 7, *a*, n. 913.
BRAND (TH.). — *Die Wasserkuren des Vinzenz Priessnitz zu Gräfenberg*, I, n. 29.
BRAUN. — *Bestetigter Nutzen der kalten Begiessungen im Croup*, X, 7, *a*, n. 911.
CARUS. — *Reise durch Deutschland, Italien und die Schweiz*, IV, 3, n. 189.
CELSUS. — *Medicina*, X, 7, *a*, n. 792.
— *Centralblatt für das Kneipp'sche Heilverfahren*, X, n. 456.
CHABOT. — *Notice sur l'hydrosudopathie*, V, n. 288.
CHALYBAEUS. — *Pfarrer Kneipp und seine Kur*, VII, n. 380.
— *Correspondenz-Blatt der ärztlichen Kreis-und Bezirksvereine im Königreich Sachsen*, XIII, n. 1335.
CLAESSEN. — *Wahres und Falsches in der sogenannten Wasserheilkunde*, I, n. 54.
CLARIDGE. — *Hydropathy, or the cold-water-cure, as practised by Vincent Priessnitz at Gräfenberg*, I, n. 39.
COHN. — *Die Kaltwasserheilkunde in ihren Grenzen und ihrem wahren Werthe*, X, 7, *a*, n. 955.
COLLING. — *Die Zehngebote der Wasserkur*, XIII, n. 1287,
COLONIUS. — *Priessnitz und Gräfenberg*, I, n. 36.
CRESCENZO. — *Regeln, wie das Mittel des Wassers wohl zu gebrauchen auch von denen die nicht Medizin studirt haben*, IV, 2, n. 157.
Curort Gräfenberg-Freiwaldau, VI, n. 359.
CURRIE. — *Medical Reports*, IV, 3, n. 195.

CURRIE (J.). — *Account of the remarkable effects of a Shipwreck on the mariners*, x, 7, *a*, n. 877.
— *Czerwinski, Offenes Schreiben*, x, 7, *a*, n. 996.
— *De Balneis*, x, 7, *a*, n. 807.
— *Der Gräfenberger Wasserarzt*, x, 7, *a*, n. 944.
— *Deutsche Medizinische Wochenschrift*, XIII, n. 1310.
— *Die Kneipp'schen kuren im Lichte der Naturheilkunde Herausgegeben von der Wasserheilanstalt Brunnthal*, VII, n. 404.
DIETRICH. — *Gräfenberg wie es ist und trinkt*, I, n. III.
DISMDALE. — *Extract from an account of cases on typhus-fever. in which the affusion of cold water has been applied in the London House of Recovering*, x, 7, *a*, n. 885.
EHREMBERG. — *Ansichten über die Gräfenberger Wasserkuren*, I, n. 46.
EISENLOHR. — *Ueber die Natur und Behandlung des epidemischen, contagiösen Nervenfiebers, welches im November und Dezember 1813 in dem Militärhospital zu Karlsruhe herrschte*, x, 7, *a*, n. 894.
ENGEL. — *De l'hydrothérapie ou du traitement des maladies par l'eau froide*, V, n. 289.
ERISMANN. — *Ueber den gegenwärtigen Stand der Hydrotherapie*, III, n. 111.
FALKENSTEIN. — *Meine Erfahrungen in Bezug auf Wasserheilanstalten*, I, n. 32.
FAVRICHON. — *Les remèdes naturels de M. le curé Kneipp*, XIII, n. 1265.
— *L'hygiène alimentaire*, XIII, n. 1318.
FERNELIUS. — *Methodus Medendi*, IV, 5, n. 242.
FERRO. — *Vom Gebrauch der kalten Bäder*, x, 7, *a*, n. 775.
FIDELIS. — *Briefe aus Wörishofen*, VII, n. 395.
FISCHER. — In *Blätter fur klinische Hydrotherapie*, III, n. 1280.
FLEURY. — *Traité pratique et raisonné d'hydrothérapie*, x, 7, *a*, n. 926.
FLOYER. — *Psychrolusia*, IV, 2, n. 166.
— *ψυχρολυσία or the History of Cold Bathing both Ancient and Modern*, x, 7, *a*, n. 773.
FRANKEL. — *Aerztliche Bemerkungen über Anwendung des kalten Wassers in chronischen Krankheiten*, I, n. 55.
FRANKE. — *Offene Wunden*, XIII, n. 1289.
FREY. — *Das Priessnitz'sche Heilverfahren und Pfarrer Kneipp*, II, n. 84.
FRIEDLANDER. — *Ueber die Heilmethode des Pfarrers Kneipp*, XIII, n. 1264.
FRÖLICH. — *Merkwürdiges Fortschreiten der Heilswissenschaft*, II, n. 78.
— *Bemerkungen über den Gebrauch des Wassers als Arznei*, V, n. 333.
— *Abhandlung über die kräftige, sichere und schnelle Wirkung der Uebergiessungen*, x, 7, *a*, n. 886.
— *Für und gegen Kneipp*, VII, n 377.
— *Gegen Kneipp. Ernste Betrachtungen über die Nachtheile und Gefahren der Kneippkur und über Irrungen Kneipp's*, VII, n. 402.
GEIGEL. — *Nährwerth und Wirkung der auch von Pfarrer Kneipp empfohlenen Fleisch-und Pflanzenkost*, XIII, n. 1257.

GEIGEL. — *Die Behandlung der Magen und Darmkrankheiten nach Kneipp'scher Methode*, XIII, n. 1270.

GEROMILLER. — *Wasseranwendung, Güsse, Wickel und Dämpfe nach Pfarrer Kneipp*, XIII, n. 1223.

Gesunder Leib *nach Vater Kneipp*, XIII, n. 1258.

GIANNINI. — *Della natura delle febri e del miglior methodo di curarle*, X, 7, *a*, n. 890.

GRAFENFELD. — *Gräfenberg*, I, n. 45.

GRANICHSTAEDTEN. — *Handbuch der Wasserheillehre*, I, n. 10.

GRIEBEL. — *Das Judenthum in der Naturheilkunde*, XIII, n. 1231.

GRITZNER. — *Nonnulla de mendendi ratione, qua morbi sola aqua frigida sanari dicuntur, vulgo Hydrotherapia*, IV, 5, n. 246.

GROSS. — *Briefe über Krankheitsheilung und Gesundheitspflege*, I, n. 33.

— (K.). — *Das kalte Wasser*, V, n. 323.

GRUBER. — *Kneipp's Heilerfolge auf brieflichem Wege*, XIII, n. 1247.

GUINTHERIUS. — *Commentarius de Balneis*, X, 7, *a*, n. 845.

GUTMANN. — *Das vereinfachte Regen und Sturzbad*, X, 7, *a*, n. 932.

— *Das portative Regen und Sturzbad*, X, 7, *a*, n. 932.

— *Grundriss der Hydrotherapie für Aerzte und Studirende*, IV, 2, n. 144.

HABETS. — *Exposé du système hydriatique*, V, n. 301.

HAGGENMILLER. — *Die Wörishofer Küche*, XIII, n. 1317.

HAHN (J.-S.). — *Unterricht von Krafft und Würckung des frischen Wassers in die Leiber der Menschen*, II, n. 77.

— (S.). — *Psychroluposia vetus renovata, jam recocta*, XIII, n. 1238.

HALLMANN. — *Ueber eine zweckmässige Behandlung des Typhus*, I, n. 19.

HANCOCKE. — *Febrifugum magnum* IV, 2, n. 150.

HARDER. — *Heilung des Croup durch Uebergiessungen mit kaltem Wasser im letzten adynamischen und im ersten entzündlichen Stadium*, X, 7, *a*, n. 898.

— *Die vortrefflichen Wirkungen des Uebergiessens mit kaltem Wasser in gefahrvollen Scharlachkrankheiten*, X, 7, *a*, n. 898.

HARTMANN. — *Pfarrer Kneipp's volksthümliche Vorträge über seine Güsse, Wickel, Bäder und Waschungen*, XIII, n. 1243.

— *Erprobte Rathschläge*, XIII, n. 1236.

HEATHCOTE. — *Observat. on the Cold-Water treatement*, V, n. 281.

HEGEWISCH. — *Kaltes Wasser und Fieber*, X, 7, *a*, n. 892.

HELD-RITT. — *Priessnitz auf Gräfenberg*, I, n. 4.

HENCKE. — *Zeitschrift für Staatsarzneikunde*, V, n. 329.

HERGT. — *Kalte Begiessungen gegen Angina membranacea*, X, 7, *a*, n 908.

HERISSANT. — *Éloge historique de J. Gontier d'Andernach*, X, 7, *a*. n. 844.

HERMANN. — *Neueste Erfahrungen über die Heilkraft des kalten Wassers*, I, n. 37.

HERZOG. — *Kurze Andeutungen über die Wasserkur*, I, n. 16.

— *Hie Koch-Hie Kneipp*, XIII, n. 1226.

HIPPOCRATES. — *Sämmtliche Werke*, IV, 4, n. 216.

HIRSCHEL. — *Hydriatica oder Begründung der Wasserheilkunde*, I, n. 14.
— *Vom vernünftigen Gebrauche des kalten Wassers in Gesundheit und Krankheit*, I, n. 14.
HLAWACZEK. — *Die Wasserheilkunde*, x, 7, *a*, n. 938.
HÖSTERMANN. — *Zur Erinnerung an die Feier des 50 jährigen Bestehens des Wasserheilanstalt Marienberg zu Boppard a/Rh.*, VI, n. 356.
HOFELE. — *Das Kolumbus-Ei*, XIII, n. 1251.
HOFFMANN. — *Von der Krafft des schlechten Wassers*, IV, 6, n. 257.
— *Opuscula Physico-Medica*, x, 7, *a*, n. 867.
HOMÈRE. — *Iliade*, traduction de Voss, x, 7, *a*, n. 785.
HORN. — *Erfahrungen über die Wirksamkeit der kalten Sturzbäder, Uebergiessungen und Waschungen in typhösen Fiebern*, x, 7, *a*, n. 893.
HORNER. — Dans : *Münchener politische Zeitung*, III, n. 101.
HUME WEATHERHEAD. — *On the Cure of Gout and Rheumatism by cold Water*, IV, 2. n. 168.
JACKSOHN. — *A treatise on the fevers of Jamaica, with some observations on the intermittent fever of America*, x, 7, *a*, n. 878.
JAHRESBERICHT — *Ueber die K. Studienanstallen zu Dillingen im Regierungsbezirke Schwaben und Neuburg*, VII, n. 365.
JAMES. — *Études sur l'hydrothérapie*, x, 7. *a*, n. 960.
JECHEL. — *Das einfache Wasserbad*, x, 7, *a*, n. 962.
JOHNSOHN (E.). — *The domestic Practice of Hydropathy*, V, n. 283.
— (H.). — *Untersuchungen über die Wirkungen des kalten Wassers*, V, n. 284.
JOIRE. — *Manuel d'hygiène*, XIII, n. 1300.
— *Journal der Erfindungen*, x, 7, *a*, n. 889.
KANNENGIESER — *Un curé allemand extraordinaire*, VII, n. 381.
KAPPER. — *Wasserkurort Gräfenberg-Freiwaldau und dessen Umgebung*, V, n. 279.
— *Der Kurort Gräfenberg und dessen Umgebung*, VI, n. 359.
KEIL. — *Compendium hydrotherapeuticum*, x, 7, *a*, n. 987.
KLOCKOW. — *Kalte Begiessungen bei Scharlach*, x, 7, *a*, n. 902.
— *Klosterküche von Wörishofen*, XIII, n. 1293.
KNEIPP. — *Meine Wasserkur*, x, n. 456.
— *So sollt Ihr leben*, x, n. 456.
— *Kinderpflege*, x, n. 456.
— *Rathgeber für Gesunde und Kranke*, x, n. 456.
— *Mein Testament*, x, n. 456.
— *Codizill*, x, n. 456.
— *Ein Wort über Cholera*, x, n. 456.
— *Wörishofener Kneipp-Kalender*, x, n. 456.
— *Fritz, der fleissige Landwirth*, x, n. 456.
— *Fritz, der fleissige Futterbauer*, x, n. 456.
— *Fritz, der eifrige Viehzüchter*, x, n. 456.
— *Bienenbüchlein*, x, n. 456.

KNEIPP. — *Die Kaninchenzucht*, x, n. 456.
Kneippblätter, VII, n. 361.
KOCH. — *Das kalte Wasser wo es anzuwenden wo nicht?* I, n. 11.
KOFRANYI. — *Die Gräfenberger Wasserkur in populärwissenschaftlicher Darstellung*, x, 7, *a*, n. 1013.
KOBBANY. — *Beobachtungen über den Nutzen des lauen und kalten Waschens im Scharlachfieber*, x, 7, *a*, n. 891.
KORNTHEUER. — *Kochbuch für Anhänger der Kneipp'schen Lebensweise*, XIII, n. 1292.
KRAUSE. — *Allgemeine und spezielle Hydrotherapie*, I, n. 35.
KRÖBER. — *Priessnitz in Gräfenberg und seine Methode*, I, n. 8.
KRUCHE. — *Lehrbuch der praktischen Wasserheilkunde*, IV, I, n. 122.
KUNZ. — *De Balneis frigidis*, III, n. 98.
KUSTER. — *Ueber Wasserheilkunde*, I, n. 57.
KUHLMANN. — *Das Naturheilverfahren nach Kneipp'scher Methode be akuten Krankheiten*, XIII, n. 1299.
KURTZ. — *Ueber den Werth der Heilmethode mit kalten Wasser und ihr Verhältniss zur Homöopathie und Allopathie* I, n. 9.
KUTSCHBACH — *Die Wasserumschläge und Sturzbäder im Nervenfieber und in der Hirnentzündung*, x, 7, *a*, n. 910.
LANE. — *Hydropathy*, v, n. 287.
LANZONUS. — *Opera omnia*, x, 7, *a*, n. 858.
LASSAR. — *Die Culturaufgabe der Volksbäder*, x, 7, *a*, n. 936.
LAUBE. — *Gesammelte Schriften*, I, n. 40.
LAUDA. — *Das hydropatische Heilverfahren bei der häutigen Bräune*, I, n. 17.
LEE. — *Heilung einer Catalepsie durch kalte Begiessungen*, x, 7, *a*, n. 906.
LEGRAND. — *De l'hydrosudopathie*, v, n. 294.
LEUTHNER. — *Praktische Heilungsversuche der Milzdünste*, x, 7, *a*, n. 869.
LÉVY. — *De l'emploi des affusions froides dans le traitement de la méningite*, x, 7, *a*, n. 986.
LIST. — *Das Wesen der Kneippkur*, IX, n. 450.
LOEVENBRUCK. — *Anwendung der Wasserkur für den Laien*, VII, n. 378.
— *Kneipp-Wörishofen*, VII, n. 378.
— *Licht-und Schattenseiten des Kneipp'schen Systems*, VII, n. 378.
LÖVENFELD. — *Die Kneipp'sche Kur und die Kneipp'schen Wasserheilanstalten*, VII, n. 379.
— *London Medical Journal*, x, 7, *a*, n. 876.
LORM. — *Gräfenberger Aquarelle*, I, n. 41.
MARCARD. — *Ueber die Natur und den Gebrauch der Bäder*, IV, 4, n. 230.
MARET. — *Mémoire sur la manière d'agir des bains d'eau douce et d'eau de mer*, x, 7, *a*, n. 873.
MARTEAU. — *Theoretische und praktische Abhandlung über die Bäder vom einfachen Wasser und vom Seewasser*, IV, 3, n. 205.
MARSHALL. — *Untersuchungen des Gehirns im Wahnsinn und in der Wasserschen*, x, 7, *a*, n. 887.

MATTHES. — *Lehrbuch der klinischen Hydrotherapie*, XIII, n. 1356.
MAUTHNER. — *Die Heilkräfte des kalten Wasserstrahls*, IV, 3, n. 191.
MAYER. — *Zur Geschichte der Hydrotherapie* in MEINERT, *Wasserfreund*, III, n. 109.
MEINERT. — *Der Wasserfreund*, II, n 83.
MEISSNER. — *Abhandlung über die Bäder im Allgemeinen und über die neuen (Köberlin'schen). Apparate zu Sprudeln, Sturz und Dampfbädern insbesondere*, X, 7, *a*, n. 930.
MELZER. — *Die Resultate der Wasserkur*, I, n. 2.
MENZEL. — *Beschreibung und Zeichnung eines wohlfeilen und bequemen Badeapparates*, X, 7, *a*, n. 933.
MÖSER. — *Die Kneipp'sche sanitäre Reformbewegung in ihrer socialen Bedeutung*, XIII, n. 1229.
MOLTER. — *Bemerkungen über die Natur und Anwendungsart der Bäder*, IV, 7, n. 277.
MULLER (Dr F.-C.). — *Monatsschrift für praktische Balneologie*, VI, I, n. 116.
— *Hydrotherapie*, IV, I, n. 117.
— *Heilung eines Croup vermittelst kalter Uebergiessungen*, X, 7, *a*, n. 899.
Münchener Medizinische Wochenschrift, VII, n. 379.
Münchener Neueste Nachrichten, XIII, n. 1351.
MUNDE. — *Genaue Beschreibung der Gräfenberger. Wasserheilanstalt und der Priessnitz'schen Kurmethode*, I, n. 44.
— *Hydrotherapie*, I, n. 44.
— *Memoiren eines Wasserarztes*, I, n. 44.
— *Unsere Haut und ihre Beziehungen zu Kaltwasserkuren*, I, n. 44.
MYLIUS. — *Erfahrungen über die heilsamen Wirkungen der Uebergiessungen mit kalten Wasser im Wahnsinn, in der Hypochondrie and Melancholie*, X, 7, *a*, n. 900.
NEUENS. — *Die Wasserkur*, XIII, n. 1266.
NIEMANN. — *Kneipp und seine ärztlichen Jünger*, XIII, n. 1261.
NOGUEZ. — *Physikalische Erklärung von der Krafft und Würckung des Wassers*, IV, 2, n. 155.
— *Norddeutsche Allgemeine Zeitung*, XIII, n. 1333.
ŒRTEL. — *Geschichte der Wasserheilkunde*, I, n. 28.
— *Die allerneuesten Wasserkuren*, I, n. 28.
— *Vinzenz. Priessnitz*, I, n. 28.
OKIC. — *Goldene Gesundheitsregeln nach Kneipp*, XIII, n. 1303.
— *Sieben Jahre in Wörishofen*, XIII, n. 1336.
PETRI. — *Wissenschaftliche Begründung der Wasserkur*, I, n. 21.
— *Gegenwart, Vergangenheit und Zukunft der Wasserkur*, I, n. 21.
Pfarrer Kneipp's *Naturheilverfahren. Augsburger mech. Trikotwaarenfabrik*, XIII, n. 1208.
Pfarrer Kneipp's *Naturheilverfahren*, *Wörishofer Blätter*, XIII, n. 1227.
Pfarrer Kneipp *und seine Wasserkur aus Broschüren-Cyklus für das kath. Deutschland*, XIII, n. 1252.

Pfarrer Kneipp's *Lebensbeschreibung. Krankheit und Tod*, XIII, n. 1315.
Pflanzenatlas *zu Seb. Kneipp's Wasserkur*, XIII, n. 1273.
PHILO VOM WALDE. — *Vinzenz Priessnitz*, IV, I, n. 134.
— *Joseph Schindler als Nachfolger von Vinzenz Priessnitz in Gräfenberg*, IV, 2. n. 176.
— *Vinzenz Priessnitz als Begründer des Wasser und Naturheilverfahrens*, VIII, n. 427.
— *Die Wahrheit über Kneipp*, XIII, n. 1340.
PIGEAIRE. — *Méthode hydrothérapique*, V, n. 292.
— (FLECK). — *Ueber den Nutzen der Hydrotherapie*, IV, 2, n. 159.
PILGRIM. — *Pfarrer Kneipp's Ende*, XIII, n. 1253.
PINGLER. — *Der einfache und diphtheritische Kroup und seine erfolgreiche Behandlung mit Wasser und durch die Tracheotomie*, VIII, n. 341.
PINOFF. — *Handbuch der Hydrotherapie*, IV, I, n. 114.
PLENINGER. — *Physiologie des Wasserheilverfahrens nach dem heutigen Stande der Wissenschaft*, X, 7, *a*, n. 991.
PLINE. — *Historia naturalis*, X, 7, *a*, n. 791.
PLITT. — *Die Wahrheit in der Hydrotherapie und ihr Verhältniss zur rationellen Heilkunde*, I, n. 20.
POITEVIN. — *De embrochis ex aqua fluviatili stillantibus*, X, 7, *a*, n. 875.
PREISS. — *Physiologische Untersuchungen über die Wirkungen des kalten Wassers*, X, 7, *a*, n. 894.
PRELLER. — *Die Wasserkur und ihre Anwendungsweise*, VI, n. 344.
PRÉVOST. — *De Balnei et Affusionis usu in quibusdam morbis*, X, 7, *a*, n. 896.
PUTZAR. — *Skizzen über die Behandlung von Krankheiten durch die Wasserheilmethode*, X, 7, *a*, n. 1006.
PUTZER. — *Neuere Wasserheilkunde*, V, n. 335.
QUIDAM. — *Die lustige Station*, VII, n. 409.
RABE. — *Im Wasser ist Heil!* Allegorisches Festspiel, XIII, n. 1306.
RAIMANN. — *Universalhandbuch der allgemeinen Wasserheilkunde*, X, 7, *a*, n. 956.
RAUSCH. — *Vertheidigung der neuen Wasserheilmethode*, III, n. 104.
RAUSSE. — *Ueber die gewöhnlichen ärztlichen Missgriffe beim Gebrauch des Wassers als Heilmittel*, I, n. 42.
— *Anleitung zur Ausübung der Wasserheilkunde*, VIII, n. 438.
RAVEN. — *Die Wasserkur zu Gräfenberg*, I, n. 38.
RECHBERG. — *Allgemein medizinische und hydriatisch-kritische Beleuchtung des Auszuges des Prof. hon. Dr. Horner über die Gräfenberger Kurmethode*, III, n. 102.
REILE. — *Das kleine Kneippbuch*, XII, n. 1202.
— *Allerhand Nützliches für Wasserkur und Lebensweise*, XII, n. 1202.
REMMO. — *Eine Kneipp'sche Kur*, Lustspiel, XIII, n. 1291.
REUSS. — *Wesen der Exantheme mit einer Anleitung, alle pestartigen Krankheiten einfach, leicht, geschwind und sicher zu heilen*, X, 7, *a*, n. 895.
RHAZES. — *Opera exquisitiora*, X, *a*, n. 808.

Rhin (Alphonse du). — *Das Buch vom Pfarrer Kneipp*, xiii, n. 1222.

— *Die Krankheit unserer Zeit*, xiii, n. 1316.

Richardson. — « *Fourteen Years* » *Experience of Cold Water*, v, n. 286.

Richter. — *Offene Empfehlung der Wasserkuren*, i, n. 13.

— *Das Wasserbuch*, i, n. 13.

Ripper. — *Gräfenberg, seine Entwicklung und neuesten Kämpfe*, v, n. 338.

— *Zur Steuer der Wahrheit*, xiii, n. 1268.

Ritscher. — *Bericht an das k. hannover'sche Ministerium*, v, n. 278.

Robertson. — *Gesammelte Notizen über die Wasserbehandlung auf dem Gräfenberge*, iv, 4, n. 211.

Ruland. — *Drey Bücher v. Wasserbädern*, iv, 4, n. 217.

Runge. — *Die Wasserkur*, iv, 1, n. 115.

Rupprecht. — *Ehrenrettung des Vinzenz Priessnitz und seines Heilverfahrens*, i, n. 47.

Sachse. — *Medizinische Beobachtungen und Bemerkungen*, x, 7, *a*, n. 777.

Samuel. — *Medizinische Sekten*, xiii, n. 1334.

Sandoz. — *La santé pour tous sans frais*, xii, n. 397.

— *Die Gesundheit für alle ohne Unkosten*, vii, n. 397.

Sarason. — *Ueber Wasserkuren im Rahmen der wissenschaftlichen Heilkunde*, vii, n. 398.

Savonarole. — *De Balneis et Termis*, x, 7, *a*, n. 834.

Schanz. — *Geschichte der römischen Literatur bis zum Gesetzgebungswerk des kaisers Justinian*, x, 7, *a*, n. 791.

Schilling. — *Hydrotherapie für Aerzte*, iv, 2, n. 144.

Schlichte. — *Kneipp und die Wissenschaft*, xiii, n. 1233.

Schmeltz. — *Sur une nouvelle méthode d'appliquer l'eau dans le traitement des maladies*, xiii, n. 1228.

Schnetzhorst. — *Gräfenberg, wie es ist und trinkt*, ii, n. 79.

Schmid. — *Monsignore Sebastian Kneipp als Seelsorger*, vii, n. 415.

Schmitz. — *Archiv für Wasserheilkunde*, i, n. 22.

— *Der Wasserfreund*, i, n. 24.

— *Der neue Wasserfreund*, i, n. 25.

Schnaubert. — *Versuch einer Dartstellung der Wirkung des kalten Wassers auf den menschlichen Körper*, i, n. 53.

Schneider. — *Ueber den Gebrauch des kalten Wassers*, v, n. 331.

— (F.-A.) — *Nachricht von der Einrichtung des patentirten Staubapparates in Form eines Schrankes*, x, 7, *a*, n. 9[illegible]9.

— et Walz. — *Beschreibung und Anweisung zum Gebrauche der neu erfundenen ökonomischen Badevorrichtung*, x, 7, *a*, n. 931.

Schnizlein. — *Beobachtungen, Erfahrungen und ihre Ergebnisse zur Begründung der Wasserheilkunde*, i, n. 12.

Schreber. — *Die Kaltwasserheilmethode*, x, 7, *a*, n. 953.

Schweitzer. — *Neue Vorträge Kneipp's*, xiii, n. 1272.

— *Ein doppeltes Wort zum doppelten Opfer Kneipp'scher Kur*, xiii, n. 1278.

Schwertner. — *Medicina vere universalis*, iv, 2, n. 150.

SCOUTETTEN. — *Rapport sur l'hydrothérapie*, v, n. 296.
— *De l'eau sous le rapport hygiénique et médical, ou de l'hydrothérapie*, v, n. 297.
SCUDAMORE. — *A medical Visit to Gräfenberg*, v, n. 280.
SELINGER. — *Gräfenberg*, Einladungen, Mittheilungen und Betrachtnugen, I, n. 1.
— *Vinzenz Priessnitz*, eine Lebensbeschreibung, I, n. 5.
SENEFELDER. — *Anathema esto?* XIII, n. 1259.
SERGIUS. — *Sebastien Kneipp als Pfarrer von Wörishofen und Kirchenrenovator*, XII, n. 418.
SIEFFERMANN. — *Kneipp et sa cure d'eau*, XIII, n. 1262.
SINOGOWITZ. — *Die Wirkungen des kalten Wassers auf den menschlichen Körper*, I, n 56.
STECHER. — *Das Ganze des Wasserheilmethode*, x, 7, *a*, n. 958.
— *Stenographisches Protokoll des österr. Herrenhauses*, II, Sess. 86, Sitz., XIII, n, 1312.
STEUDEL. — *Ueber Wasserheilanstalten und ihr Verhältniss zu den Mineralquellen und Bädern*, I, n. 18.
STOCKMAYER. — *Ein doppeltes Opfer Kneipp'scher Kur*, VIII, n. 407.
STOSCH (V.). — *Febris intermittens larvata amaurotica durch warme Bäder mit kalten Uebergiessungen geheilt*, x, 7, *a*, n. 909.
STRAHL. — *Die Kaltwasserkuren in ihrem Einflusse auf die verschiedenen Formen der Unterleibskrankheiten*, v, n. 332.
STUHLMANN. — *Grundzüge der Hydrotherapie*, I, n. 34.
TACKE. — *Die spinale Kinderlähmung*, XIII, n. 1250.
— *Therapeutische Monatshefte*, v, I, n. 474.
THIERMANN. — *Die Reform der Kneipp'schen Wasserheilmethode*, XIII, n. 1324.
THOMSEN. — *Nonnulla de frigoris vi et frigidis in febre scarlatina adhibendis superfusionibus*, x, 7, *a*, n. 905.
TISSOT. — *Anleitung für den geringen Mann in Städten und auf dem Lande, in Absicht auf seine Gesundheit*, IV, 4, n. 218.
TURINUS. — *De Embrocha nova*, x, 7, *a*, n. 843.
Ueber Land und Meer, IX, n. 452.
VANDERPLANKE. — *Quelques mots au sujet de la méthode curative ou Médication de Prisnitz dite hydrothérapie*, v, n. 300.
VAN HOUSEBRUCK. — *Traitement des maladies par l'eau froide*, v, n. 299.
— *Verhandlungen der Gesellschaft deutscher Naturforscher und Aerzte*, Sept. 1899, XIII, n. 1353.
VERUS. — *Vater Kneipp, sein Leben und sein Wirken*, XIII, n. 1313.
VITRE (Denis). — *De Affusione frigida tanquam febrium remedio*, x, 7, *a*, n. 903.
VOLKER. — *Bimini, S. Kneipp, der Pfadfinder zur Verjüngungsquelle auf Neu Bimini*, VII, n. 394.
Vortrag *des Pfarrer Kneipp zu Würzburg*, XIII, n. 1245.
Vorträge, *öffentliche, Kneipp's*, x, n. 456.
WAGNER. — *Altes und Neues zur Kneipp'schen Wasserkur*, VII, n, 393.

WAIBEL. — *Lustige Kneippianer Geschichten*, XIII, n. 1304.
— *Anekdoten und geflügelte Worte von Pfarrer Kneipp*, XIII, n. 1319.
WALSER. — *Pfarrer Kneipp's Naturheilverfahren*, XIII, n. 1221.
— *Luft und Licht*, XIII, n. 1242.
WEIGEL. — *Sturzbäder gegen religiösen Wahnsinn*, X, 7, *a*, n. 907.
WEISKOPF. — *Theorie und Methodik des Wasserheilverfahrens*, X, 7, *a*, n. 963.
WEISS. — *Die neuesten Erfahrungen und Heilungen aus dem Gebiete der Wasserheilkunde*, I, n. 31.
— *Handbuch der Wasserheilkunde*, I, n. 31.
WERTHEIM. — *De l'eau froide appliquée au traitement des maladies ou de l'hydrothérapeutique*, V, n. 290.
WEBLER. — *Ueber Gesundbrunnen und Heilbäder*, IV, 3, n. 200.
WIEDERHOLD. — *Nervenschwäche, ihr Wesen und ihre Behandlung*, XIII, n. 1301.
WIEGAND. — *De laconicis*, IV, 2, n. 181.
WIELAND. — *Pfarrer Sebastien Kneipp's Thee*, XIII, n. 1337.
— *Wiener Medizinische Wochenschrift*, XIII, n. 1211.
WILMOT (A.). — *Tribute to Hydropathy*, V, n. 282.
WILSON. — *The Principes and Pratice of the Water Cure, and Household Science*, V, n. 285.
WINTERNITZ (W.). — *Zur rationellen Begründung einiger hydrotherapeutischer Prozeduren*, X, 7, *a*, n. 995.
— *Blätter für klinische Hydrotherapie*, I, n. 70.
— *Die Hydrotherapie auf physiologischer und klinischer Grundlage*, IV, 1, n. 121.
WITTGENSTEIN. — *Hydropatische Behandlung der chronischen inneren Krankheiten in der Praxis*, XIII, n. 1284.
— *Wörishofer Briefe*, XIII, n. 1232.
WOLFET GEIGEL. — *Die Ursachen der Nervenschwäche*, XIII, n. 1269.
— *Die Kneipp'schen Volksarzneimittel*, XIII, n. 1269.
— *Die Kneipp'sche Behandlung von Frauenkrankheiten*, XIII, n. 1269.
WOLF. — *Die erfolgreiche Kneipp'sche Behandlung und Diät bei Gicht*, etc., XIII, n. 1269.
WORMSER. — *Pfarrer Kneipp im Lichte der Wissenschaft*, VII, n. 400.
WRIGHT. — *Practical observations on the treatment of acute diseases, particulary those of the West-Indies*, 7, *a*, n. 879.
Zeitschrift für Therapie *mit Einbeziehung der Elektro-und Hydrotherapie*, XIII, n. 1215.

TABLE ANALYTIQUE DES MATIÈRES

Les titres marqués d'un astérique (*) se rapportent à des sujets traités dans les notes.

LISTE DES LIVRES ET MÉMOIRES CONSULTÉS

VINCENT PRIESNITZ

I. — Traits particuliers du caractère de Vincent Priessnitz.

II. — Comment Priessnitz est arrivé au traitement par l'eau.

III. — Comment Vincent Priessnitz et sa cure ont été connus.

IV. — Les applications de Priessnitz.

1. — GÉNÉRALITÉS ET HISTORIQUE.

2. — LE MAILLOT SUDORIFÈRE.

3. — LA DOUCHE.

4. — LE DEMI-BAIN.

Sa description dans Munde, 58. — Schmethurst, 59. — Krause, 59. — Stuhlmann, 59. — Le demi-bain dans Hippocrate, 60. — Ruland, 60. — Tissot, 60 et suiv. — Marteau, 61 et suiv. — Hahn, 63 et suiv.

5. — LE BAIN DE SIÈGE.

Le bain de siège, 64 et suiv. — Sa durée, 64 et suiv. — Époque où Priessnitz l'a adopté, 66. — Le fabricant de ducats, 66 *. — Le bain de siège dans l'ancienne hydrothérapie, 66 et suiv. — Dans Celse, 66 et suiv. — Fernelius, 67. — Baccius, 67. — Hahn, 68. — Marteau, 68. — Gritzner, 68 et suiv.

6. — L'EAU PRISE EN BOISSON.

L'eau prise en boisson, 69 et suiv. — Opinions sur l'eau bue en quantité excessive, 70 et suiv. — Jugements de Melzer, 70 ; de Dietrich, 70 ; de Kröber 70 et suiv. — Les baigneurs de Priessnitz restreignent eux-mêmes cette pratique, 72. — L'eau prise en boisson chez les anciens hydropathes, 73. — Influence d'Œrtel, 74.

7. — INFLUENCES QU'A SUBIES PRIESSNITZ ET SES PROPRES DÉCOUVERTES.

Applications déjà découvertes avant Priessnitz, 74 et suiv. — Influence de Hahn, 75 et suiv. — Inventions propres de Priessnitz, 77 et suiv. — Combinaison de la transpiration au moyen de couvertures et d'un bain froid consécutif, 77. — Bains de longue durée, 77. — Le demi-bain fébripare, 78. — Les ceintures mouillées, 79. — La marche nu-pieds du padre Bernardo, 79. — Les établissements hydrothérapiques dans leur état actuel, 79 et suiv.

V. — Vincent Priessnitz et le mouvement hydrothérapique au point de vue du monde médical.

Sensation dans le monde médical, 81 et suiv. — Les médecins sont accueillis très froidement à Gräfenberg, 81. — Anglais, 82 et suiv. — Français, 83 et suiv. — Belges, 84. — Médecins des autres pays, 84 et suiv. — Schmitz, fondateur de la Société hydriatique, 85 et suiv. — Assemblée de fondation, 85 et suiv. — Deuxième assemblée, 88 et suiv. — Troisième assemblée, 89. — Résultats de ces efforts au point de vue des médecins, 89, des gouvernements, 89 et suiv. — Le roi Louis de Bavière, 89. — Horner, à Gräfenberg, 90. — Intolérance par rapport aux opposants, 90. — Attitude de Priessnitz en face du mouvement médical, 91. — La « Braunerin », 92. — Le fils de Priessnitz, 92. — Il ne réalise pas les espérances fondées sur lui, 92 et suiv. — Il prescrit des taxes et fait la police, 93 *.

VI. — **Ce qu'il est resté du traitement de Priessnitz.**

SÉBASTIEN KNEIPP

VII. — **Sébastien Kneipp.**

VIII. — **Comment Kneipp est arrivé à la cure d'eau.**

IX. — Comment le traitement Kneipp a été connu.

X. — La méthode Kneipp.

1. — CONCEPTION DE KNEIPP SUR LES MALADIES.

2. — PRESCRIPTIONS GÉNÉRALES.

3. — LES LOTIONS.

8. — LES PLANTES ET AUTRES REMÈDES.

XIV. — **Parallèle entre Priessnitz et Kneipp.**

TABLE GÉNÉRALE DES MATIÈRES

Paris. — L. MARETHEUX, imprimeur, 1, rue Cassette.

TABLEAU DES APPLICATIONS DE LA MÉTHODE KNEIPP

LOTIONS	COMPRESSES	MAILLOTS	BAINS	BAINS DE VAPEUR	AFFUSIONS	EMPLOI DE L'EAU à L'INTÉRIEUR
A. EMPLOYÉES SEULES. 1. *Lotion totale* : Froide, à l'eau pure, pour les gens bien portants. — à l'eau pure, pour les malades. — à l'eau vinaigrée. Chaude, à l'eau vinaigrée. 2. *Lotion de la poitrine, du dos et du ventre* : Froide, à l'eau pure. — à l'eau vinaigrée. — à l'eau salée. 3. *Lotion supérieure* : Froide, à l'eau pure. — à l'eau vinaigrée. 4. *Lotion de la poitrine.* 5. *Lotion du dos* : Froide, avec friction sur un essuie-mains mouillé. Chaude, à l'eau vinaigrée. 6. *Lotion de la poitrine et du dos.* 7. *Lotion inférieure* : Froide, à l'eau pure. — à l'eau vinaigrée. — à l'eau salée. 8. *Lotion de la tête* : A l'eau froide pure. A l'eau vinaigrée. A la décoction de prêle. 9. *Lotion des yeux* : A l'alun. A l'eau d'aloès. A l'eau de miel. A l'eau de fenouil. A l'eau de tormentille. A l'eau d'absinthe. 10. *Lotion des mains.* 11. *Lotion des pieds* : Ordinaire. Avec friction sur un linge mouillé. 12. *Lotion au fenugrec ou à l'aloès, contre les dartres.* 13. *Lotion à la décoction de prêle dans les blessures béantes.* B. EMPLOYÉES AVEC D'AUTRES APPLICATIONS. 14. *Lotions avant, pendant et après une affusion.* 15. *Lotion supérieure dans le demi-bain.* 16. *Lotions après les bains chauds.* 17. *Lotions après les bains de vapeur.*	1. *Compresse supérieure* : Froide, de trois quarts d'heure à une heure. — plus longue, renouvelée tous les trois quarts d'heure. Chaude. Très chaude, à la décoction de prêle. — à l'eau vinaigrée. 2. *Compresse de la poitrine* : Au fromage blanc. A l'eau d'argile. 3. *Compresse inférieure* : Froide, de trois quarts d'heure. — plus longue, renouvelée tous les trois quarts d'heure. Très chaude, à l'eau vinaigrée. 4. *Compresse du dos à la neige.* 5. *Compresse supérieure et inférieure ensemble* : A l'eau froide. Refroidies par la neige. 6. *Compresse abdominale* : Froide, à l'eau pure, de trois quarts d'heure. — d'une heure et demie et renouvelée. au vinaigre. — à l'eau vinaigrée. Très chaude, à l'eau vinaigrée. — à la décoction de prêle. — à la prêle dans un linge. — à la décoction de fleurs de foin. — aux fleurs de foin renflées. — à la décoction de paille d'avoine. — à la décoction de branches de pin. 7. *S'asseoir sur des linges mouillés.* 8. *Les bandes (renouvelées ou non)* : A l'eau froide seule. A l'eau vinaigrée. Lotion vinaigrée suivie de compresse à l'eau. Compresse pliée en quatre, à l'eau pure, par-dessus, une compresse simple, à l'eau vinaigrée. A l'eau salée. A l'eau chaude. A l'eau d'argile. A la prêle. A la décoction de fleurs de foin. A la décoction de pousses de pin et sapin. 9. *Compresse de l'œil* : A l'eau pure. Au fenouil. A l'eufraise. A l'absinthe. A l'aloès. A la prêle. A la tormentille. A l'alun. Au petit-lait. Au fromage blanc. 10. *Compresse des oreilles.* 11. *Compresse des pieds* : A la décoction de prêle. Au vinaigre et à l'argile. 12. *Compresse des jambes* : A l'eau de fleurs de foin. Au fenugrec. N. B. — *a*) Les compresses peuvent être à 2, 4, 6 et 8 doubles. *b*) Les linges froids mouillés peuvent être suspendus à l'air afin de les refroidir davantage. *c*) On peut faire aussi toutes les compresses à la neige.	1. *Maillot de tête* : *a*) A un seul enveloppement. *b*) A double enveloppement. *c*) L'enveloppement du dessous étant mouillé. 2. *Maillot du front.* 3. *Maillot du cou* : Froid, à l'eau pure, dont on lave le cou, et on applique par-dessus un linge sec. — le cou enveloppé d'un linge mouillé. — à l'eau d'argile. Très chaud, à l'eau vinaigrée. — à la décoction de fleurs de foin. — — de prêle. 4. *Châle* : Froid et chaud, renouvelé ou non. 5. *Corsage trempé dans une décoction de paille d'avoine.* 6. *Demi-maillot* : Froid, à l'eau pure. — à l'eau vinaigrée. — avec un linge vinaigré sur la peau. — à l'eau salée. Chaud, à l'eau pure. — à l'eau de paille d'avoine. — à la décoction de pousses de pin. — au moyen d'un sac à blé. 7. *Maillot inférieur* : Froid. Tiède. Chaud, avec plantes mêlées. Très chaud, à l'eau pure — à la décoction de fleurs de foin. — — de paille d'avoine. — — de foin aigre. — — de pousses de pin. — au moyen d'un sac à blé. — comme pantalon-maillot. 8. *Chemise mouillée* : Froide, à l'eau pure. — (chemise fraîchement lavée et encore humide). — refroidie avec de la neige. — à l'eau salée. — à l'argile. — à l'eau vinaigrée. Chaude, à l'eau salée. — à l'eau vinaigrée. — à la décoction de fleurs de foin. — — de paille d'avoine. — — de pousses de pin. 9. *Maillot espagnol* : Froid, à l'eau pure. Très chaud, à l'eau pure. — à la décoction de fleurs de foin. — — de paille d'avoine. — — de pousses de pin. 10. *Maillot de bras* : Froid. Très chaud. 11. *Maillot de main.* 12. *Maillot de doigt* : A l'argile. A la prêle. 13. *Maillot du membre inférieur* : Aux fleurs de foin. Au fenugrec. 14. *Maillot de jambe* : Froid, à l'eau vinaigrée. Très chaud, à l'eau vinaigrée. 15. *Maillot de mollet* : A l'eau pure. Aux décoctions de plantes. A l'argile. 16. *Maillot de pied* : Froid, moitié eau, moitié vinaigre. — à l'eau d'argile. — (chaussettes). Chaud, à l'eau vinaigrée. — à la décoction de fleurs de foin. — — de pousses de pin. — — de paille d'avoine. — (chaussettes trempées dans une décoction de paille d'avoine).	1. *Bain complet* : Froid. 1re manière : plonger le corps entier jusqu'à la tête. 2e — plonger le corps entier jusqu'au dessous des bras. 3e — bain-plongeon (des enfants). A l'eau ensoleillée. Chaud. 1re manière : après un bain simple, on administre une lotion ou un arrosement. Bain aux fleurs de foin. — à la paille d'avoine. — aux pousses de pin. — mélangé. 2e — On entre deux fois dans un bain chaud, et chaque fois ensuite dans un froid. Bain aux fleurs de foin. — à la paille d'avoine. — aux pousses de pin. — mélangé. 3e — A triple alternative. Bain aux fleurs de foin. — à la paille d'avoine. — aux pousses de pin. — mélangé. 2. *Demi-bain froid* : 1re manière : debout dans l'eau. 2e agenouillé dans l'eau. 3e — assis dans l'eau. 3. *Bain de siège* : Froid. 1re manière : dans l'eau fraîche. 2e — dans la bouillie de neige (eau et neige). Chaud, bain de siège à la prêle. — — à la paille d'avoine. — — aux fleurs de foin. — — au sel. 4. *Bain de tête, froid et chaud.* 5. *Bain ophtalmique* : Froid, frais ou tiède, à l'eau pure. — — à la prêle. — — à l'absinthe. — — au fenouil. — — à l'eufraise. — — à la décoction d'écorce de sureau. — à l'alun. 6. *Bain de bras* : Froid. Chaud aux fleurs de foin. 7. *Bain de mains.* 8. *Bain de cuisses.* 9. *Bain de genoux.* 10. *Bain de pieds* : Froid, marche dans l'eau. — — sur des pierres mouillées. — — sur le gazon mouillé. — — dans la rosée. — — dans la gelée. — — dans la neige fraîchement tombée. — — dans la neige fondante (bouillie de neige). Chaud, 1re manière : à l'eau pure, animé de sel et de cendres. A la décoction de fleurs de foin. A la décoction de paille d'avoine. — 2e — Bain de pieds alternatif. (N. B. Bain alternatif partiel unique). — aux cendres et au sel. — à la décoction de fleurs de foin. — — de paille d'avoine. 3e manière : bain de pieds à la drèche.	1. *Bain de vapeur de tête* : Au fenouil. A la sauge. A la millefeuille. A la menthe. Au sureau. Au plantain. Aux fleurs de tilleul. A l'ortie. Aux fleurs de foin. A la camomille. 2. *Bain de vapeur des yeux* : Au fenouil A l'eufraise A la millefeuille. 3. *Bain de vapeur des oreilles* : A la décoction de lamier. — d'ortie brûlante. — de millefeuille. 4. *Bain de vapeur du nez, à la camomille.* 5. *Bain de vapeur de la bouche.* 6. *Bain de vapeur de bras.* 7. *Bain de vapeur de mains.* 8. *Bain de vapeur de doigt.* 9. *Bain de vapeur total* : Aux fleurs de foin. 10. *Bain de vapeur de siège* : Aux fleurs de foin. A la paille d'avoine. A la prêle. 11. *Bain de vapeur de pied* : Aux fleurs de foin. 12. *Bain de vapeur d'orteils.*	1. *Affusion des genoux* : Debout. Assis. 2. *Affusion des cuisses ou inférieure* : Debout. Agenouillé. Assis. 3. *Affusion du dos* : Debout. Assis. En suspension. 4. *Affusion supérieure.* 5. *Affusion totale* : Debout. Assis, sur une planchette placée en travers sur la baignoire. Agenouillé dans la baignoire. Prise suspendu. Avec le seau 6. *Affusion de la poitrine.* 7. *Affusion des bras.* 8. *Affusion de la tête.* 9. *Affusion de la face.* 10. *Affusion des yeux.* 11. *Affusion des oreilles.* 12. *Affusion supérieure et de la tête.* 13. *Affusion supérieure et des oreilles.* 14. *Douche fulgurante* : Avec le jet uni. Comme douche fulgurante totale. Douche fulgurante des genoux. — des cuisses. — en pluie (ne s'emploie que comme affusion totale). — double.	Boire de l'eau fraîche par cuillerées à soupe. Tisanes de plantes. Gargarisme d'eau à la teinture d'arnica. — à la teinture de sauge. — à la teinture de tormentille. — à la teinture de pousses de pin sylvestre. — à la teinture de plantain. — à la teinture de prêle. — de décoction d'écorce de chêne. Lavements froids, contre les vers. Lavements à la décoction de plantes, dans le cancer du rectum.

www.ingramcontent.com/pod-product-compliance
Ingram Content Group UK Ltd.
Pitfield, Milton Keynes, MK11 3LW, UK
UKHW020314200726
13857UKWH00001B/172